# 看護学生のための
# 実習記録の書き方

編著／福田美和子
東邦大学看護学部准教授

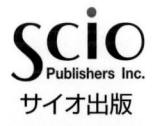

scio
Publishers Inc.
サイオ出版

◆執筆者一覧

**編著**

福田 美和子　東邦大学看護学部准教授

**執筆**

渋谷 寛美　文京学院大学保健医療技術学部看護学科助教
上松 恵子　目白大学看護学部看護学科専任講師
糸井 志津乃　目白大学看護学部看護学科教授
西片 久美子　日本赤十字北海道看護大学看護学部教授
小林 尚司　日本赤十字豊田看護大学看護学部准教授
藤本 薫　東京医科大学医学部看護学科准教授
小田 心火　社会福祉法人かがやき会地域活動支援センターまど
松永 洋子　国際医療福祉大学保健医療学部看護学科講師
落合 佳子　国際医療福祉大学保健医療学部看護学科助教

# まえがき

　臨地実習におけるストレスの上位に占めるものが、記録ではないだろうか。いろいろな臨地実習の場で記録を書いているにもかかわらず、いつもうまく書けなくて負担だとつぶやく学生の皆さんを目にすることが多い。とくに、記録のなかでいちばん苦手意識をもつところがアセスメントだと思う。それは、新人看護師も同様であるし、もちろんベテランになってからもアセスメントがいちばん苦手と答える看護師が多いと思う。

　これほどまでに記録がストレスになるのは、おそらくアセスメントが難しいという先入観をもち、実習に臨んでも、なかなかほめてもらえないので、結果的にアセスメントは苦手という気持ちがぬぐえないまま、看護師を続けているのではないだろうか。

　さらに、指導者からいわゆる「つっこみ」が入るところもアセスメントである。対象者をとらえられていないと指摘される理由もアセスメントが十分でないからといわれる。何かにつけ、アセスメントが指摘の中心になっている。この指摘によって、いつしかアセスメントへの苦手意識だけが強く残り、自信がないまま過ごし、手応えもなければ向上している実感もないまま、いつまでもよいアセスメントだと評価されない経験を重ねているのだと思う。

　そう考えるのは、私自身もアセスメントでよいといわれた記憶はないからだ。それは臨床で看護師として仕事をしていたときも同様である。アセスメントが書けるようになったという他者からの評価を得ないまま、いつの間にか経験年数を重ねただけで、新人の指導役割を担当し、現在に至っている。そんな私が、このような実習記録の書き方について解説本を執筆したのは、臨地実習において「対象者のここは気がついてほしい」という願いを伝えたかったからである。

　学生の皆さんと一緒に事例学習をしたり、臨地実習において実際に看護過程を展開したりするなかで、書き方に関する形式的な型に当てはめたがる傾向を崩したい、そんな気持ちで本書を書いた。うまくかけなくても、実習記録は、看護の対象者のこのようなことに気がつき、このようなことで困っているに違いないととらえたのだと、学生の皆さんが表現できる場である。それゆえ、学生の皆さんがとらえたそのままを素直に表現してほしいと願う。

　本書は、2部構成になっている。第1章は、看護記録とよばれるものの基本事項と記録の書き方のコツについて解説した。第2章は、基礎看護学、成人看護学、小児看護学、老年看護学、母性看護学、精神看護学、在宅看護学に分け、それぞれの領域において必要な基礎知識を解説したうえで、場面ごとに看護過程を展開した。とくに、臨地実習で学生の皆さんが看護の対象者の看護過程を展開するうえで遭遇しやすい場面について、事例を変化するものとしてとらえる視点を大切に、場面ごとに看護過程の展開例を示してみた。

　本書の特徴は、看護計画を立案し実際に実践し、その実践を評価するということに重点を置き、展開したことにある。このように場面重視の書き方にしたのは、机上の事例学習では学びにくい、対象者の変化に応じて看護過程を展開するという、臨地実習では当たり前のことを伝えたいためである。これこそが臨地実習の重要な学習課題であり、それに気がつけば、実習記録はそれほど難しくないと考えたからである。このような視点を描くために、多少内容が繰り返されているように読者の方には見えるかもしれないが、看護介入してはそれによる対象者の反応をとらえ、そこからまた次の看護へと展開するその学習過程の理解に役立てば幸いである。そして、学生の皆さんのみならず臨地において学生の指導的立場になった方はもとより、新人看護師の皆さんとその指導にあたるプリセプターの皆さんにも参考になればと考える。

　最後に、本書の趣旨を理解し執筆してくださった執筆者の皆様とサイオ出版の皆様に、記して感謝申し上げたい。

2015年3月
福田美和子

# CONTENTS

## 第Ⅰ章

### 1 実習で学ぶことの意味 (福田美和子) ... 8
### 2 看護過程とは (福田美和子) ... 9
- 1 情報収集とアセスメント (渋谷寛美) ... 9
- 2 アセスメントの統合と関連図 (渋谷寛美) ... 12
- 3 全体像を捉えることの意味 (渋谷寛美) ... 13
- 4 看護計画立案と実施評価 (渋谷寛美) ... 14
- 5 サマリーとは (福田美和子) ... 16
- 6 経時記録と看護過程との関係 (福田美和子) ... 18

## 第Ⅱ章

### 1 「基礎看護学」実習記録の書き方 (渋谷寛美) ... 20
- 1 よく用いられるアセスメントの枠組み ... 20
  基本的看護の構成要素である14の基本的ニード／基本的ニードに影響を及ぼす常在条件／基本的ニードを変容させる病理的状態
- 2 右大腿骨頸部骨折患者の看護過程の展開 ... 21
  1. 初対面のあいさつの場面 ... 21
    場面の紹介／この場面での気づきのポイント／実際の事例展開（①解説、②得た情報の整理とアセスメント、③全体像と全体関連図、④看護計画）
  2. 清拭の援助の場面 ... 32
    場面の紹介／この場面での気づきのポイント／実際の事例展開
  3. 臨床指導者への報告場面と、その後の看護教員への相談場面 ... 33
    場面の紹介／援助場面の振り返り／この場面での気づきのポイント
  4. アセスメントの見直しと実施評価 ... 35
    学生の実施、評価の記録

### 2 「成人看護学」実習記録の書き方 (福田美和子) ... 36
- 1 急性期・慢性期共通の基礎的知識 ... 36
  1. よく用いられるアセスメントの枠組み ... 36
    患者を機能でみることの意味／ゴードンの機能的健康パターン
  2. 周術期看護で押さえるべきポイント ... 38
  3. 患者への教育場面で押さえるべきポイント ... 39
- 2 大腸がんにより手術を受ける人の術前から退院までの
  急性回復期にある人の経過に沿った看護過程の展開 ... 40
  1. 術前の場面 ... 40
    場面の紹介／この場面での気づきのポイント／実際の事例展開（①解説、②得た情報の整理とアセスメント、③全体像と全体関連図、④看護計画、⑤実施、⑥評価）

2．術後2日目の場面 ...... 51
    場面の紹介／この場面での気づきのポイント／実際の事例展開（①解説、②得た情報の整理とアセスメント、③全体像と全体関連図、④看護計画、⑤実施、⑥評価）
  3．サマリー ...... 63

### 3 急性発症した人の回復期から慢性期に至る経過に沿った看護過程の展開（急性冠症候群） ...... 64
  1．緊急的な経皮的冠動脈インターベンション（PCI）を受け、トイレ歩行を初めて開始した場面 ...... 64
    場面の紹介／この場面での気づきのポイント／実際の事例展開（①解説、②得た情報の整理とアセスメント、③全体像と全体関連図、④看護計画、⑤実施、⑥評価、⑦退院時サマリー）
  2．退院半年後の心臓カテーテル検査入院時の場面 ...... 80
    場面の紹介／この場面での気づきのポイント／実際の事例展開（①解説、②得た情報の整理とアセスメント、③全体像と全体関連図、④看護計画、⑤実施、⑥評価）
  3．サマリー ...... 88

## 3 「小児看護学」実習記録の書き方 （上松恵子、糸井志津乃） ...... 90

### 1 よく用いられるアセスメントの枠組み—成長・発達のとらえ方 ...... 90
  成長・発達の定義／成長・発達の一般的原則／成長・発達に影響を与える要因／形態的成長・機能的発達／心理・社会的発達

### 2 急性リンパ性白血病の1歳10か月児の看護過程の展開 ...... 91
  1．初回入院で診断がついた場面 ...... 91
    場面の紹介／この場面での気づきのポイント／実際の事例展開（①解説、②得た情報の整理とアセスメント、③全体像と全体関連図、④看護計画、⑤実施、⑥評価）
  2．寛解導入療法開始の場面 ...... 100
    場面の紹介／この場面での気づきのポイント／実際の事例展開（①解説、②得た情報の整理とアセスメント、③全体像と全体関連図、④看護計画、⑤実施、⑥評価）
  3．支持療法時の場面 ...... 111
    場面の紹介／この場面での気づきのポイント／実際の事例展開（①解説、②得た情報の整理とアセスメント、③全体像と全体関連図、④看護計画、⑤実施、⑥評価）

### 3 サマリー ...... 121

## 4 「老年看護学」実習記録の書き方 （西片久美子、小林尚司） ...... 124

### 1 よく用いられるアセスメントの枠組み ...... 124
  1．老年期のとらえ方 ...... 124
    老年期の発達課題／発達の意味／分化による相違
  2．加齢に伴う心身の変化 ...... 125
    老化に伴う身体的変化／老化に伴う精神的変化
  3．まとめ ...... 125

### 2 パーキンソン病と認知症の合併のある高齢者の、誤嚥性肺炎を発症からリハビリテーション期までの経過に沿った看護過程の展開 ...... 125
  1．肺炎のため急性期病院に入院した場面 ...... 125
    場面の紹介／この場面での気づきのポイント／実際の事例展開（①解説、②得た情報の整理とアセスメント、③全体像と全体関連図、④看護計画、⑤実施、⑥評価）
  2．急性期病院から療養病床に転棟してきた場面 ...... 135
    場面の紹介／この場面での気づきのポイント／実際の事例展開（①解説、②得た情報の整理とアセスメント、③全体像と全体関連図、④看護計画、⑤実施、⑥評価、⑦サマリー）

# 5 「母性看護学」実習記録の書き方 　　　　　　　　　　　(藤本薫)......146

## 1 よく用いられるアセスメントの枠組み......146
周産期における看護／ウェルネス (Wellness) の考え方

## 2 正常褥婦 (初産婦) における産褥1日の看護過程の展開......147
場面の紹介／この場面での気づきのポイント／実際の事例展開 (①得た情報の整理とアセスメント、②看護計画、③実施、④評価、⑤サマリー)

# 6 「精神看護学」実習記録の書き方 　　　　　　　　　　　(小田心火)......158

## 1 アセスメントの枠組み......158
### 1. 対象理解のための枠組み......158
医学モデルに基づく理解／セルフケアモデルに基づく理解／心理社会的発達モデルに基づく理解
### 2. 患者―看護師関係の構築と発展のための枠組み：対人関係モデル......160

## 2 患者―看護師関係の相互作用と看護過程の展開：統合失調症を再発した青年の事例......161
### 1. 場面：困っていることがあれば手伝いたいけど……......161
場面の紹介／プロセスレコード「困っていることがあれば手伝いたいけど…」／この場面での気づきのポイント／解説
### 2. 場面：強くなって薬をやめたいBさん......163
場面の紹介／プロセスレコード「強くなって薬をやめたいBさん」この場面での気づきのポイント／解説
### 3. 事例展開......166
①得た情報の整理とアセスメント、②全体像、③看護計画、④実施、⑤評価、⑥サマリー

# 7 「在宅看護学」実習記録の書き方 　　　　　　　　　　　(松永洋子、落合佳子)......176

## 1 よく用いられるアセスメントの枠組み......176
情報収集の内容／情報分析の枠組み／全体図 (全体関連図) の作成

## 2 脳梗塞で左半身麻痺があるケースの退院から地域の社会資源を活用して生活する経過に沿った看護過程の展開......179
### 1. 退院カンファレンスの場面......179
場面の紹介／この場面での気づきのポイント／実際の事例展開〔①解説、②得た情報の整理とアセスメント、③全体像と全体関連図 (全体図)、④看護計画、⑤実施、⑥評価〕
### 2. 退院直後の初回訪問の場面......189
場面の紹介／この場面での気づきのポイント／実際の事例展開〔①解説、②得た情報の整理とアセスメント、③全体像と全体関連図 (全体図)、④看護計画、⑤実施、⑥評価〕
### 3. 自宅での生活に落ち着き、社会資源の利用が拡大される場面......197
場面の紹介／この場面での気づきのポイント／実際の事例展開〔①解説、②得た情報の整理とアセスメント、③全体像と全体関連図 (全体図)、④看護計画、⑤実施、⑥評価〕

## 3 サマリー......207

さくいん......209

# 第Ⅰ章

1 実習で学ぶことの意味

2 看護過程とは

　1 情報収集とアセスメント
　2 アセスメントの統合と関連図
　3 全体像を捉えることの意味
　4 看護計画立案と実施評価
　5 サマリーとは
　6 経時記録と看護過程との関係

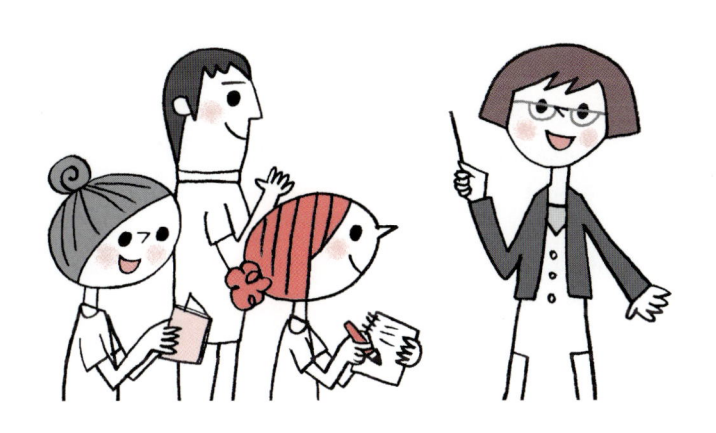

# 第Ⅰ章 1

# 実習で学ぶことの意味

　臨地実習は、看護の対象者である患者家族やクライアント・施設の利用者などに対し看護実践を行い、学びを深める体験学習である。看護実践を行ううえでは、治療や療養の場と対象者の健康レベルに応じて、何を意図してどのようなことに配慮しながらどのように実施するのかを考えなければならない。

　これを看護過程に置き換えると「何を意図して」という部分が「**何の健康問題を解決するのか**」に相当し、「どのようなことに配慮しながらどのように実施するのか」という部分が「**具体策**」に相当する。そして看護実践を行ったときの対象者の反応を「**経過記録**」に記載したうえで、結果として「どのように健康問題の解決に近づいたか」を吟味することが「**再アセスメント**」および「**評価**」を意味している。

　臨地実習では、看護の対象者の反応を解釈することと同時に、その反応は何によってもたらされたのかを客観的に吟味することが求められる。それは、看護過程でいう情報収集や再アセスメントおよび評価という段階が、看護の対象者の反応と直結しており、思考過程のうえでは実践と同時になされるものだからである。ここに学内における事例学習とは大きく異なるところがある。さらに、看護の対象者の反応を解釈するための情報は、その人と看護師としてかかわることでしか得られないところに難しさがある。

　看護の対象に近づくための情報収集の入り口は、実際にその人にあったときに、「**なぜこの人はこんなことを話題にするのだろうか**」「**どうしてこのようにとらえたのだろうか**」と疑問をもつことから始まる。ここにはその人らしさに近づくための、いわゆる個別性をとらえる問いが含まれている。

　その人らしい生活様式や価値観は、たとえばベッド周囲の私物の片づけ方ひとつにも現れることもある。学生の皆さんもノートのとり方やファイリングの仕方が人によって異なり、そこにはその人らしさが表現されていることに気が付くことはないだろうか。臨地実習においてわれわれが必要としている情報は、カルテによらず、あらゆるところにちりばめられている。看護実践では、そのたくさんちりばめられている情報に「**いかに気が付くのか**」が求められている。

　臨地実習の場面で気づいたことを健康問題として捉え解決するための看護過程へと発展させるためには、以下の問いがヒントになると思う。それは、目の前の患者家族のいまの状況や状態についてとらえるうえでは、「**なぜこのような状況に置かれているのか**」「**なぜこのような医療を受けることになったのか**」「**なぜこのように自分の健康について考えるようになったのか**」という問いが役立つ。

　そしてそのように至った原因や理由をとらえるうえでは、治療経過やその対象の発達課題といった「**一般的な基礎知識と比較する**」ことが理解を助けてくれる。続けて「**このままの状態にしておくとどのようなことが起こりうるのか**」について推理すると同時に「**それが起こらないためにどのような治療や看護がなされているのか**」を関連づけると、患者家族がより健康になるための看護過程全体がみえてくるはずである。ぜひ臨地実習で自分が「『**なぜ**』**と感じた気づきを活かした学び**」を体得してほしい。

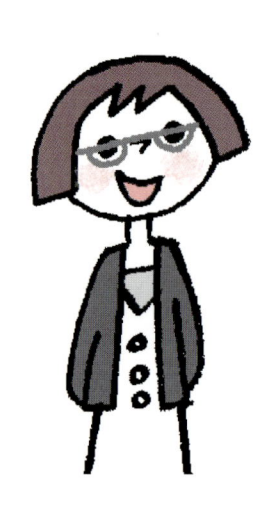

# 看護過程とは

第Ⅰ章 2

　アルファロ・ルフィーヴァ（Alfaro-LeFevre, R, 2006）によると看護過程を展開する目的は、患者ケアの内容を整理し優先順位をつけることや患者の健康状態とQOLを保つことにあるとされている。そのためには患者の健康問題を特定し介入したことにより健康問題がどのように解決されていくのかについて整理することが必要である。

　すなわち、①情報収集を含めたアセスメント、②診断、③計画、④実施、⑤評価という5つの段階について、患者の治療経過とともに相互に関連させさせながら展開することが、看護過程といえる。

　学生の場合、アセスメントから診断を経て計画立案の間に、学習ステップとして関連図と全体像を求められることが多い。これは、看護過程でいう第1段階の情報収集を含めたアセスメントについて、学生に対しては、「**分析的にみるステップ**」と、得たことを「**統合的にみるステップ**」について段階をおって記録させているからである。

　前者の「**分析的にみるステップ**」が、ヘンダーソンやゴードンといった枠組みの項目ごとに分けてアセスメントすることを指している。後者の「**統合的にみるステップ**」が、全体像と関連図に描かれることになる。この2つのステップを踏むことによって、「**健康問題が抽出され計画立案がなされるようになる**」のである。

　ここでは、看護過程の5つの段階が相互に関連していることから、「情報収集とアセスメント・アセスメントの統合」と「関連図・全体像をとらえることの意味」、「看護計画立案と実施評価」に分けて説明する。

　また、患者の療養の場が変化することに伴い、看護が継続されていくよう、サマリーを書くことが臨地実習では求められることもある。このため、サマリーと日々の経過記録と看護過程との関係についても解説を加え、臨地実習で目にしたり、実際に記述することが求められる事柄が理解できるよう、進めていく。

## 1 情報収集とアセスメント

### (1) 情報収集とは

　私たちが、対象者に必要な援助を提供するためには、まず対象者を知らなければならない。相手がいまどのような状態なのか、何を求めているのかなどを知らなければ、対象者に的確な看護援助は提供できない。

　とくに対象者の今後の生活までを見据えた援助を行うためには、その対象者がどのような環境のなかで生活し、どのような価値観をもっているのかなどを考慮しながらのかかわりが必要とされる。

　そのために、まず行うのが情報収集である。情報収集は看護過程を展開するにあたり、最初に行うステップである。

　また、情報収集は一度だけではなく継続的に行われていくものである。最初に対象者と出会ったときから始まり、退院するまで（看護介入が不要となるまで）積み重ねていく必要がある。その積み重ねの結果がより深い対象理解につながっていく。

### (2) 看護に必要な情報収集とは

　大きく分けて「**主観的（subjective）情報（Sデータ）**」と「**客観的（objective）情報（Oデータ）**」の2つがある。

　**主観的情報（Sデータ）** とは、対象者の主観的な体験や、感覚（痛みや不快感など）、感情（怖い、不安、悲しいなど）、対象者自身から発せられた情報（言葉など）のことをいう。

　**客観的情報（Oデータ）** とは、観察によって得られた情報、すなわち看護記録、診療録、フローシートなどの記録類から得た情報や、さまざまな

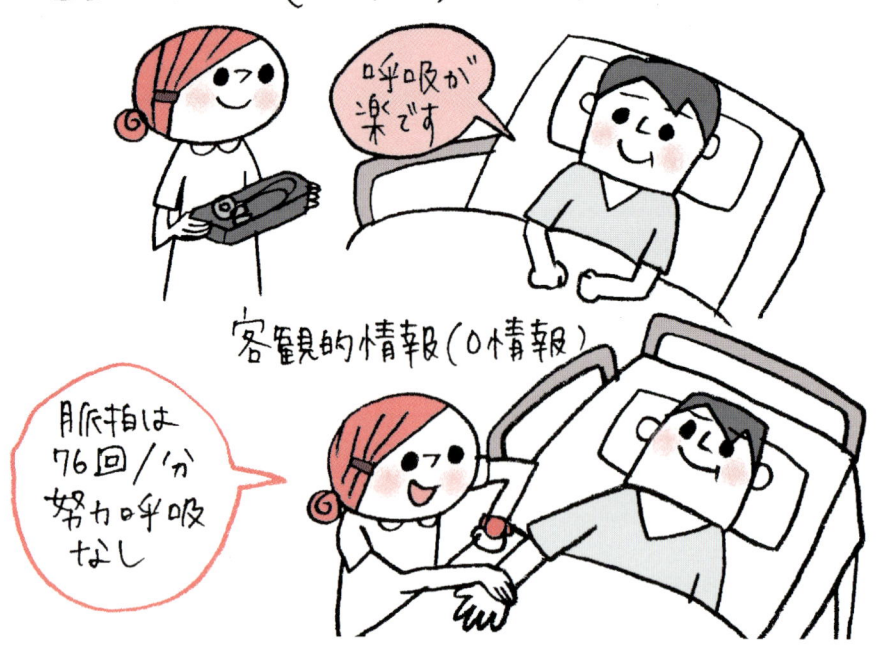

検査データなどから得られた情報である。

　2つの情報のうちとくに主観的な情報は、対象者の生の声であり、問題を解決するためのヒントが隠されていることもあるため、忠実に情報を収集していく必要がある。

## (3) 情報収集の方法は

　情報収集は、①**対象者やその家族から収集する方法**、②**記録物から収集する方法**、③**看護師以外の専門職から収集する方法**、がある。情報収集を効果的に行うためには、フィジカルアセスメントの技術、対象者の訴えに耳を傾け、コミュニケーションをとる技術などが必要とされる。かぎられた時間のなかで効果的に収集するためには情報収集を意図的に、系統的に行っていく必要がある。

### ❶対象者やその家族から収集する方法

　初対面のあいさつの場面や日々のかかわりのなかから、対象者の状態、価値観、心理的な状態などの情報を収集していく。

　たとえば初対面のあいさつの場面では、対象者の表情、対応、口調などから、現在の状況や抱えている症状・苦痛の程度が推察される。また、初対面の人への対応の仕方から（緊張しやすいなど）対象者の性格の一端を知ることができる場合もある。

　さらにベッドサイドなど対象者の過ごしている環境は、対象者にとってはプライベートな唯一の場所でもあり、対象者の生活状況を象徴していることが多い。その場所の整備状況や物の配置などを情報収集することによって、対象者の生活の一端を垣間見ることができたり、几帳面な性格であるといったことや、本人の嗜好品などがわかる場合もある。

　また、日々のかかわりのなかでは疾患や治療に伴う身体的苦痛や症状、心理・社会的影響、対象者が現状をどう感じ、対応しているのかなどを観察やインタビュー、測定などを行い情報収集する。加えて家族とのやり取りの様子を観察することによって、家族間の関係性を慮ることや、本人に対する家族の思いや、家族だけしか知らない情報なども収集することができる。

### ❷記録物から収集する方法

　検査データやカルテなどの記録物から情報を収集する。入院中の対象者であれば、疾患や治療に関する身体的情報、生活の変化や対象者の反応な

どについても情報収集できる。この方法は多くの情報が容易に収集できるが、プライバシーへの配慮は十分考慮する必要がある。

❸**看護師以外の専門職から収集する方法**
　カンファレンスなどを通して、看護師以外の他職種の意見などから情報を収集する。

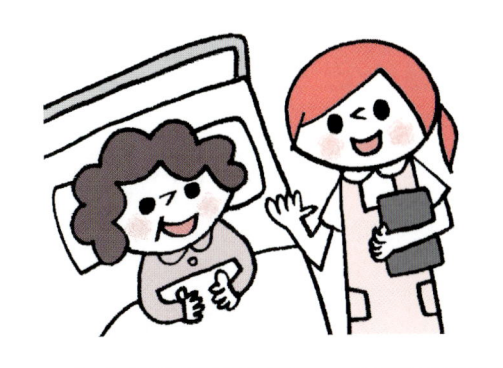

> **情報収集の際のポイント**
>
> **理論を用いる**
> - 対象者の情報を過不足なく収集するためには、やみくもに情報収集していては、時間をとられるばかりである。そのためのものさしとなるのが、看護理論である。看護理論（ヘンダーソン、ゴードンなど）に基づいて情報を収集することで、効率的に情報が収集でき、全体像をとらえやすくなる。
>
> **事前学習をしっかり行う**
> - 事前に受け持ちの対象者の疾患、治療方法などの知識を学習しておくとどの情報が重要なのかの判断がつきやすくなる。さらに対象者とのコミュニケーションの助けにもなる。
>
> **あらかじめいくつかの視点をもって情報収集を行う**
> - 生命に直結するような身体面に関する情報を収集する（疾患名、治療方法、検査データなど）。
> - 対象者が感じている痛み、倦怠感、不安などの症状に関する情報を収集する。
> - 上記によって生活にどのような影響があるのかについて情報を収集する。

## (4) アセスメントとは

　アセスメントとは、対象者に関して得た情報を解釈・分析し、その情報のもつ意味を考えていくことである。そこから健康問題の有無を判断していく。
　アセスメントの種類には、大きく分けて2つある。**データベースアセスメント**といわれ、はじめて接する患者の健康状態について、あらゆる側面から包括的な情報を収集し行うアセスメントがその1つである。このアセスメントを行う際の視点としてさまざまな理論家が提唱する枠組みがある。この枠組みを活用することによって、対象者の健康状態について、包括的に情報をとらえていくことができる。
　もう1つは**フォーカスアセスメント**である。フォーカスアセスメントとは対象者の状態を判断するために、焦点を絞って行うアセスメントである。

## (5) アセスメントの視点とは

　アセスメントは次のような3つの視点で分析すると考えやすい。まずデータ（Oデータであることが多い）について、基準値やスケール、定義などを用いて、正常・異常の判断を行う。このことによって**①現状を判断する**のである。その結果、対象者が現在どのような状況・状態に置かれているのかをつかむことができる。

　次に、その現状や状態がどうして起こっているのかを考える。つまり**②原因や誘因を考える**のである。これには疾患や治療が関連しているもの、環境因子が関連しているものなどが考えられる。この視点でアセスメントを行うことによって、対象者のどこにアプローチすればよいのかといった問題解決の糸口がみえてくる。

11

そして、いまある情報から今後起こる可能性のあることを予測する。③**将来を予測する**のである。このまま放置しておくとどのようなリスクがあるのか、またはないのか、それはどれほど危険なことなのかなどを考えて予測していく必要がある。その対象者が入院中だけでなく、退院後どのような生活を送りたいと思っているのか、現状においてそれはどこまで可能なのかなどといった視点で情報を分析しておくことは、看護介入を考えるうえで非常に大切である。

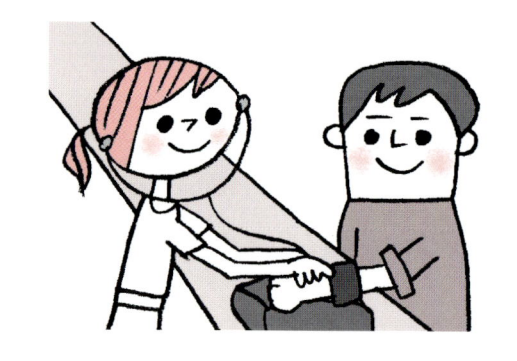

### (6) アセスメントのステップ

アセスメントにも段階がある。まず①情報を収集し、その情報のもつ意味を考える（これについてはいままで述べてきた）。次に、②情報のなかから必要なもの（看護介入が必要なもの）を選択する。

最後に、③情報を統合するつまり情報どうしの関係を整理する。情報の多くは関連しあっているため、その情報を統合させる（情報どうしの関係を整理する）ことによって、対象者の全体像がみえてくるのである。

#### アセスメントを行う際のポイント

**情報は経時的に捉えていく**

- 情報は経過によってその意味も変化する。対象者に適した看護ケアを提供するためには、1つの時点でのデータや対象者の状態の結果だけで判断するのではなく、経時的に判断することが必要となる。たとえば、体温が高く異常値を示していた場合、熱が下がってきている状況のなかでの数値なのか、上がり続けている過程のなかでの数値なのかを押さえておく必要がある。

**対象者の日常生活への影響を考える**

- 看護は、対象者が疾患を抱え治療の必要性があることによって日常生活へどのような影響を受けているのか、受ける可能性があるのかを考え、そこにアプローチをしていく。そのため対象者の日常生活への影響を考えることで、看護が介入すべき健康問題の抽出へとつながる。

**看護介入で解決ができることへアセスメントを結論づける**

- アセスメントの結論は看護の介入によって解決ができる方向へ結論づける必要がある。なぜなら看護過程におけるアセスメントを行う目的は、対象者の健康問題を抽出することである。この目的からズレてしまうと、アセスメントの方向性もズレてしまうことになりかねないので注意が必要である。

## 2 アセスメントの統合と関連図

### (1) アセスメントの統合とは

情報について一つひとつアセスメントしたものを整理することである。多くの情報から複数のアセスメントができ上がり、それらを整理し、関連づけ情報の関係性を分析していくことをアセスメントの統合という。アセスメントを統合することの利点としては、対象者の抱えている問題が明らかになり、看護の方向性が見い出せることである。

## (2) 関連図とは

　それぞれのアセスメントを整理し、統合すると情報の関連性がみえてくる。それら対象者にまつわる**情報の関係性を図式化したものが関連図**である（看護師は日常の看護実践のなかで、関連図を常に頭に描き、情報収集しながら更新しているため、看護記録には記載されていない）。臨地実習においては、学生の頭の中の整理をするためなどに使われることが多い。情報が複雑に関係していることが多いため、それらを可視化して考えるためにも関連図は有用である。

　関連図の種類には大きく分けて2つある。まず病態関連図である。病態関連図は病気によって起こっている身体の変化、生命に危険を及ぼす因子などの関連性を表した図を意味する。

　次に各枠組みの項目の関連を記した関連図がある。これはアセスメントの枠組みの関係性について図にしたものを表す。この2つをうまく組み合わせながら、対象者をホリスティックにとらえることが必要となる。

　関連図を書くことのメリットとしては、対象者を1つの側面から、断片的にとらえるのではなく、**全体的にとらえることができる**ことである。看護の対象者である人間は決して1つの側面だけでとらえられない。さまざまな側面からとらえることができ、情報を図に表すことで**情報収集の偏りの有無が確認できる**。

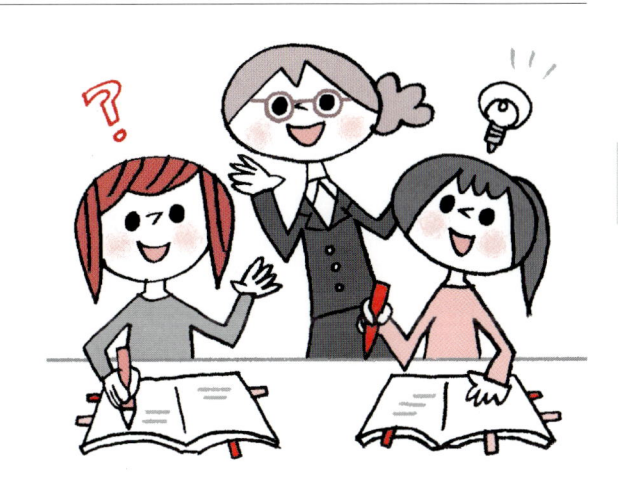

　さらに対象者を把握する際に、思い込みや憶測から問題をあげていないかを確認できる。対象者に起こっている問題の原因・誘因の関連性が把握できるので、**根拠に基づいた健康問題の抽出**につながるのである。

> **関連図を書く際のポイント**
> - 対象者の身体的、心理的、社会的側面がもりこまれているか確認する。
> - 病態関連図などを参考にし、治療によって起こる二次障害、日常生活にどのような影響があるのか、対象者の療養行動、対象者をとりまく環境などについて記載し、関連性をみていく。
> - 対象者の全体がみえるか、看護介入を見い出せるかを確認する。

# 3 全体像をとらえることの意味

　看護介入は、対象を理解することから始まる。対象者すべてを理解することは難しいが、私たちはできるかぎり**対象者を理解する努力**をし続けなければならない。そうでなければ対象者の求めていない看護を提供してしまうことになる。このことは対象者にとって安全や安楽を脅かす結果にもなりかねない。

　繰り返しになるが、看護が対象とする人間は多面的である。さまざまな枠組みを使って一つひとつの切り口からていねいに情報を収集し、分析してきたものをもう一度1人の対象者としてまとめあげる作業が必要となってくる。ここに**全体像をとらえる意味・必要性**があるのである。

　全体像は、①健康問題が抽出された根拠、②対象が望んでいることやめざしていること、③看護介入において個別性を必要としていることの根拠を読み手に伝えることができる。これはプライマリ・ナーシングを展開するうえでは、大切なことである。看護計画を立案した人が不在時、この看護計画が立案された背景にはどのようなことがあるのか、対象をとらえるときに役立つからである。このことを考慮しながら、下記のポイントが含ま

れるように全体像を記述する。

> **全体像をとらえる際のポイント**
> - 対象者がどのような経過をたどり、現在の状態になったのかをとらえる。
> - 対象者の抱える問題の相互関係をとらえる。
> - 対象者の理解をする際の視点が偏っていないかを確認する。
> - 看護の方向性を見い出す。
> - 根拠に基づいた問題を導き出す。
> - 病態関連図だけではなく、対象者の人間像、生活像を合わせ、病態が対象者の生活にどのような影響を及ぼしているのかを導き出す。

## 4 看護計画立案と実施評価

### (1) 看護計画とは

　看護計画とはアセスメントを行い、全体像をとらえることによって明確化された健康問題を解決し、その**問題を解決するための目標を達成するための具体策**である。ここには医学的治療計画を履行するために必要な看護責任も計画に含まれる。

　看護計画を立案することによって次のような利点があげられる。まず、看護計画を実施することで、**対象者の健康上の問題を軽減、解決、予防する**ことにつながるという点である。これは看護介入の目的でもある。

　次に、対象者へ提供する**看護の一貫性、継続性を担保する**ということである。看護職は交代制の勤務をしながら対象者の看護にあたることが多い。そのため看護師が交代することによって提供する看護に違いが出てくるようでは対象者の不利益になりかねない。そのためには看護の質を担保することは重要である。

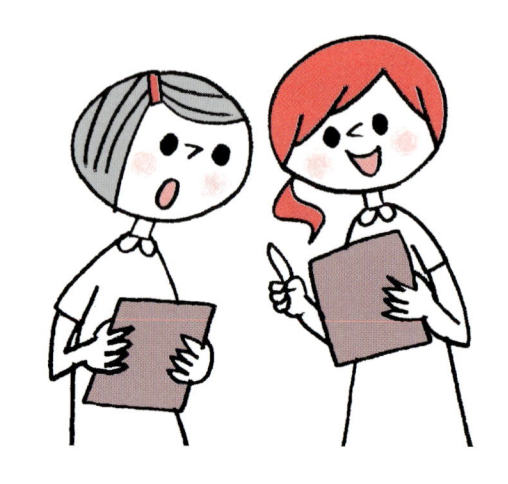

　最後に、看護計画を立案し、文章化することは看護師間および医療チームでの**情報の共有**になる。いま対象者にどのような看護が行われているのかを、チームで共有することによって、さまざまな専門職の立場からの介入が提供でき、チームで対象者への介入が可能となる。

### (2) 看護目標の立て方は

　健康問題が実際に起きている事柄である場合は、その問題が起こっている原因、誘因、その事柄が解決されたときとうなっているかという視点から目標の設定をする。今後起こる可能性がある事柄が健康問題の場合は、危険因子がどう解決されるかという視点から目標を設定する。

> **目標を設定する際のポイント**
> - 目標は看護介入を実施した後に、その達成度を評価するために、具体的な表現で記載する。
> - 誰が、何を、どのように、どこまで、いつまで、を考えて記載する。
> - 主語は対象者または、対象者に関することにする。
> - 目標は高すぎても、低すぎても対象者の意欲をそぐ。適切な目標を設定できるよう十分に検討する。

## ⑶ 看護計画の立て方とは

　看護計画を立案する際には、対象者の健康問題を解決するための具体策を記載していく。この際に重要なことは、できるだけ具体的な介入であることである。前述したが、対象者を中心とした看護ケアを実施するうえでの質の担保にかかわるからである。どの看護師がみても**同じレベルの看護ケアが提供できる**よう、具体的かつ対象者にあった計画を立案していく。個別性にあるケアを計画するためには、データや1つの情報だけにとらわれず、総合的に対象者をとらえることが必要である。そのため、**迷ったら必ずアセスメントや全体像に戻ってみること**が重要である。

　看護計画には3つの計画の種類がある。1つめは**O-P (observation plan)：観察計画**である。これは健康問題に至った兆候や症状、健康問題の経過や変化を評価するための観察項目などをあげていく。2つめは**T-P/C-P (therapeutic/care plan)：治療計画またはケア計画**である。これは健康問題を解決するためのケアの内容や精神的サポート、医学的治療計画に伴う看護師が行う処置などについて具体的に記載していく。最後は、**E-P (educational plan)：教育計画**といい、対象者やその家族に説明することや、教育、指導が必要な項目などを計画していく。

　また、**計画を評価する日を予め設定すること**が必要である。健康問題の解決に向けてどの時期に評価（見直し）をするべきかをまず設定しておく。とくに計画が初期計画の場合や対象者が急性期の場合は、展開が早いためできるだけ早めに計画の見直しが必要となる（※ただし、設定した評価日以外に評価できないのではなく、必要時評価はしていく）。

> **看護計画立案の際のポイント**
> - 5W1Hを利用して記載する。
> - 安全性、安楽性、自立性の視点から立案する。
> - 個別性のある計画を立案する。
> - 迷ったらアセスメントに戻る（SデータをOデータで確認していくと対象者に沿った看護計画に近づく）。

## ⑷ 看護計画の実施とは

　看護計画を実施する際には、**実施前に再度計画の内容を確認する**必要がある。対象者の状態は刻々と変化しているため、変更の必要性はないか、その日の状態はどうかをきちんと確認してから実施しなくてはならない。また、実施する際には正確に、安全に、安楽に配慮して実施する必要がある。そのうえでそのケアは効率的であるか、経済性を考慮しているかといった視点も考慮されればケアの質は向上する。必要時対象者、医療者、家族の協力を得ることも重要である。

　そして何より責任をもって実施することが重要である。実習において看護計画を実施する際には、緊張もするだろうが、自分の実習に協力してくださっている対象者に対する**看護学生としての責任の持ち方**を考えながら実施してほしい。

## ⑸ 看護計画の評価とは

　看護計画を評価する際には、看護介入の結果得られた情報に基づいて、看護目標の達成度を査定する。その査定結果に基づいて立案した看護計画を見直し、必要時修正を行っていく。また、新たに健康問題があがる場合は新しい看護計画を立案していく。

　このように情報収集→アセスメント→問題の明確化→計画立案→実施・評価のサイクルを対象者へ看護介入が必要なかぎり行い続けていく。

> **実施・評価の記録の書き方のポイント**
> - 実施記録には、対象者の当日の状態、実施内容、対象者の反応を記載する。
> - 実施記録には、実施中の対象者の言葉、非言語的反応を見逃さず、記録につなげる。
> - 実施記録には、目標がなぜ達成できないかの原因となる情報を記載する。
> - 評価は評価日を記載する（目標の到達予定日に評価する）。
> - 目標の達成に看護計画が効果的であったか、そうでなかったか、その原因を記載する。
> - 計画の修正、追加の必要性を検討し、健康問題が解決されたのか、新たな健康問題が発生したのかを明らかにする。

## 5 サマリーとは

　サマリーとは要約を意味し、看護の対象者が受けた看護の経過をまとめたものを指す。

　サマリーを読めば、①対象者がどのようなきっかけで医療を受ける必要が出現しどのような医療を受けたのか、そこに看護はどのような健康問題を解決することを請け負ったのか、②その医療を受けどのような健康状態になることを対象者はめざしているのか、③①によってどのような健康問題を抱えたのか、④受けた看護によって対象者の健康問題がどのように変化しどのような状態になったのか、⑤④の変化とその対象者の健康状態は②にどのように解決に近づいたのか、⑥④の状態からまだ解決をみていない健康問題はさらにどのような医療を必要としているのか、⑦⑥の医療はどのような医療の場で受けられるのか、いまの場なのか別な場なのか、⑧⑥に基づき看護はどのようなことを請け負い、どのようなことを継続してほしいと考えているのか、というポイントがつかめるのである。

### (1) サマリーによる情報共有例

　サマリーは、前述した⑦のような医療の場を変更するときに多く必要とされる。

　たとえば、脳出血のため手術療法や保存療法を受け、その後のリハビリテーションをするために急性期病院からリハビリテーション専門病院に転院するような状況について、考えてみたい。

　リハビリテーション専門病院では、発症時どの程度の麻痺があり、いまに至ったのか知ることで、リハビリテーションの目標や介入方法が組み立てられる。対象者にとってリハビリテーションが1日でも途切れることは、それだけ回復を遅らせるばかりか後退することにもなる。

　また急性期病院で行っていたリハビリテーションが同じようにリハビリテーション専門病院でも受けられることが対象者にとっては望ましい。こうしたときにサマリーは役立つ。

　この点において患者を送り出す施設側は、その後の転院先の施設が必要とすると推察する情報を送り手が理解できるように記述する必要がある。

　同様に、患者がリハビリテーション専門病院を経て訪問看護を受ける状況になったときは、訪問看護を組み立てるうえで必要な情報が提供されなければならない。たとえば、リハビリテーション専門病院を退院するときのADL状況によって訪問看護の内容や受ける医療補助の内容が決まる。その意味では、リハビリテーション専門病院からサマリーによって送られる情報は、訪問看護においてさまざまなサービスを受ける基礎資料になる。

　医療の場が変更される機会は、前述したように施設が変わるときだけではない。施設は同じでも病棟に入院していた人が外来化学療法や外来放射線療法を受けるようになったときは、病棟と外来との間でサマリーを用いた情報交換がなされるのである。

　同じ入院中でも治療状況に応じて、救命病棟から一般病棟、外科病棟から内科病棟、内科病棟から外科病棟、消化器内科から循環器内科といった病棟間の移動に際してもサマリーを用いた情報交換がなされる。これは電子カルテを導入している

施設でも必要なものである。なぜならば、サマリーがなければ、患者を引き受けた病棟スタッフは、前の病棟での状況について把握するために、すべての経過をすべて目を通さないといけなくなるからである。

対象者の情報を別な部署にサマリーとして提供するような状況とは、たとえば、病棟で手術を受け外来で化学療法を受けることになったときは、病棟から外来へのサマリーが渡されることとなる。こうした継続的なケアが必要な状況だけがサマリーを必要としているわけではない。

たとえば、虫垂炎で手術を受けた人の場合、その疾患特性から手術後の経過がよければとくに継続的な治療を必要とするわけではない。しかし、その後外傷や疾患に罹患したとき、最近に受けた治療経過について把握しようとすると、虫垂炎に罹患したときの退院時のサマリーが基礎情報になる。継続的な治療を受けながら経過に応じて健康問題が変化するタイプの疾患でなくても、そのときに受けた医療のサマリーが必要になることがある。

サマリーは、プライマリ・ナーシングを展開していくうえでも必要になる。急性呼吸不全で繰り返し入院する慢性閉塞性肺疾患患者を担当しているとき、過去の入院で在宅においてどのような疾患管理を求めたのか、それに対し再教育をするのであれば、どのような内容について何を教育しそのときに患者はどのような反応をして何を在宅で続けていくことにしたのかという情報は、サマリーから得られる。

また、精神神経疾患に罹患した人などのように一見すると対象者の変化がみえにくく、経過が長くなる対象者の場合は、看護過程の評価をしても健康問題が変わらず看護計画の再立案がなされない場合がある。このようなときは、途中経過をサマリーとして残すことで、緩徐であっても変化している対象者の経過とそれに応じた看護の変化を読み取ることができ、改めて看護の方針がずれていないかどうか確認する手がかりがつかめる。

## (2) サマリー記載の視点

このように看護の対象者の状態の変化に応じて、健康問題の解決と新たな問題への対応をスムーズにしていくために、サマリーは欠かせない。サマリーの記載には**基本情報**に加え、**対象者の状態の経過とそれに対する看護の経過を記載**する。

看護の経過についてサマリーにまとめるうえでは、対象者が何をめざしどのような状態になることが望ましいとされているのか、その目標を述べる。そして、どのような健康問題があげられ、それぞれに対しどのような介入計画によってどのような状態になったのか、その健康問題は解決したのかどうかについて、抽出した健康問題すべてについて**健康問題ごとにまとめる**。さらに健康問題のうち、まだ解決目標に到達していないものがあれば、それはどのようなことが解決目標にどのように到達していないのかアセスメントを述べたうえで、**その解決に向けて何を継続してほしいのかをまとめる**。とくに、継続してほしいことがらについては、立案した看護計画の具体的な介入方法とその評価方法と解決目標について合わせて述べておくことが、看護の継続につながる。

---

### サマリーに記載する基本情報

- 患者のプロフィール（年齢、性別、職業を含む社会的役割、家族構成）
- 現病歴と既往歴（治療内容も含む）
- アレルギーや感染症
- 最終バイタルサインと継続的にモニタリングする必要があるデータの最終的な値
- 継続が必要な点滴の薬品名とその投与方法や内服薬とその投与方
- 挿入されているカテーテル類とその管理方法
- ADLの自立度と治療上必要な安静度のレベル
- インフォームド・コンセント
- 医師からの継続的な指示内容（例：発熱時の対応方法など）

## 6 経時記録と看護過程との関係

　看護の対象者が抱えている健康問題に対し、医療者が何かしらの介入を行ったことは、診療録として記録を残すことが義務付けられている。とくに患者の経過に応じて日々かかわった内容は、経時記録に時系列に残しておく必要がある。

　経時記録の記載の仕方は、**問題思考型診療記録システム（POS：problem oriented medical system）**の考えをもとに記載する。このPOSシステムは、①データベースシート、②プロブレムリスト（あげられた問題のリスト）、③**看護計画が書かれたシート**、④**経時的な経過がみえるバイタルサインの推移がみえるフローシートや経時記録**で構成される。看護計画立案と実施評価の項にある実施記録が、POSシステムでは経時記録の部分に相当する。立案した看護計画を実施したことを記録に残すところが経時記録用紙といってもよい。

### (1) 看護計画に沿った経時記録の記述

　記録に残す内容は、計画した看護介入について、**主観的(subjectiv)情報（Sデータ）**、**客観的(objective)情報（Oデータ）**、A（アセスメント）、P（プラン）で記載する。

　その際は、何の健康問題に関する介入記録なのか、問題番号を明記したうえで記録を残していく。ここでいうA（アセスメント）は看護過程のアセスメントと少し意味合いが異なり、介入したときのSデータとOデータをもとに、①立案した看護計画の健康問題の解決基準である解決目標（もしくは到達目標）にいかに到達しているのか、②解決目標に到達させるために介入方法はどの程度役立っているのか、③さらに修正することはないかどうか介入方法や解決目標について評価した内容、の3点を吟味して記載する。

　そのうえで、P（プラン）には、①介入計画に修正を加えるポイントはどこか、修正するとしたら何をどのように修正するのか、②この看護計画は続けて継続するのかどうか判断した内容、の2点を吟味して記載する。これらを記録することは、看護過程でいう評価をしやすくするため、介入したらその都度記録を残すことが大切である。

### (2) 看護計画外の経時記録の記述

　経時記録は、前述したように立案した看護計画を実施したことについて記録するものであるが、それ以外の内容も記載することがある。その1つには、看護計画が立案されていない場合もしくは看護計画を立案する前に変化した患者の状態について記録する場面がある。

　たとえば、予期せぬ合併症が起きたときや急変・転倒といった患者の状態が変化したときの様子は、発見時の状態とその後の経過及び処置・治療内容について時系列に経過を残すことがある。

　看護計画の実施には直接的には関与しないが記録に残さなければならない2つ目の事柄には、急遽、胸腔穿刺をするとか気管挿管をするなど、医師の診療の補助を行ったときの患者の反応について、時間の経過に応じて記録を残すことがある。

　たとえば、局所麻酔を用いた侵襲が加わる気管支鏡検査や生検検査などのような検査に伴う患者の反応と副作用や検査後の状態の変化などについて、記録を残すことがある。これはフォーカスチャーティングともよばれることがある。このような記録は、医師の診療の補助をしたときの様子を残しているようにもみえるが、看護としてこの記録を残す目的は、新たに看護が解決するべき健康問題をみつけることにある。とくに侵襲が大きい検査処置によって患者の状態が変化した場合は、共同問題に派生する場合もある。この点を念頭におきながら、残すべき情報をきちんとSOAP形式で経時記録に残していくことが重要である。

＊

　経時記録は、**看護が解決するべき健康問題に関連する事柄**と、**医師の診療の補助に関連する事柄**の2つの側面について記録することととらえておくと、どのような情報を残す必要があるかが理解しやすい。

●参考文献
1) Alfaro-LeFevre, R.（江本愛子監訳）：基本から学ぶ看護過程と看護診断、第6版、医学書院、2008
2) Carpenito-Moyet, L. J.（藤崎郁、山勢博彰訳）：カルペニート看護過程・看護診断入門—概念マップと看護計画の作成、医学書院、2007
3) 江川隆子：江川隆子のかみくだき看護診断、改訂7版、日総研、2010
4) 黒田裕：しっかり身につく看護過程、照林社、2012

# 第Ⅱ章

**1 「基礎看護学」** 実習記録の書き方
- 右大腿骨頸部骨折患者の看護過程の展開

**2 「成人看護学」** 実習記録の書き方
- 大腸がんにより手術を受ける人の術前から退院までの急性回復期にある人の経過に沿った看護過程の展開
- 急性発症した人の回復期から慢性期に至る経過に沿った看護過程の展開（急性冠症候群）

**3 「小児看護学」** 実習記録の書き方
- 急性リンパ性白血病の1歳10か月児の看護過程の展開

**4 「老年看護学」** 実習記録の書き方
- パーキンソン病と認知症の合併のある高齢者の、誤嚥性肺炎を発症からリハビリテーション期までの経過に沿った看護過程の展開

**5 「母性看護学」** 実習記録の書き方
- 正常褥婦（初産婦）における産褥1日の看護過程の展開

**6 「精神看護学」** 実習記録の書き方
- 患者—看護師関係の相互作用と看護過程の展開：統合失調症を再発した青年の事例

**7 「在宅看護学」** 実習記録の書き方
- 脳梗塞で左半身麻痺があるケースの退院から地域の社会資源を活用して生活する経過に沿った看護過程の展開

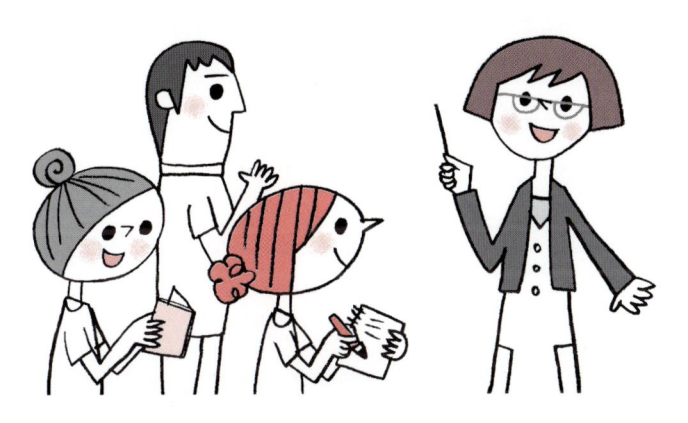

第Ⅱ章 1

# 基礎看護学
## 実習記録の書き方

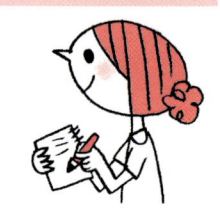

基礎看護学実習の目的は、①対象者を生活者として理解すること、②病気によって日常生活にどのような影響が及ぼされているのかについて知り、必要な看護援助とは何かを導き出し、看護援助を行うこととされています。

## 1 よく用いられるアセスメントの枠組み

V.ヘンダーソンは、人間は生きるために14の基本的欲求（ニード）をもつ存在であると考え、その基本的欲求が何らかの原因により満たすことができない場合に、基本的看護ケアを実施するとした。基本的ニードは以下のように分類されている（表1）。また、V.ヘンダーソンは看護を適切に行うためには、①基本的看護の構成要素である14の基本的ニード、②基本的ニードに影響を及ぼす常在条件、③基本的ニードを変容させる病理的状態について、ていねいにアセスメントする必要があると述べている。

### 1）基本的看護の構成要素である14の基本的

表1に示した共通のニードについて、未充足なニードはないか、何を援助する必要があるのかを考えることにつながる情報を収集する。その際に、ニードについての共通の視点だけでなく、その人にとってのニードの意味、ニードの満たし方などについての情報も得る必要がある。

### 2）基本的ニードに影響を及ぼす常在条件

基本的ニードに影響を及ぼす年齢、性別、気質、情動状態、社会的・文化的状態、知的能力、運動能力、感覚状態などについても情報収集していく。

表1 一般には看護師によって満たされ、また常時ならびに時に存在する条件によって変容するすべての患者がもっている欲求

| 基本的看護の構成要素 | 基本的欲求に影響を及ぼす常在条件 | 基本的欲求を変容させる病理的状態（特定の疾病とは対照的） |
|---|---|---|
| 以下のような機能に関して患者を助け、かつ患者がそれらを行えるような状況を用意する<br>1．正常に呼吸する<br>2．適切に飲食する<br>3．あらゆる排泄経路から排泄する<br>4．身体の位置を動かし、またよい姿勢を保持する（歩く、すわる、寝る、これらのうちのあるものを他のものへ換える）<br>5．睡眠と休息をとる<br>6．適切な衣類を選び、着脱する<br>7．衣類の調節と環境の調節により、体温を生理的範囲内に維持する<br>8．身体を清潔に保ち、身だしなみを整え、皮膚を保護する<br>9．環境のさまざまな危険因子を避け、また他人を傷害しないようにする<br>10．自分の感情、欲求、恐怖あるいは"気分"を表現して他者とコミュニケーションをもつ<br>11．自分の信仰に従って礼拝する<br>12．達成感をもたらすような仕事をする<br>13．遊び、あるいはさまざまな種類のレクリエーションに参加する<br>14．"正常"な発達および健康を導くような学習をし、発見をし、あるいは好奇心を満足させる | 1．年齢：新生児、小児、青年、成人、中年、老年、臨終<br>2．気質、感情の状態、一過性の気分：<br>　a．"ふつう"あるいは<br>　b．多幸的で活動過多<br>　c．不安、恐怖、動揺あるいはヒステリーあるいは<br>　d．ゆううつで活動低下<br>3．社会的ないし文化的状態：適当に友人がおり、また社会的地位も得ていて家族にも恵まれている場合、適応不全、貧困<br>4．身体的ならびに知的能力<br>　a．標準体重<br>　b．低体重<br>　c．過体重<br>　d．ふつうの知力<br>　e．ふつう以下の知力<br>　f．天才的<br>　g．聴覚、視覚、平衡覚、触覚が正常<br>　h．特定の感覚の喪失<br>　i．正常な運動能力<br>　j．運動能力の喪失 | 1．飢餓状態、致命的嘔吐、下痢を含む水および電解質の著しい平衡障害<br>2．急性酸素欠乏状態<br>3．ショック（"虚血"と失血を含む）<br>4．意識障害―気絶、昏睡、せん妄<br>5．異常な体温をもたらすような温熱環境にさらされる<br>6．急性発熱状態（あらゆる原因のもの）<br>7．局所的外傷、創傷および/あるいは感染<br>8．伝染性疾患状態<br>9．手術前状態<br>10．手術後状態<br>11．疾病による、あるいは治療上指示された動けない状態<br>12．持続性ないし難治性の疼痛 |

（ヴァージニア・ヘンダーソン（湯槇ます、小玉香津子訳）：看護の基本となるもの、p.23、日本看護協会出版会、2006）

また、発達段階の特徴、家族背景などをそれぞれの基本的ニードと関連させながら整理していく必要がある。

### 3）基本的ニードを変容させる病理的状態

健康障害の程度、病状、治療が現状および日常生活にどのような影響を与えているのか、今後与える可能性があるのか、そのことによって基本的ニードにどのように影響を及ぼしているのかについても整理し、考える必要がある。

以上の3つの視点から収集した患者の情報を、体力、意思力、知識の側面から何が不足しているのか、その程度はどれくらいなのか、原因は何か、どのような援助が必要なのかをアセスメントする。

## 2 右大腿骨頸部骨折患者の看護過程の展開

### 1．初対面のあいさつの場面

#### (1) 場面の紹介

Aさん、67歳、女性。自宅で飼っている犬の散歩中に転倒した。何とか家に帰ったが、立てなくなり病院を受診したところ、右大腿骨頸部骨折と診断され緊急入院となった。

入院7日目に全身麻酔下で右人工骨頭置換術が行われた。術後の経過は良好で、現在はベッド上で安静を指示されており、膀胱留置カテーテル挿入中である。排便時のみ、看護師の介助により車いすでトイレへ移動している。

既往歴は、高血圧、脂質異常症（高脂血症）を町の検診で指摘されているが、現在は様子観察中である。

術後2日目で学生が受け持つこととなり、初対面のあいさつにうかがう場面である。

➡ それでは、この場面のイラストをみて、看護計画を立案するための情報収集のポイント（気づきのポイント）を考えてみよう。

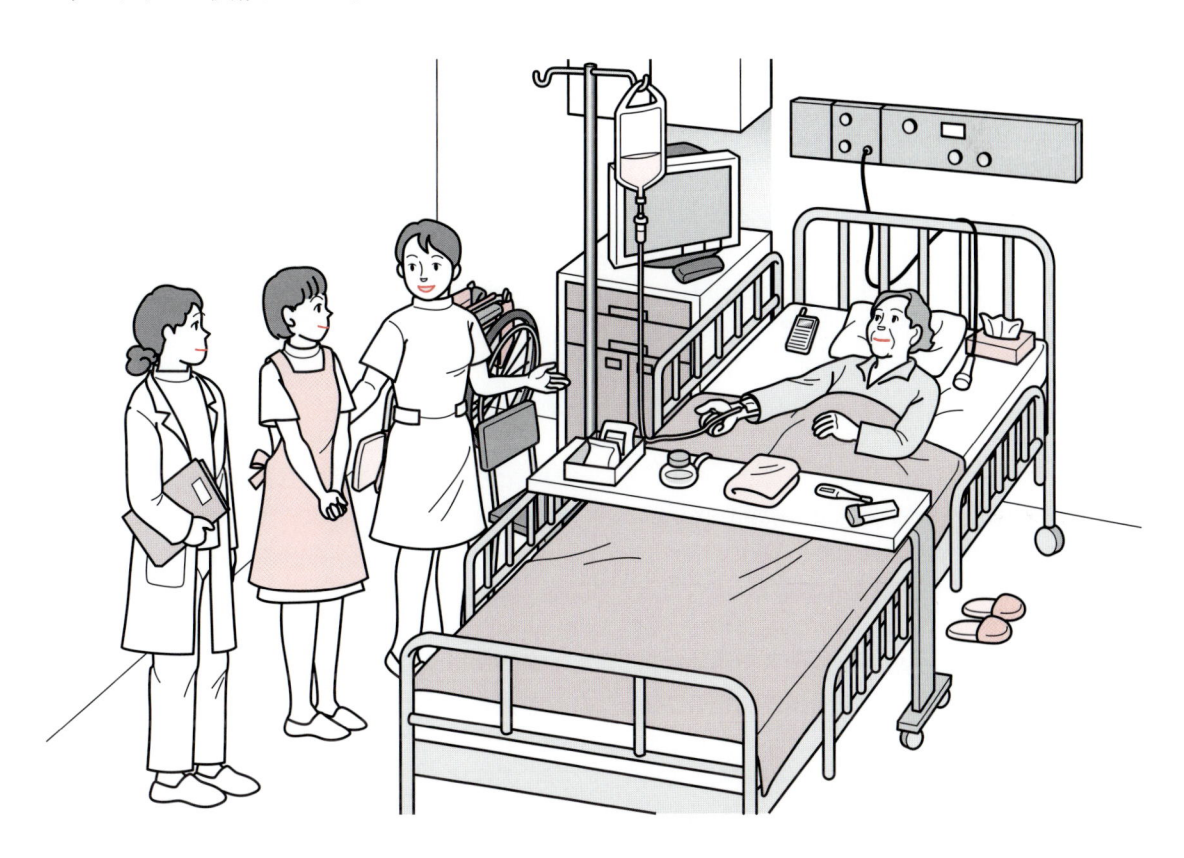

## (2) この場面での気づきのポイント

・カーテンはいつも閉め切られているのだろうか。
・ベッドサイドはきちんと整理されているのだろうか。
・ベッドサイドのどちら側にどんな物が置かれているのだろうか。
・ベッドの高さはどうなのだろうか。
・初対面での患者さんの反応や対応はどうであったか。

## (3) 実際の事例展開

学生が実習担当看護師、教員とあいさつにうかがうと、Aさんは慌ててベッドを少し起こし、「ごめんなさいね、こんな格好で……」と言った。そして学生があいさつをすると、「こちらこそよろしくお願いします。何かお役に立てるといいんだけど……ごめんなさいね。かえってご迷惑をかけちゃうかもしれないわね、大丈夫かしら」と少し緊張した様子で話をされた。

### ❶ 解説

**ベッド周囲の環境はどのように整えられているのか**

- ベッド周囲の環境は、患者さんにとって生活の場でもある。患者さんが病院という場で、どのように生活されているのかを情報収集する場にもなる。
- 患者さんの個別性がよく表れる場でもあるので、しっかり観察しよう。
- カーテンはいつも閉め切られているかどうか。
  →患者さんが他者に対してどうかかわって欲しいのかのサインの場合もある。たとえば、「いまは休みたい」「そっとしておいて欲しい」「自分のベッド周囲をあまり見られたくない」「面会中」など
- きちんと整理されているのか（几帳面な人なのか）。
  →患者さんの性格を知る1つの情報源である。アセスメントや看護援助の際に活用しよう。
- どちら側にどんな物が置かれているのか（その理由を考えてみよう）。
  →患者さんのいまのADLに関する情報収集の場である。たとえば、右下肢骨折の場合、車いすはなぜ右側にあるのか、動きが制限される患者さんにとって必要な物品（ナースコールやティッシュペーパーなど）がどちら側に

あるとよいのかを観察しよう。
- ベッドの高さは？
  →患者さんにとって、どの高さが転倒などの危険がないのかを考えてベッドの高さが調整されている。

**学生に対する初対面の際の対応はどうか**

初対面の際の対応は、患者さんにとっても緊張する場面でもある。その際の患者さんの反応や対応は、患者さんの人柄を表していたり、ストレスへの対応方法の1つであるかもしれない。

**電子カルテで情報収集する際のポイント**

■ さまざまな職種の視点・アセスメントが共有できるので有効に情報収集しよう！

電子カルテからは、医師・薬剤師・看護師・理学療法士・作業療法士・言語聴覚士・ケースワーカーなど、さまざまな職種の記録をみることができる。その情報を有効に活用し、患者さんの理解へつなげていこう。

〈例〉

医師の記録：病状や経過、今後の治療方針、家族への説明など
看護師の記録：説明した際の患者の反応
薬剤師の記録：現在使用している薬品名、量、その副作用など
リハビリテーション科の記録：
　　患者さんのリハビリテーションの状況、今後の方針など
ケースワーカーの記録：
　　退院後の生活のサポート状況など

■ 検査データを収集する際のポイント

検査にはさまざまな種類がある。自分の知りたい検査データが、どの検査の種類に当てはまるのか、基準値などを事前に学習しておくと効果的な情報収集ができる。

〈例〉
生理検査、検体検査、造影剤を使う検査のどれなのかなど

　検査値は必ず経過で判断する。異常な値であっても、改善しつつある数値なのか、悪化しつつあるのかで、アセスメントは異なる。

■フローシートの見方
　経時的変化をみよう。患者さんの経過を知る情報源にもなる。
　バイタルサインだけではなく、食事量、排泄の状況、観察ポイントなどが一目で分かる。患者さんの個別性もよく表れているので有効に活用しよう。

■看護記録の活用の仕方
　日頃、看護師たちがどのような視点で看護を行っているのか、また、患者さんの入院生活の状況がよくわかるのが看護記録である。記録内容をそのまま写すのではなく、なぜこのような視点で看護を行っているのだろうか、という視点をもって情報収集しよう。

## ❷ 得た情報の整理とアセスメント

### 《基本的欲求に影響を及ぼす常在条件》

| 氏名　Aさん | 年齢　60代後半 | 性別　女性 |
|---|---|---|
| 職業　主婦（ときどき着付け教室手伝い） ||| 
| 住所　○○区△△ | 保険区分　国民健康保険 ||

**家族構成**
　夫と2人暮らし
　娘（長女）夫婦、息子夫婦は
　近所に住んでいる
　犬（柴犬）を飼っている

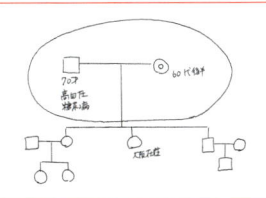

**対象者への支援状況**
　娘・嫁が働いているが交替で手伝ってくれる

**趣味　手芸**

**職業の具体的内容**
　家事…夫の介護は必要ないが、糖尿病（内服治療中）のため食事療法をしており、食事はほぼAさんが作っている
　着付け教室手伝い…月に3回、近所の着付け教室の手伝いに行っている

**精神面**　性格…大雑把（本人）穏やか、周囲に気を遣う（医療者）

**身体的ならびに知的能力**
　身体面…視覚障害　なし
　　　　　老眼のため文字を読む際に老眼鏡使用
　　　聴力障害　なし　　触覚障害　なし
　　　運動障害　なし　　義歯　なし
　　　身長　156cm　　体重　58kg
　知的能力…とくに問題なし

### 《基本的欲求に影響を及ぼす病理的状態》

| 主訴 | 疼痛（右下肢） |
|---|---|
| 現病歴 | H○○年△月　犬の散歩中に転倒。何とか帰宅したが、徐々に痛みが強くなり、歩行困難となり受診。右大腿骨頸部骨折と診断され、入院となる。入院7日目に全身麻酔下で右人工骨頭置換術が行われた。術後の経過は良好である |
| 既往歴 | 高血圧・脂質異常症（高脂血症）（町の検診で指摘されたことがあるが、放置している） |
| 治療方針 | ベッド上安静。痛みは点滴または内服薬でコントロール中 |

《ヘンダーソンの14の基本的欲求：基本的看護の構成要素》

| | 情　報 |
|---|---|

**1．正常に呼吸する**
S：「息苦しさとかはないです」
O：・呼吸14回/分、規則的、喫煙歴なし
　　・血圧148/80mmHg、SpO₂：96％、脈拍60回/分、不整なし
　　・町の検診で高血圧を指摘されたことがあるが、放置。
　　・右人工骨頭置換術後2日目

- 胸部レントゲンに関する情報があれば入れましょう。
- この情報についてのアセスメントが行われるとよいでしょう。たとえば……術後合併症など

**2．適切に飲食する**
S：「何とか食べています．動かないのとお通じがないのとで、あまり食欲がないんですけど。なんかおなかが張っている感じ」
O：・常食、3～5割摂取
　　・身長158cm、体重58kg
　　・術後2日目
　　・検診で脂質異常症（高脂血症）を指摘されたことがあるが、放置。

- 以下の情報の他に、TP、Alb、Na、K、Cl、Hbなどの血液データを入れ、アセスメントを深めましょう。
- 術後の点滴があればここに入れましょう
- 具体的なTCなどの血液データの数値があればいれましょう。

**3．あらゆる排泄経路から排泄する**
S：「（お小水の）管が入っているからね、変な感じ」「便は出にくいのよ。動かないからかしらね。それに、なんだかわざわざ看護師さんを呼んで連れて行ってもらうのも悪くて……」「傷口は少し痛いです。見るのは怖いけどね」
O：・膀胱留置カテーテル挿入中
　　・排便：1回/3日（入院前1回/日）
　　・ドレーン、○月△日抜去。創痛あり、痛み止めを3～4回/日内服中

- 尿量を測定していれば、情報として入れましょう。

**4．身体の位置を動かし、またよい姿勢を保持する**
S：「痛みがあるのと怖いのとで、思うように動けないのよ」「寝たきりになるのは怖いのよね」「明日からリハビリが始まるから頑張ります」
O：・活動制限あり、ベッド上安静。活動制限は守られている。
　　・明日よりリハビリテーション室でのリハビリテーション開始。

- 痛みのコントロールについて、内服の状況（情報）を入れ、アセスメントにつなげましょう。

**5．睡眠と休息をとる**
S：「眠れています」「ときどきお昼寝もしちゃうんだけどね……寝過ぎかしら」「傷の痛みはあるけど、お薬もらっているから大丈夫です」
O：・不眠の訴えなし。

**6．適切な衣類を選び着脱する**
S：「ズボンは1人では、はきにくいのよね」「管もあるとなかなか怖いわよね」
O：・術後のため衣類の着脱は一部介助が必要である。

24

## アセスメント

### 正常な呼吸に関する欲求は充足である
・呼吸、脈拍ともに正常範囲内である。
・血圧は検診で高血圧を指摘された経験があることから、今後、痛みや活動制限に伴う血圧の変動も考えられる。

### 適切な飲食に関する欲求は未充足である
・現在食事量は3〜5割摂取できているが、術後の活動制限による活動量の低下や排便コントロールが上手くいかないことによる腹部膨満感があることから、食事量が低下している可能性がある。 ← Aさんにとって必要な栄養量は何kcalで飲食と術後の点滴と合わせて必要な量を考えてみましょう。
・術後の活動制限により、配膳や下膳の介助が必要である。 ← 具体的な内容が情報にあるとよいと思います
・BMIは23で正常範囲内である。

### 老廃物の排泄に関する欲求は未充足である
・術後の合併症や活動制限に伴う活動量の低下に関連した腸蠕動の低下や、排便時の看護師に対する遠慮から便秘傾向にある。
・膀胱留置カテーテル挿入中であることから感染のリスク状態である。 ← 尿量を測定していれば、情報として入れましょう。
・術後2日目であり、創部からの感染のリスク状態である。 ← 診断になっています。表現をかえたほうがよいでしょう。

### 適切な姿勢の保持に関する欲求は未充足である
・術後の合併症として、股関節の内転、内旋、屈曲などで脱臼を起こしやすい状態である。加えて、枕などを使用し下肢の外転を保持することで、腓骨神経麻痺が生じるリスクがある。
・術後の痛み、動かすことへの恐怖から同一体位による循環障害や深部静脈血栓を形成する可能性がある。そのため、患肢の状態の観察、健側の下肢の観察が必要である。
・術前からの安静による筋力低下の可能性がある。患肢以外の運動の必要性について説明する必要がある。
・同一体位や活動制限によって褥瘡を形成しやすい状態にある。

### 睡眠・休息に関する欲求は充足である
・創部痛はあるものの、内服することで痛みが軽減され眠れている。今後も適切な痛みのコントロールを行う必要がある。
・明日よりリハビリテーションが開始となるため、今後、活動と休息のバランスを考慮する必要がある。 ← この情報をOのところに追加しましょう。また、どういうことが考えられるから、活動と休息のバランスをとることが必要となるのかを書きましょう。

### 適切な衣類の着脱に関する欲求は未充足である
・術後の患肢の活動制限、痛み、動かすことへの恐怖により、自力での着脱は困難である。

← 以下のアセスメントの他に、衣類の選択に関するアセスメントが入ってもよいと思います。たとえば……パジャマのズボンは大きめのものを選択する、ネグリジェタイプのものを選択するなど必要があるなど。

| | 情　報 |
|---|---|
| 術後2日目であるという情報もあってよいと思います。 | **7．衣類の調節と環境の調整により、体温を生理的範囲内に維持する**<br>O：・体温：36.9℃、CRP：1.7<br>　　・末梢冷汗なし、足背動脈触知は可 |
| 感染の兆候を表す血液データの値として他にはないでしょうか？たとえば……WBCなど | |
| この情報をどうアセスメントしますか？ | |
| 右人工骨頭置換術の術後2日目の情報を入れてください。 | **8．身体を清潔に保ち、身だしなみを整え、皮膚を保護する**<br>S：「頭がね、……汗をかいて臭い気がするの」<br>O：・発汗軽度あり<br>　　・ベッド上安静、シャワー浴不可<br>　　・明日よりリハビリテーション開始<br>　　・義歯なし<br>　　・膀胱留置カテーテル挿入中 |
| | **9．環境のさまざまな危険因子を避け、また他人を障害しないようにする**<br>S：「動けないし、車いすなどもあってまわりがいつも散らかっているのよ」<br>O：・4人部屋、窓側のベッド。ときどきベッド柵が下ろされている。<br>　　・ベッドの右側に車いすが配置されている。 |
| Aさんの訴え（不安、痛みなど）を表出できているのか否かの情報があるとよいと思います。 | **10．自分の感情、欲求、恐怖あるいは気分を表現して他者とコミュニケーションをもつ**<br>S：「毎日夫が来てくれるから助かります」「同じ部屋の人はみんないい人よ」<br>O：・面会時間内はほぼ夫が来院し、娘もときどき面会にくる。<br>　　・休むときやテレビを見るとき以外はカーテンを開けている。<br>　　・必要時、ナースコールを押せている。 |
| 宗教に関する情報だけでなく、Aさんのものの考え方、価値観について情報収集し、アセスメントしてください。 | **11．自分の信仰に従って礼拝する**<br>O：とくに信仰している宗教はなし。 |
| リハビリテーションへの意欲もアセスメントにつなげていきましょう。 | **12．達成感をもたらすような仕事をする**<br>S：「主人の食事管理が心配」「犬の世話の気になるのよね」「着付け教室に復帰できるかしら」「明日からリハビリだから頑張ります」 |
| | **13．遊び、あるいはさまざまな種類のレクリエーションに参加する**<br>S：「趣味はないわね……犬の散歩くらい？」「ストレスはあまりためないほうです」「テレビを見て過ごしています」<br>O：・日中は同室者と会話などをしている。 |
| | **14．正常な発達および健康を導くような学習をし、発見をし、あるいは好奇心を満足させる**<br>S：「怖いのもあるけど、あまり動かないようにしています」「リハビリ頑張ります」「家に帰ってからの生活が心配です」<br>O：・同一体位でいることが多い。 |

## アセスメント

### 体温を生理的範囲内に維持することに関する欲求は充足である
・体温は正常範囲内である。
・CRPは高値であるが、術直後より減少傾向にあり、術後の経過によるものと判断できる。

### 身体の清潔に関する欲求は未充足である
・術後の活動制限によりシャワー浴・入浴はできない状態である。身体を清潔に保つために清潔の援助を行う必要がある。
・同一体位でいることが多く、膀胱留置カテーテル挿入中であることから、尿路感染や褥瘡のリスクもあるため陰部洗浄を行う必要がある。
・今後リハビリテーションが進むことによって、さらに発汗することが予想されることから適宜清拭を行い、不快感の軽減に努める必要がある。

> アセスメントに看護計画が入っていますので、清潔を保つ援助や皮膚の状態の観察、可能なかぎりの体位変換などを行うなどの表現方法がよいでしょう。

### 環境および危険回避に関する欲求は未充足である
・術後の安静や活動制限によって、ベッド周囲の整理が困難になる。そのため転倒や転落を予防するための援助が必要である
・ADLの低下をきたさないように、ベッド周囲の環境を整える必要がある。

### コミュニケーションに関する欲求は充足である
・家族の面会やサポートがある．
・他の患者とのコミュニケーションもはかれている．
・今後、退院後の生活について、家族の協力を得ながら説明していく必要がある。

> このようにアセスメントをした具体的な情報を入れましょう。

### 信仰・価値観に関する欲求は充足である
・現在のところ欲求の訴えはみられていない。

### 達成感をもたらすような仕事に関する欲求は未充足である（可能性）
・夫の食事管理や犬の世話、職場復帰に不安を抱いているため、退院後の生活の注意点や他者からのサポートが必要になることについて説明する必要がある。

### レクリエーションに関する欲求は充足である
・同室者や家族などと会話をし、Aさんなりの入院生活のパターンを送ることはできている。
・退院後しばらく犬の散歩が難しいことからこの欲求が未充足になる可能性がある。

### 学習に関する欲求は未充足である
・術後の活動制限の指示を厳守し、恐怖から過度の安静をしいている可能性がある。このことによる二次障害への危険性もあるため、患肢の安静を保持しながら、健側の運動を行うなどの説明が必要である。
・術後の合併症である脱臼を起こしやすい状況であるため、適切な体位について説明する必要がある。
・退院後の生活について不安を感じているため、退院後の生活がイメージできるよう家族を含め、少しずつ説明をしていく必要がある。

> Aさんが自分の状態をどのように認識しているかの情報を収集する必要性についてもアセスメントにいれておくとよいと思います

## ❸ 全体像と全体関連図

### 全体像

　A氏は60代の女性で、H〇〇年△月、犬の散歩中に転倒。何とか帰宅したが、徐々に痛みが強くなり、歩行困難となり受診。右大腿骨頸部骨折と診断され入院となった。入院7日目に全身麻酔下で右人工骨頭置換術が行われ、術後の経過は良好である。

　現在、痛みは内服薬でコントロールされ、感染の徴候もみられていない。しかし、術後患肢の安静が必要となり、同一体位による活動量の低下、褥瘡発生の危険性が生じている。また、患肢の安静が守られない場合、脱臼を起こす危険性もある。さらに術後の活動制限によりセルフケア不足の状態であり、日常生活に関連する援助が必要になっている。

　今後、リハビリテーションが開始予定であり、意欲的に取り組もうとする姿がみられるが、退院後の生活に関する不安を表出しており、家族とともに今後の生活についての説明を行っていく必要がある。

### 看護問題

#1　術後の安静、活動制限に関連した合併症の危険（脱臼、下肢深部静脈血栓、褥瘡、感染、腓骨神経麻痺）

#2　患肢の安静保持による日常生活のセルフケアの不足（清潔、排泄、食事、更衣、移動）

#3　安静や活動制限による身体機能の低下に関連した転倒のリスク状態

#4　退院後の生活に関する不安

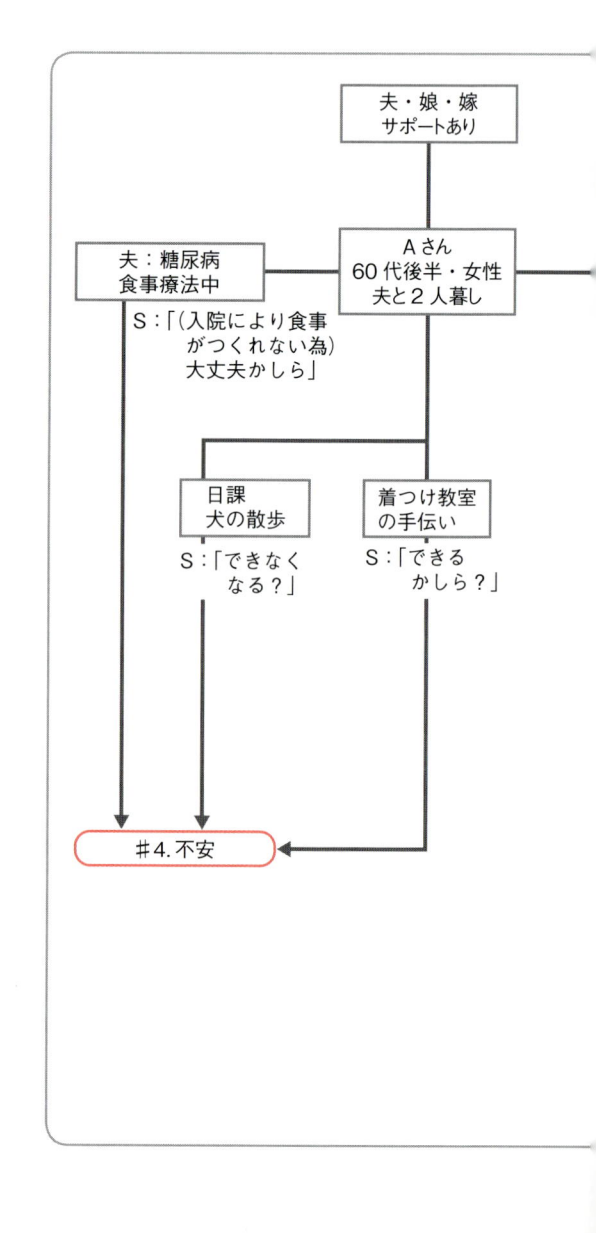

---

【関連図】

- 夫・娘・嫁 サポートあり
- Aさん 60代後半・女性 夫と2人暮し
- 夫：糖尿病 食事療法中
  S：「(入院により食事がつくれない為)大丈夫かしら」
- 日課 犬の散歩
  S：「できなくなる？」
- 着つけ教室の手伝い
  S：「できるかしら？」

→ #4. 不安

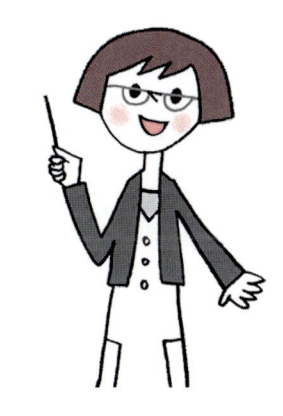

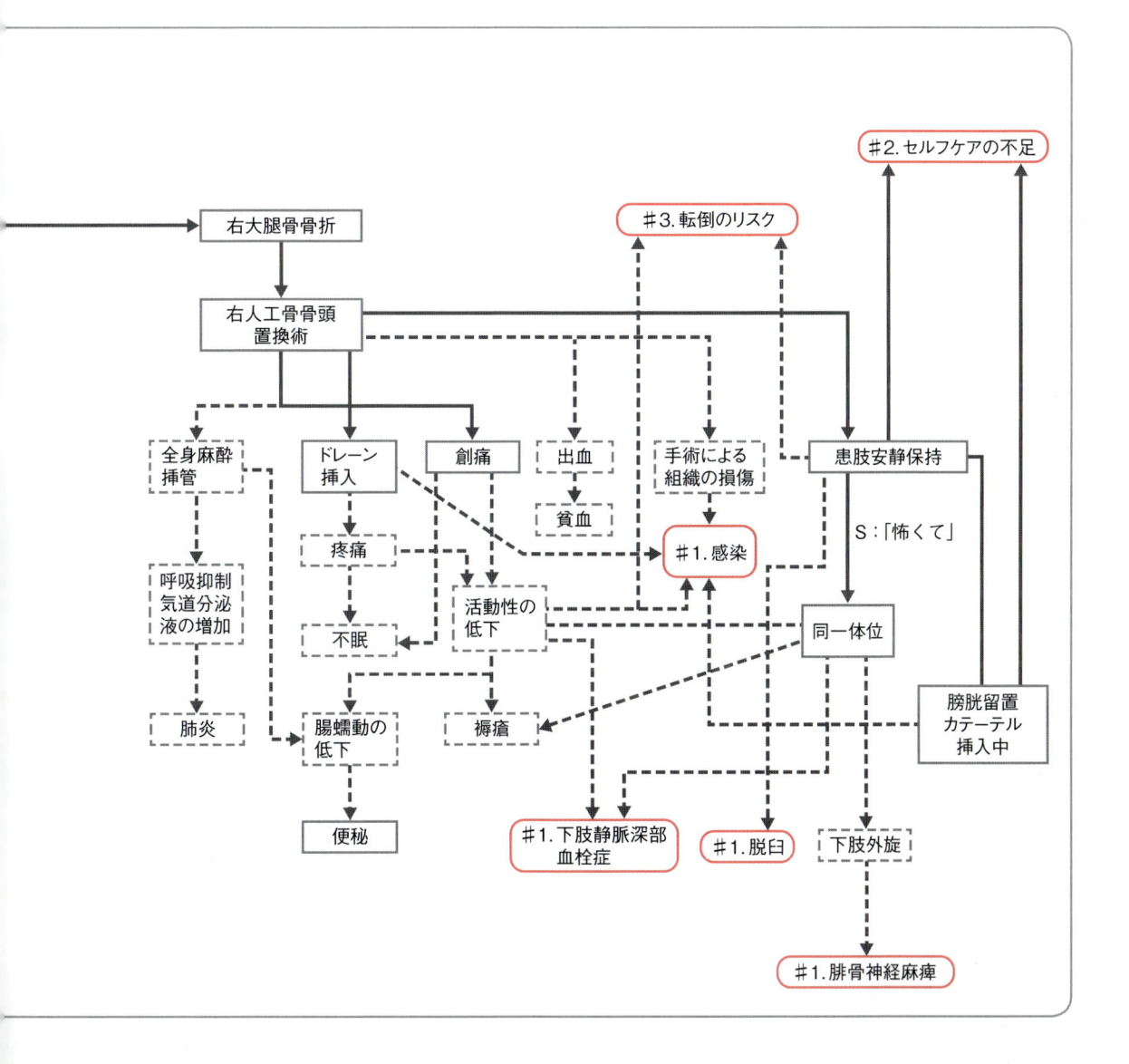

```
                                                    ♯2.セルフケアの不足
                                                         ↑
                              ♯3.転倒のリスク              │
                                   ↑  ↑                    │
  右大腿骨骨折                      │  │                    │
       │                            │  │                    │
       ↓                            │  │                    │
  右人工骨骨頭          ┌──────┐   │  手術による    患肢安静保持
  置換術                │          │  組織の損傷          │
   │ │ │ │              │          │       │              │ S:「怖くて」
   │ │ │ │              ↓          │       ↓              ↓
  全身麻酔 ドレーン 創痛  出血        │    ♯1.感染         同一体位
  挿管   挿入              │          │       ↑              │
   │     │    │            ↓          │       │              │
   ↓     ↓    │           貧血         │       │              │
  呼吸抑制 疼痛│                        │       │              │
  気道分泌    │                        │       │          膀胱留置
  液の増加    │                        │       │          カテーテル
   │         不眠  活動性の             │       │          挿入中
   ↓                低下                │       │
  肺炎     腸蠕動の   │                 │       │
           低下      褥瘡               │       │
            │                           │       │         下肢外旋
            ↓                           │       │
           便秘    ♯1.下肢静脈深部    ♯1.脱臼
                    血栓症

                                    ♯1.腓骨神経麻痺
```

## ❹ 看護計画

ここでは、#1、#2についての看護計画について表示する。

#1　術後の安静、活動制限に関連した合併症の危険（脱臼、下肢深部静脈血栓、褥瘡、感染、腓骨神経麻痺）

| 看護目標 | |
|---|---|
| ◆長期目標<br>患者が、術後合併症の危険性を理解し、予防行動がとれる | ◆短期目標<br>1）患肢の安静が守られ、脱臼が起こらない。<br>2）どのような動きをすれば脱臼の危険性があるのか、説明ができる。<br>3）深部静脈血栓症が起こらない。<br>4）健側の運動が行える。<br>5）褥瘡が発生しない。<br>6）活動制限のなかで体位変換を行うことができる。 |

### 期待される結果
- 患肢の安静が守られ、脱臼が起こらない。
- どのような動きをすれば脱臼の危険性があるのか、説明できる。
- 深部静脈血栓症が起こらない。
- 健側の運動が行える。
- 褥瘡が発生しない。
- 活動制限のなかで体位変換を行うことができる。

### 看護計画

O-P
1）疼痛・創痛の有無
2）下肢の浮腫、腫脹の有無
3）発赤の有無
4）下肢の冷感の有無
5）殿部の皮膚の状態
6）血液凝固検査の結果
7）バイタルサイン
8）弾性ストッキングの着用状態

T-P
1）外回転枕などを使用し、股関節の内転を防ぐ
2）良肢位を保つための援助をする
3）定期的な体位変換
4）健側の運動を促す
5）下肢の血行を促す
6）弾性ストッキングの着用を援助する
7）下肢のマッサージを行う

E-P
1）脱臼の危険性を説明する
2）健側の運動の必要性を説明する
3）弾性ストッキング着用の必要性を説明する
4）体位変換の必要性を説明する

---

- 評価日を入れましょう。
- 程度も観察できるとよいと思います。加えて、痛み止めの使用頻度も観察しましょう。
- 足背動脈の触知も観察しましょう。
- 具体的にはどのような項目が必要でしょうか？
- 具体的には何を行いますか？
- どのような間隔で行いますか？患者さんが自力では全くできない？
- どのような運動をどのくらい？
- 具体的にはどんな援助をしますか？
- 具体的にはどんなマッサージ？
- これらの項目について、患者さんがどのように認識しているのかをまず情報収集しましょう。
- 危険性、必要性だけでなく、予防行動を具体的にどうとるのかまで説明できるとよいと思います。

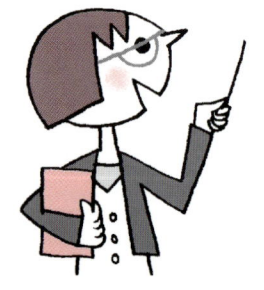

#2 患肢の安静保持による日常生活のセルフケアの不足（清潔、排泄、食事、更衣、移動）

| 看護目標 | |
|---|---|
| ◆長期目標 | ◆短期目標 |
| 患者が、患肢の安静を保ちながら、身体可動性の範囲内でセルフケア活動が行える。 | 1）配膳・下膳を行えば、自分でベッドを調整し食事を摂取できる。<br>2）必要物品をセッティングすれば、洗面・整容・口腔ケアが行える。<br>3）排便時車いすでトイレまで移動し、排便できる。<br>4）一部介助で身体の清拭や洗髪を行うことができる。 |

| 期待される結果 | 看護計画 | |
|---|---|---|
| ・配膳・下膳を行えば、自分でベッドを調整し食事を摂取できる必要物品をセッティングすれば、洗面・整容・口腔ケアが行える。<br>・排便時、車いすでトイレまで移動し、排便できる。<br>・一部介助で身体の清拭や洗髪を行うことができる。<br>・移動時、転倒・転落の危険なく車いすなどで移動できる。 | O-P<br>1）セルフケア不足の程度と自立の程度<br>　・食事<br>　・洗面、整容、保清<br>　・排泄<br>2）清潔の援助時<br>　・皮膚の状態<br>　・発汗の有無<br>3）排泄の援助時<br>　・尿量・浮遊物の有無・臭い<br>　・膀胱留置カテーテルの固定状況<br>　・便の回数および性状<br>4）移動の援助時<br>　・バイタルサイン<br>　・ベッド周囲の環境<br>T-P<br>1）食事の際の配膳・下膳・セッティング<br>2）口腔ケアのセッティング<br>3）清拭<br>4）陰部洗浄<br>5）洗髪<br>6）足浴<br>7）トイレへの移動介助<br>8）パジャマのズボンは少し大きめのものとし、着脱の介助を行う。<br>9）ベッド上で健側の運動・可能な範囲での体位変を促す。<br>E-P<br>1）安静度・活動制限の必要性を説明する。<br>2）過度の安静がもたらす二次障害について説明する。<br>3）健側を動かすことの必要性を説明する。<br>4）今後のリハビリの進め方について説明する。 | 評価日を入れましょう。<br><br>体位変換については？<br><br>皮膚の状態の何を見ますか？<br>たとえば…発赤の有無など具体的にあげましょう。<br><br>具体的には？<br>車いすの位置、ベッドの高さ、（患者さんにとっての）必要物品の位置など<br><br>必要物品は？<br>どこまでセッティングが必要ですか？<br><br>頻度を入れましょう。<br>毎日？<br><br>具体的には？<br><br>これらの項目について、まず患者さんがどのように認識しているのか、どこまで理解しているのかを情報収集する必要がありますね。 |

第Ⅱ章 1 基礎看護学

## 2. 清拭の援助の場面

### (1) 場面の紹介

　学生はAさんの清拭の援助について計画し、実施することになった。Aさんに清拭を行う説明をし、担当看護師とともに清拭を始めました。

学生　：「では、始めさせていただきます」
Aさん：「なんだか申し訳ないわね……あれ？　緊張しているの？　大丈夫？　練習台だと思ってやればいいのよ」
学生　：「すみません。ではまずパジャマを脱ぎますね」
Aさん：「はい。あ、大丈夫よ、これくらいはできるの。ご親切にありがとう」

　その後清拭を始めるが、学生は身体を拭くことだけで精一杯になって無言になってしまう。

　学生はAさんに左側臥位になってもらい、背中や殿部を清拭しながら皮膚の観察をしている。Aさんの表情が少しゆがんでいるのに気がついた担当看護師は、

看護師：「痛みます？」と尋ねました。
Aさん：「大丈夫、大丈夫。朝薬飲んだんだけどね……私痛がりなのかしら？　薬がきれるとすぐ痛くなるの。もう少し我慢しないとね」

看護師：「すみません。身体を戻しましょうね。薬いつ飲みました？」
Aさん：「(学生に向かって)ありがとう。大丈夫です。さっぱりしました(何か不思議そうにしている)」
看護師：「(患者さんの表情に気づき)おしもは私が洗いますね……」
Aさん：「あ、すみません」

その後も看護師が陰部洗浄を行い、清潔の援助を終える。

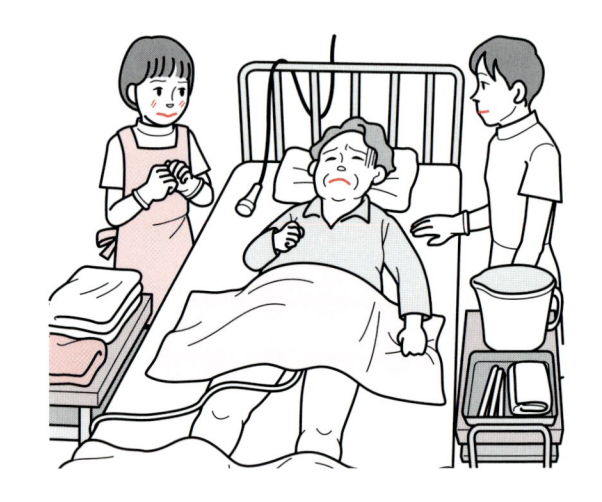

### (2) この場面での気づきのポイント

・(ケアをする際に)緊張が表情に出て患者さんに気を遣わせていませんか？
・患者さんはなぜ「これくらいは自分でできる」と言ったのでしょうか？
・ケアを行う際に観察する項目は整理してありますか？
・ケアの最中の患者さんの表情も観察しましたか？
・なぜ看護師はいつ薬を飲んだか確認したのでしょうか？
・なぜ患者さんは不思議そうな顔をしたのでしょうか？

### (3) 実際の事例展開

**解説**
- (ケアをする際に)緊張が表情に出て患者さんに気を遣わせていませんか？
  →初めての援助はとても緊張するものです。あまりに緊張しすぎて、患者さんに気を遣わせすぎないようにできるとよいでしょう。事前学習やイメージトレーニングを行って臨むようにしましょう。
  →ケアをすることだけに集中してしまうかもしれませんが、患者さんとの関係性を築く機会でもあり、会話をしながら援助が進められるとよいと思います。

- 患者さんはなぜ「これくらいは自分でできる」と言ったのでしょうか？
  → 清拭を行う目的、何を観察するのか、患者さんのADLはどこまで自立しているのか事前にしっかりと明らかにしておきます。患者さんのセルフケア能力を上げていくためにも自立を妨げる援助にならないようにしましょう。
- ケアを行う際に観察する項目は整理してありますか？
  → 事前に、しっかり何を観察するのかを整理しておくと、慌てずに、忘れずに必要な観察が行えると思われます。とくに清潔ケアの場面は全身状態の観察ができます。看護問題にあげた術後の合併症の早期発見のためにも下肢の状態、皮膚の状態などを観察できる機会となります。
- ケアの最中の患者さんの表情も観察しましたか？
  → 患者さんにとって、安全で、安心で、安楽な援助とは何に注意するのかも考えましょう。
- なぜ看護師はいつ薬を飲んだか確認したのでしょうか？
  → 痛み止めが効いている時間に身体を動かすようなケアをしたほうが患者さんにとって苦痛が少ないと思われます。事前に確認しておくとよいでしょう。痛みのコントロールは、合併症の予防、ADL低下の予防、リハビリへの意欲へとつながります。
- なぜ患者さんは不思議そうな顔をしたのでしょうか？
  → いつもと違うケアをすると患者さんは戸惑うかもしれません。事前に何をするのか、その目的を説明して実施する必要があります。

## 3. 臨床指導者への報告場面と、その後の看護教員への相談場面

### (1) 場面の紹介

学生が臨床指導者へその日の報告を行っている。計測したバイタルサインなどの値について報告を行い、今日の清潔の援助について報告をしている。

学生　　：「……今日は清拭を行いました。とくに皮膚のトラブルなどはありませんでした。ただ、左を向いていただいたときに痛そうにされていました」
指導者　：「皮膚の観察の必要性が分かっていて、きちんと勉強してきましたね。他には？ちなみに痛みは足の痛みだった？」
学生　　：「たぶん……」
指導者　：「で、どうしたの？　何かした？」
学生　　：「急いで清拭を終えて、仰臥位になってもらいました」
指導者　：「そう。それで患者さんは楽になったって？」
学生　　：「たぶん……あ、朝薬を飲まれたって」
指導者　：「よいところに気づけましたね。じゃあ、それをもう少し考えて次の援助のときに生かしてくださいね。それから？」
学生　　：「はい……。あとは清拭だけをして終えようとしたら、患者さんは不思議そうにされていて……。担当看護師さんが陰部洗浄をしてくださいました」
指導者　：「なるほど、患者さんの表情の変化に気づけてよかったです。じゃあなぜ不思議そうな顔をされたんだと思う？」
学生　　：「たぶん……陰部洗浄をしなかったから……？」
指導者　：「そうよね。じゃあなぜしなかったの？」
学生　　：「必要だとは思ったんですけど……自信もないし……」
指導者　：「必要性は感じていたのね。どうすればよかったかな？」
学生　　：「考えてきます」

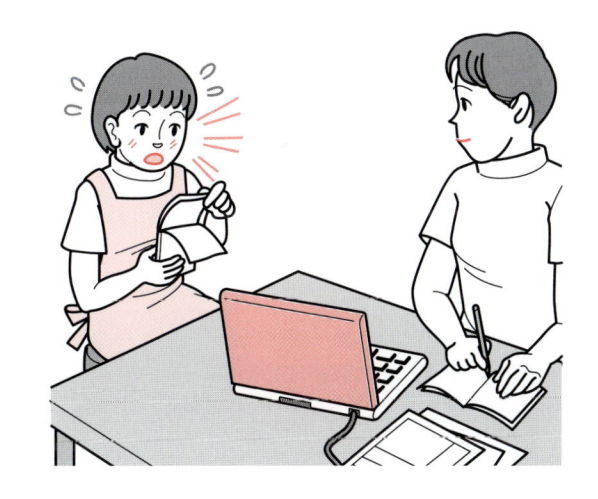

学生は担当教員のところへ相談に行く。

学生：「先生……指導者さんがおっしゃっていることにちゃんと答えられなくて……」
教員：「あらそう。じゃあちょっと一緒に整理してみようか」

## (2) 援助場面の振り返り

教員：「何を聞かれたの？」
学生：「清拭のときの観察項目が足らなかったのかと……（清拭の場面、報告の場面を説明する）」
教員：「なるほど。Aさんはそもそも、骨折のオペ後の患者さんだよね。観察することって褥瘡のことだけかな？ せっかく、パジャマを脱いで裸になるんだよ」
学生：「あ、そっか観察項目♯1でももっとあげてました」
教員：「じゃあ大丈夫ね、他は？」
学生：「痛みのことについて……（説明する）」
教員：「なるほど、一緒に行った看護師さんは何か聞いてた？」
学生：「薬いつ飲みました？ってあ、そうか」
教員：「気づいたかしら。痛み止めの効果が切れたから痛むのか、ケアで負担がかかって痛むのかによって援助の仕方が変わるわよね。それを計画の評価につなげてみて。大丈夫ね、他は？」
学生：「患者さんが陰部洗浄をしないから、不思議そうな顔をされて、その陰部洗浄をしなかった理由について聞かれました」
教員：「なるほど、何でしなかったの？」
学生：「必要だと思ったんですけど、自信がなくて……」
教員：「必要性はわかっていたのね。どうしても自分でできない場合どうすればいい？」
学生：「考えてみます」

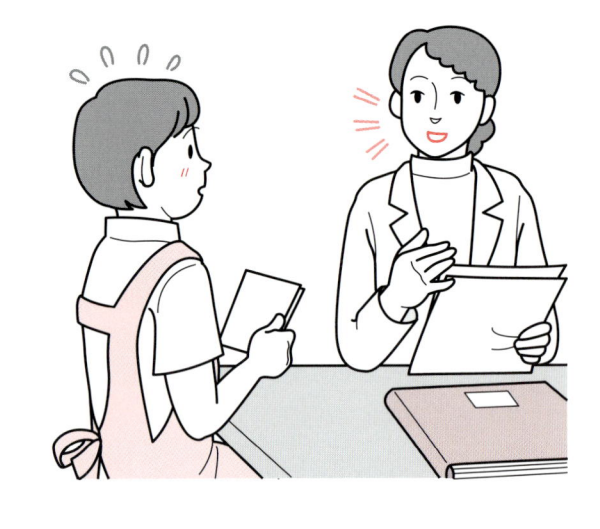

→ それでは、この場面のイラストをみて、看護計画を立案するための情報収集のポイント（気づきのポイント）を考えてみよう。

## (3) この場面での気づきのポイント

■援助を行うときの観察について
- 清拭などの援助は全身の状態を観察できるよい機会です。1つの看護問題についての観察項目だけでなく、患者さんの状態を把握するための情報収集のチャンスでもあります。患者さんの全体像から何を観察するのかを事前に整理しておけると戸惑わないでしょう。
- たとえば、清拭の際に観察するのは皮膚のトラブルだけではなく、循環障害の有無などもあります。他に何を観察するのか、報告の際にも根拠をもって「トラブルなし」と報告できるようにポイントを整理しておきましょう。

■患者さんの痛みについて
- 患者さんが痛みを訴えられた際には、どこの痛みか、いつから痛むのか、どのような痛みなのかを情報収集しましょう。痛みの種類によって対応が変わります。ここから計画の修正の必要性を検討しましょう。
- Aさんのように疼痛コントロールをしている場合、どのタイミングで内服しているのかを事前に把握し、内服のタイミングを検討する必要があるかもしれません。そのうえで薬が効いている間にケアを行うなどの配慮が必要です。

■患者さんの表情の変化について
- 患者さんはいつもと違うケアをされると戸惑うことがあるかもしれません。事前に説明を十分に行います。
- 陰部洗浄の必要性はわかっています。しかし技術に自信がないからやらないという考え方は患者さんの視点ではなく、学生の視点です。技術

の練習をすることはもちろんですが、必要なケアが自分の力不足で行えないと判断した場合、どうすればよいのか（そこは一部看護師にお願いするなど）まで考えられるとよいでしょう。
- ケアの場面では、このように多くの情報が得られます。情報に気づく、感性を磨いていきます。そのためには、患者さんの全体像をしっかり把握しておくことが重要です。
- ケアをしている場面では、患者さんとの関係が築きやすくなるため、患者さんからのサインを見逃さないようにしましょう。
- 報告をする際には、実施した内容やその結果はもちろん、そこから得られた情報、アセスメント、今後の方向性などを考えて報告するようにしましょう。
- ケアから得られた情報を看護計画の見直しにつなげて考えてみましょう。

例）
・移動時 ⎫　　　　　　　　⎧・セルフケアの向上
・ケア時 ⎬←効果的な内服→⎨・合併症の予防
　　　　 ⎭　　　　　　　　⎩

- ケアの実施が学生の視点になっていないかもう一度考えましょう。
- 看護計画のところでコメントに入れたケアや観察項目をより具体的なものへと修正しましょう。

## 4．アセスメントの見直しと実施評価

### (1) 学生の実施、評価の記録

清拭の援助を行い、指導者からの助言をもとに評価と看護計画の見直しをしてみよう。

**評　価**

○月△日
11：00
全身清拭実施
S：「気持ちいいですよ」「薬がきれるとだめね……」
O：発赤、褥瘡の形成なし。
　　背部発汗あり。
　　痛みを感じている。
　　前胸腹部の清拭、上腕の清拭は自力で行える。背部・下肢のみ介助必要。
　　上半身の更衣は自力で行える。
A：同一体位であることに関連した褥瘡の形成は見られなかった。ケア中に創部の痛みを感じていることから、痛み止めの効果の時間を配慮したケアが必要である。
　　背部に発汗が見られた。不快感の軽減をはかるために、また褥瘡の発生のリスクにもつながるため、必要時、更衣や清拭を行う必要がある。
　　陰部洗浄も一緒に行う必要があった。
P：プラン続行
　　観察項目の追加
　　　・末梢冷汗の有無
　　　・足背動脈の触知の有無
　　　・創部の皮膚の状態
　　　・浮腫の有無
　　痛みのコントロールのために、しばらく内服薬を定期的に内服することを勧めてみる。

（欄外コメント）
- 観察をした患者さんの表情も入れられるとよいと思います
- 内服（痛み止め）に関する情報を入れましょう
- これはアセスメントではなく、振り返りですね

第Ⅱ章　1　基礎看護学

# 第Ⅱ章 2 成人看護学
## 実習記録の書き方

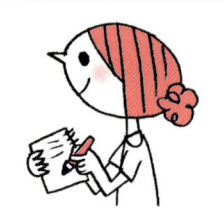

　成人看護学で対象とするのは20歳代後半から70歳代という、壮年期・中年期・向老期にある人である。人の一生からみると青年期までに身体的・心理的・社会的に大人になる準備がなされたあとの、成熟と衰退へと向かう時期ともいわれている。

　身体的変化としては、成長を遂げた青年期から徐々に衰退し老化現象が発現し始める。この間女性には子どもを産み育てるという特有の身体的変化がみられる。さらに中年期には性ホルモンの分泌減少に伴う生理的変化により男女ともに更年期が生じる。更年期は人に老いと衰えを意識させることも多い。

　成人期にある人は、社会参加により仕事と家庭との役割を果たしながら成熟をしていく。社会生活を営みながら経済的な自立をはかり、結婚生活や子育てを通じて自身の家族を育む一方で、親の介護を行い看取るといった、世代を継承する役割を担うことになる。こうした社会参加により、生きることの価値を見出しながら自己の人生を歩む一方、その間にその人特有の生活習慣も確立される。この生活習慣が時には生活習慣病を発症させ健康障害を余儀なくされることも少なくない。状況によっては何らかの初期症状を自覚していても、社会参加を優先するために受診行動が遅れ、受診した段階では重症化していることもある。

　以上のことから、成人看護学では、治療と社会参加とを両立しながら生活を送っている人を対象としていることが特徴としてあげられる。そして、前述したような成人期にある人を対象とするうえでは、患者自身がそれまでの人生で培ってきた価値観や健康観、社会的役割が治療に対する考え方と密接に関係していることを踏まえることが重要である。

## 1 急性期・慢性期共通の基礎的知識

### 1．よく用いられるアセスメントの枠組み

#### 1）患者を機能でみることの意味

　一般に、疾患に罹患した場合、その症状は身体の各臓器や器官に現れ全身へと波及する。そのため、疾患に罹患した人の全身に生じていることを把握するためには、疾患によって本来身体の各臓器や器官の有している機能がどの程度脅かされ、どの程度残っているのか、それは治療によりどの程度回復するのかについて把握する必要がある。

　さらに患者の受診行動や治療に対する考え方は、成長発達や社会参加に伴い培われた役割意識や価値観に基づく心理社会的な側面と密接に関連している。このため患者が有している機能と疾患に罹患したことに伴う機能障害とを把握していく枠組みが必要である。

　電子カルテのデータベースにも広く用いられているNANDAにも通じるアセスメントの枠組みとしてマージョリー・ゴードンの「機能的健康パターン」がある。ゴードンはアセスメントを行う目的について「基準値または期待値を使って情報を分析し、各機能的健康パターンが機能的か機能不全か潜在的機能不全かを決定すること」としている。

　ゴードンと同様に、NANDAの考えと立場が同じであるリンダ J. カルペニートは、アセスメントについて「①現在の健康状態、②人として機能する能力、③強み、④限界、⑤ストレス対処能力について把握することであり、このアセスメントから導かれる情報をもとに健康問題や健康問題のリスクについて判断を下す大切なもの」としている。

　単に患者の機能に生じた問題とその予測だけでなく、その機能が治療過程にどのような影響をもたらすのかという強みや限界についても吟味することが重要である。つまり患者を知ることがアセスメントであり問題を探すことが目的ではないことを踏まえておきたい。

## 2）ゴードンの機能的健康パターン

　ゴードンの機能的健康パターンはアセスメントの枠組みは、計11パターンある。このうち、「栄養−代謝パターン」「排泄パターン」「活動−運動パターン」「睡眠−休息パターン」「認知−知覚パターン」は、どちらかといえば身体的側面をアセスメントする項目である。

　それに対し「自己知覚−自己概念パターン」「役割−関係パターン」「セクシュアリティ−生殖パターン」「コーピング−ストレス耐性パターン」「価値−信念パターン」は、どちらかといえば心理社会的側面をアセスメントする項目である。最後に「健康知覚−健康管理パターン」はその患者にとっての健康状態全般についてアセスメントする項目である。

　ゴードンのアセスメントの枠組みは、妊産婦や訪問看護を受けている人などなんらかの医療機関のサポートを受けているクライアントとその家族にも使えるものになっているため、情報収集の項目は多岐にわたる。

　しかし、成人看護学では外傷や疾患を有した人の治療過程を支えその人の回復を促進し、より健康な生活が送れるような療養法が取り入れられるようにするための援助を行うことが中心である。疾患を有したことに伴い患者に生じている機能障害のとらえ方や治療過程に伴う患者が有している機能と機能障害の変化を予測する見方が必要である。この視点で11の枠組みに整理することに向け、表1にまとめた。

　アセスメントから全体関連図や全体像へと進めるためにはアセスメントの統合が必要である。とくに「栄養−代謝パターン」と「排泄パターン」との統合によって水分出納バランスや循環動態に変調をきたす要因がより明確になる。また、「活動−運動パターン」と「睡眠−休息パターン」との統合によって活動と休息のバランスや昼夜のリズムなどがみえやすい。こうした関連付けをしていくと全体像がつくりやすい。

表1．ゴードンの機能的健康パターン

| 項目 | 情報（成人看護学領域で重要視される内容） | アセスメントのポイント |
|---|---|---|
| 健康知覚−健康管理パターン | ・既往歴と現病歴<br>・日常生活習慣<br>・健康を維持増進するための方法や他者から受けているサポート状況<br>・現在の病気のとらえ方や理解の仕方、どのようにしたいと考えているか、治療や看護に対しどのような考えをもっているか | ・現在の疾患と生活習慣や健康管理行動とが、どのような関係にあるのか分析する<br>・自身の健康状態について認識していることがらが、現在の疾患コントロール方法や治療に対する考えにどのように関連しているのか分析する<br>・その認識が現在の治療過程や今後の疾患の成り行き、将来の活動にどのような関連があるのか分析する |
| 栄養−代謝パターン | ・食習慣<br>・栄養摂取量と栄養状態<br>・嚥下機能<br>・栄養不足に伴う体力の低下の有無とそのことによる影響としての貧血状態、感染の有無、創部などの状態<br>・摂取した栄養素の消化吸収代謝（脂質代謝・糖代謝・薬物代謝など）する能力とその代謝をつかさどる臓器（食道、胃、十二指腸、肝臓、膵臓、小腸、大腸）の機能<br>・疾患に罹患したことや治療によって栄養素の消化吸収代謝機能に影響を受けたこと<br>・水分の取り込み状態<br>・体液の均衡を保つうえで必要な電解質バランスの状態 | ・栄養源と水分の摂取、身体各部への栄養供給状態について、疾患に罹患したことや治療において消費するものはないか関係性について分析する<br>・身体各部への栄養供給や水分の取り込みに支障をきたす障害はどのようなものか、疾患に罹患したことや治療との関係から分析する<br>・創傷治癒や体温調節などに伴い栄養分や水分が消費しやすい状況かどうかについて現在の疾患の病態と成り行きや治療経過において生じる可能性はないか分析する |
| 排泄パターン | ・排便習慣や排便スタイル<br>・排尿習慣や排尿スタイル、電解質や水分の排泄能力である腎機能<br>・発汗や排液といった排便や排尿以外の排泄状況 | ・腸の排泄機能、尿をためる膀胱の機能、尿を生成する腎機能の適切性と原疾患の病態や治療過程において影響を及ぼすものがあるか分析する |
| 活動−運動パターン | ・身体活動を維持するために必要な循環動態の維持機能や酸素運搬機能としての循環機能や呼吸機能<br>・四肢の運動機能や体幹の維持、関節可動域<br>・日常生活行動能力（ADL）と活動量<br>・運動習慣<br>・余暇の過ごし方 | ・疾患に罹患したことや治療過程において生命維持に必要な呼吸機能や循環機能がどのように脅かされているのか分析する<br>・身体活動を維持するために必要な呼吸機能および循環機能とその障害が、現在罹患している疾患の病態と成り行きおよび治療経過に影響を及ぼすものがないか分析する<br>・四肢の運動機能や日常生活行動能力が疾患や治療によって影響を受けたかどうか分析し、さらにその機能低下がもたらす日常生活への影響を分析する<br>・疾患に罹患したことや治療過程において、余暇活動や運動習慣が継続できるかどうか分析する |

| | | |
|---|---|---|
| 睡眠－休息パターン | ・睡眠時間や生活リズムからみた睡眠のとり方<br>・休息のとり方 | ・疾患に罹患したことや治療過程において睡眠や休息が十分取れているかどうか、自身の満足度も含めて分析する |
| 認知－知覚パターン | ・感覚器（視覚・聴覚・味覚・臭覚）の機能<br>・触覚に不快な症状をもたらす疼痛や瘙痒感<br>・言語能力<br>・理解力や記憶力<br>・意思決定能力 | ・見る、聴く、味わう、嗅ぐなどの機能に疾患や治療が影響していないか分析する<br>・コミュニケーションにおいて他者に話す能力や他者の話を認識し理解する能力がどの程度か分析し、疾患や治療に及ぼす影響はないか分析する<br>・疾患や治療過程に伴う疼痛や瘙痒感などの不快症状とそのコントロール状況について分析し、その不快症状が自身の治療や療養生活にもたらす影響について分析する |
| 自己知覚－自己概念パターン | ・疾患に罹患したことに伴う感情とその変化<br>・疾患に罹患したことによって自分自身が脅かされたり、アイデンティティに影響を受けたと感じていること<br>・疾患に罹患したことによって身体機能が変化し自身でできることが変わったことで受ける自己へのダメージ<br>・医療に委ねたり、治療を受けることに伴い医療者に頼らざるをえない状況に対する考え方<br>・ボディイメージ<br>・理想と現実のはざまで揺れる感情 | ・疾患に罹患したことや治療を受けることに対する恐怖や不安、絶望感、無力感などを分析する<br>・疾患に罹患したことや治療を受けることに伴い、自己価値を低めるような自分が尊重されてないような印象を抱いていないか、そのことによって受けた影響は何かについて分析する<br>・疾患に罹患したことや治療を受けることに伴い、ボディイメージの混乱を来たしていないか分析する<br>・疾患に罹患したことや治療を受けることに対し自身が見出した利点や目標、自己価値の変容について分析する |
| 役割－関係パターン | ・家族内での役割とその責任内容<br>・仕事や地域活動を含めた社会参加に伴う役割とその責務<br>・疾患に罹患したことや治療を受けることによって自身が負っている役割に与える影響のとらえ方 | ・疾患に罹患したことや治療を受けることによって役割遂行にどのような影響をもたらすのか、自身のとらえ方も含めて分析する<br>・疾患に罹患したことや治療を受けることによって、自身が負っている役割変更を余儀なくされる状況はないか、そのことによる影響についてどのように受け止めているのか分析する<br>・役割変更に対しどのような価値を見出そうとしているのかその強みを分析する |
| セクシュアリティ－生殖パターン | ・性機能や生殖能力<br>・性機能や生殖能力を脅かす疾患の既往歴や現病歴の有無<br>・自身が男性らしさや女性らしさに問題を抱えているようであればその認識 | ・疾患に罹患したことや治療を受けることによって、性機能や生殖能力にどのような影響をもたらすのか分析する<br>・疾患に罹患したことや治療を受けることに伴い、男性らしさや女性らしさに影響を及ぼすと自身がとらえていることはないか分析する |
| コーピング－ストレス耐性パターン | ・疾患に罹患したことや治療を受けることにより抱えたストレスとその程度<br>・普段の生活でストレスや緊張を和らげる自身の方法<br>・普段の生活でストレスフルな状況になったときの対処方法<br>・家族や頼りにしている周囲の人から普段の生活で受けているサポート内容<br>・疾患に罹患したことや治療過程におけるストレス状況に対し家族や頼りにしている人から受けられる心理的サポート内容 | ・疾患に罹患したことや治療を受けるというストレスフルな状況に、どのように対処しようと考えているのか分析する<br>・普段のコーピングが、疾患に罹患したことや治療過程にあるストレスの緩和に応用できるかどうか分析する<br>・疾患に罹患したことによって受けた障害や治療を受ける過程で受けられるサポート状況と、それがどの程度ストレスを緩和することになりうるのか分析する |
| 価値－信念パターン | ・人生において大切にしているもの<br>・生きがい<br>・人生において達成したいことや希望<br>・治療を受けるうえで下した意思決定に影響している価値観<br>・宗教や宗教的習慣とそれを治療中に継続するうえで支障になると自身がとらえている事柄 | ・治療を受けることに対する意思決定や、現在の治療に必要な生活習慣などの行動変容に影響を及ぼしていると考えられる自身の価値観や信念について分析する<br>・自身の生きがいや希望、宗教が疾患に罹患したことや治療を受けることにどのように関連しているのか、そのことに対する自身の価値や信念の見出し方について分析する |

## 2．周術期看護で押さえるべきポイント

　周術期看護における基礎知識として、麻酔による影響と外科的侵襲による生体反応を熟知しておくことは、とくに原因と成り行き（予測）に関する根拠を含めたアセスメントにつながる。

　麻酔や手術による影響で整理しておくべき代表的な合併症は、①無気肺・肺炎を代表とする呼吸器合併症、②深部静脈血栓症、③術後イレウス、④縫合不全である。これらの合併症の原因と病態がどのような徴候や症状として現れるのかについて基本事項として押さえておきたい。

　また、侵襲に対する生体反応は経過時間に応じて変化が生じる。侵襲を受けるとサイトカインが動員され炎症反応が生じる。つまり血液検査でいうCRPやWBCが上昇するが炎症が落ち着くと減少していく。この炎症を落ち着かせる治療薬として抗菌薬が投与されるので、合わせて変化をみる必要がある。

　いったん下降傾向にあった炎症反応が再度上昇した場合は新たな炎症が加わったことを意味するため、呼吸器合併症である肺炎や縫合不全などを

疑い経過を読むことが必要である。

　侵襲が加わると糖新生や蛋白異化亢進、脂質分解が起こり、これらがエネルギー源として使われる。この反応として血糖の上昇や血清蛋白の減少が生じることが通常である。高血糖が続いたり、低蛋白血症が術後続くと創傷治癒に影響をきたすことをふまえてデータを解釈する。

　侵襲を受けたときの生体反応でさまざまな影響を考えなければならないことの1つに、循環血漿量の変動がある。すなわち、ムーアでいう傷害期には炎症反応によって血管透過性が亢進し、血管内から漏出した細胞外液はサードスペースへ移行する。結果として循環血漿量の低下がみられる。その後、サードスペースに移行した細胞外液は、ムーアが説く回復期においてリフィリングが生じ、血管内に戻り循環血漿量が増加し、尿として排泄されるため尿量の増加も生じる。

　このとき心臓の手術を受けた人やもともと心機能が低下している患者の場合、この時期の循環血漿量の増加が心負荷となり心不全へと陥ることもあるため、この循環血漿量の変動には着目しておく必要がある。

## 3．患者への教育場面で押さえるべきポイント

　患者がより健康な状態になることに向け、日常生活に療養法を取り入れながらその人らしく生きることができるようになることが望ましい。そのために、患者に適した療養法を提案する場面が実習では多くある。手術のオリエンテーションや呼吸訓練、創部の管理といった一時的なものもあれば、ストーマ管理、内服治療やインスリンなどの注射薬の自己管理、食事や運動療法、リハビリテーションなど生涯取り組み続けなければならないような長期的なセルフケアが必要となるものもある。このセルフケア能力を患者が獲得できるようになるためには、その人自身が自分にとって重要なものであるという価値を見出し、通常の日常生活をあまり変更することなく取り込めるようにすることが必要不可欠である。この過程をサポートする方法として患者教育がある。

　ここで、患者指導でなく患者教育と使った理由についてひと言ふれておく。近年、成人期にある人は、よりよい人生を送るために家庭や社会生活の営みを通じて、自ら置かれた状況変化に対応する能力を学び続けるものであるという、アンドラゴジー（成人教育）の考え方を基盤とした見方をすることが基本とされている。

　この立場では、成人期にある人について、生きるうえで大切にしている価値を重視し、自ら主体的に学習内容に関心をもっている存在としてとらえ、これまでにその人が経験してきたことを活かすような学習内容にすると、取り込みやすい。そのため、患者を、医療者からの指示を受け遵守する存在ではなく、自ら療養法に関心をもち価値を見出しながらそれまで生きてきたなかで得た経験をもとにその人なりの工夫やこうありたいという目標設定し実施していく存在であるととらえていく。

　そしてこのような存在である患者に対するサポートとして、患者自身が援助者から尊重されていると感じられるようにかかわり、内発的動機づけを高め患者自身が学習方法や内容を試行錯誤しながら実施していこうとする過程を支持する立場が重要である。そのためには、患者が自分自身をどのようにとらえているのか、疾患に罹患したことや治療を受けることによりどのようなダメージを受けたのか、さらには疾患に罹患し療養し続ける人生にどのような価値を見出しているのかを把握することが必要不可欠である。

　この点において、ゴードンの機能的健康パターンの「健康知覚－健康管理パターン」「自己知覚－自己概念パターン」「役割－関係パターン」「価値－信念パターン」のアセスメントが有用となる。

## 2 大腸がんにより手術を受ける人の術前から退院までの急性回復期にある人の経過に沿った看護過程の展開

### 1．術前の場面

#### (1) 場面の紹介

　56歳男性Ａさんの入院時の様子である。Ａさんは、検診をきっかけに大腸がんが発見され、2日後に手術を受けることになっている。2年前より会社の検診で、血糖値が高めであるため『糖尿病予備軍』と指摘を受けていたが、とくに精密検査が必要と言われなかったことと、仕事が忙しかったので受診はしていなかった。

　糖尿病予備軍と指摘された頃から、妻が心配して薄味にしたり脂肪の多い食品を避けたり、揚げ物を食卓に出す回数を減らしたりするなど、食事に気を付けてくれていたという。タバコは1日15本程度で、いまの会社に就職した22歳のころから吸っているが、「手術を控えやめたほうがよい」と外来で医師に言われたため、以来約1か月禁煙できている。

　外来受診し始めた頃、医師より「がんは早期だから手術すればほぼ治る見込みがあるが、状況によって人工肛門になるかもしれない」と言われたが、その後の検査で「腹腔鏡で取れるし、ぎりぎり人工肛門にはならなくてすむかもしれない」という手術方針が説明され、「それほど大きな手術にはならないようだから仕事もあまり休まなくてもすみそうなので、手術を受けることにしたい」と考え、入院となった。

　入院時Ａさんは、「手術の不安？！　そんなのない。治るために必要なものだから、取るのがいちばん。ただ、人工肛門って言われるとね。それだけは困るとは内心思っていたけど、人工肛門にはならなくてすむっていうし、何より腹腔鏡で取る方法だと入院期間が短くなるらしい。それって、がんも軽いほうっていうことだろうから、深刻に考えてもなるようにしかならないからね。それよりも、あの肛門から内視鏡検査、入れる前がつらかった。腸の中をきれいにするために水をたくさん飲んでくださいって、何リットルも一気に飲めって言われても、そんな飲めるものじゃない。あれに比べたら手術なんて平気だよ。外来で（手術を経験した人が）寝ている間に終わりますよっていっていたからね。そうそう。外来で『手術を受ける方へ』というパンフレットを渡されたんだけど、入院してから説明があるだろうと思ったのだけど、一応は持ってきています」と話す。

〔入院時の患者情報〕
病名：Ｓ状結腸がん、Stage Ⅱ
治療方針：9月10日腹腔鏡下Ｓ状結腸切除術予定

→ それでは、この場面のイラストをみて、看護計画を立案するための情報収集のポイント（気づきのポイント）を考えてみよう。

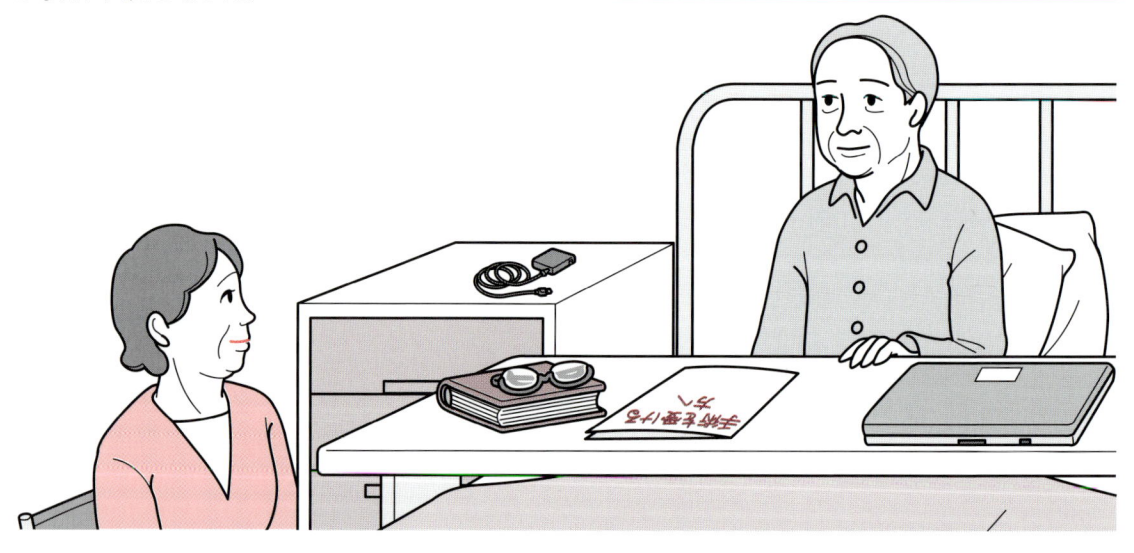

## (2) この場面での気づきのポイント

- 第一印象としてAさんの人柄や習慣など気になることはないだろうか。
- オーバーテーブルの上に並べられているものからAさんの認知・知覚機能に関する情報はないか考えてみよう。
- 手術に対するAさんの考えや準備状況について情報収集できることはないだろうか。

## (3) 実際の事例展開

### ❶ 解説

#### 1) 情報収集のポイント

この場面から術前の看護計画立案に向け、情報収集のポイントに触れたい。

まず、Aさんの人柄について推察されることを述べておく。その人なりの普段の片づけ方や癖のようなものは、オーバーテーブルや床頭台の使い方などに垣間見られることがある。入院に付き添った妻が几帳面なのかもしれないが、少なくとも本と眼鏡をセットしたり、パソコンを並べるなど、機能的に使えるように整える片づけ方を普段していることから几帳面な一面がありそうである。

Aさんがパソコンをオーバーテーブルに置いたことは、普段からパソコンを使い慣れていることがうかがえる。仕事で必要なのかもしれないし、入院中も仕事で使う必要性があって持参しているのかもしれない。術前に急いで仕事をしないといけない状況なのかもしれないので、仕事の時間と術前のケアの時間を調整がつけられるようにすることが大切である。この点、「役割-関係パターン」のアセスメントに活かす初期情報が得られることが見込まれる。

さらにパソコンの用途にもよるが、使い慣れている人は、パソコンからの情報を手がかりに病気や治療方法などについて下調べをしている人が多い。加えてAさんの発言には、外来で同じ手術を受けた人と会話をしたことがうかがえることから、Aさんなりに大腸がんという病気のことや手術という治療方法についてAさんなりに情報を得ていることが考えられる。

この情報のなかにはAさんに不安を与えていることも少なからずあるため、不安がないと発言していても、何かAさんなりの手術への不安があることを前提にコミュニケーションをはかる必要が

ある。

単行本は、表題が不明のため何に用いるために持参したのかわからないが、もし病気に関係する本であれば、Aさんにとって何らかの情報を得るために役立てようとしていると推察される。また心の支えになるような内容の本であることも考えられる。もしかしたら、単に普段読んでいる本で読みかけのものを持参したに過ぎないかもしれない。読書はAさんが大切にしているものととらえ、Aさんの考え方をうかがう情報収集のきっかけになりそうである。

#### 2) 術前のリスクアセスメントに向けた基本的な考え方

身体機能については、術前であることから、手術侵襲を受けることによって起こりうる合併症のリスク要因を探索することが重要である。とくに全身麻酔に起因する呼吸器合併症の起こりやすさは術前の喫煙歴や呼吸機能検査結果に左右される。Aさんのアセスメントを進めていくうえで、大腸がんに伴う症状が術後の合併症に関連することを視野に入れておく必要がある。大腸がんの場合術前からがん細胞より出血していることも多く、貧血状態にあることがある。術前から貧血があることに加え、手術に伴う出血により貧血が進むことが考えられ、離床時の起立性低血圧や縫合不全が起こりやすい。

術前のアセスメントのポイントは、手術侵襲が加わることによる影響がどのような身体機能に影響を及ぼすのか、それによる合併症の起こりやすさを検討することである。したがって、術前の身体機能はどのような状態なのか、その状態で手術することによってどのような術後合併症が起こるリスクを抱えているのかの2点を重点的にアセスメントし術前看護を展開する。

### 3）術前不安に関するアセスメントに向けて

　一般的に術前不安を取り除くためには、患者自身が術後どのような状況におかれるのかについて、できるだけイメージ化をはかり、コーピングの手段の1つであるコントロール感をつけておくことが重要と言われている。そのイメージ化をはかることにおいては、たとえば、術後麻酔から目が覚めたあと、どのような場で治療を受けるのか、その時どこの部位からどのような点滴やチューブが入っているのか、それは何のために挿入されどのような状況になったら抜去されるのか、挿入されていることによって不自由になる日常生活動作は何があるのか、自分でできないときはどのように医療者に伝えればよいのか、といったたとえ小さなことでも治療に参画できることを示すことでコントロール感をつけていくことが大切となる。

　また、手術による痛みに対しては鎮痛薬が使えることや術後立ち上がることができるようになるのはいつくらいからなのか、いつくらいから食事が始められるのかなど、患者自身が目標を見出せるような情報も与えておくことが不安の軽減になるともいわれている。

　このような内容が書かれているものが「クリティカルパス」とよばれているもので、その説明によって、どの程度患者自身がイメージ化をはかれているかをアセスメントしておくことも、術前看

## ❷ 得た情報の整理とアセスメント（手術を2日後に控えた段階）

| 情　報 |
|---|
| **健康知覚－健康管理パターン** |
| S：「がんは初期らしく治るといわれ、医師にお任せしている」 |
| S：「最初、状況によっては人工肛門になるかもしれない、ぎりぎりかもといわれたが、その後の検査で人工肛門にはならなくてすむかもしれないといわれた。最初、どうしてころころ変わるのかと思っていたけど、人工肛門かどうかは、がんができた場所によって決まるんですね。人工肛門にはならなくてすむといわれてほっとしています」 |
| S：「手術は腹腔鏡を使うので入院期間も短くてすむといわれているので、けっこうがんにしては軽いほうなのだと思う」 |
| S：「手術のためには禁煙したほうがいいと先生に言われたのでがんばってます」 |
| O：診断名：大腸がん、TMN ＝ $T_2M_0N_0$、StageⅡ、デュークス分類A |
| **栄養－代謝パターン** |
| S：食事はお昼は外食だが、朝と夕は家で食べることが多い。 |
| O：大腸がんの症状はない。 |
| O：栄養状態：TP：6.8g/dL、ALB：2.8g/dL |
| O：貧血の有無：RBC：$3.6×10^6$/μL、Hb：10.6g/dL、Ht：34.2% |
| O：感染の有無：CRP（－）、WBC 5600/μL |
| O：体重72kg、身長176cm、BMI ≒ 23.2で普通 |
| **排泄パターン** |
| S：「外来で便には異常はなかったかと聞かれたが何も気づかなかった」 |
| O：排便1回/日、普通便。 |
| 　　排尿7～8回/日。夜間トイレに1回は起きる。 |
| O：BUN：12.8mg/dL、Cr：0.8mg/dL |

> 代謝として手術を受ける人の場合は肝機能も確認しておきましょう。麻酔薬の解毒や術後抗菌薬の排泄機能なども確認して、術前のリスクアセスメントをしておきましょう。

> がん患者の場合は、とくにやせが症状にあるため、現在の体重だけでなく、過去の体重の推移についても情報を得る必要があります。

護の方針を立てるうえで役立つ。

最後に手術に臨む姿勢や構えは、術後回復過程を乗り越えるうえでは欠かせない。それは患者自身が何を目標として手術という治療を乗り越えようとしているのか、そのことをとらえることにほかならない。とくに関連することとして、「コーピング-ストレス耐性パターン」や、「役割-関係パターン」などの強みとしてアセスメントされることも多い。

Aさんの入院時の場面では、唯一、『手術を受けられる方へ』というパンフレットを大切にテーブルの上に置かれていることが手がかりにできる。それは、Aさんがこのパンフレットが重要なものととらえ、オーバーテーブルの上においていることが推測されるからである。入院時の発言から、「がんは治る」と認識しているが、なぜこのように思うのかと話しをうかがうなかに、治療に対する期待や、がんと向き合う姿勢が表れやすい。これは、とくに「健康知覚-健康管理パターン」や「価値-信念パターン」の情報に活かせるものである。

病気に罹患し手術という治療を受けるという、人生における重大なライフイベントに対し、どのように向き合っているのかについて、Aさんの強みとしてアセスメントを行うと、看護目標を立てやすい。

---

### アセスメント

- StageⅡでデュークス分類Aから早期大腸がんと診断された。化学療法などの補助療法などでなく、手術療法で完治することが見込まれる。
- また、腹腔鏡下の手術が選択され低侵襲治療を受けることがほぼ確定している。低侵襲とはいえ、術後合併症を起こさないような術前予防が重要だ。Aさんは禁煙などを守り手術に向けた準備に積極的である。
- 外来で医師に説明されたことをきちんと理解して臨もうとしているところから、意思決定を自らしていることがうかえる。このまま、術前準備がなされ、不安なく手術に臨めることが望ましい。

- 栄養状態には問題ないが、直腸がんからの出血が原因と思われる貧血は軽度ある。このため、術後創傷治癒過程が遅延しやすい状況にあることが予測される。
- 現在、炎症反応は正常範囲であり、術後高サイトカイン血症を助長する要因は術前にはみられない。

> 会社の検診で糖尿病予備群といわれていることから血糖値とHbA1cは確認しておく必要がある。高血糖であれば、術後侵襲によりより高血糖になり創傷遅延にも影響を及ぼすことをふまえアセスメントをしておく必要はあります。

- 人工肛門造設が回避され、術後の排泄経路は術前と変更はなく、排便機能に何か障害が生じる術式ではない。
- 腎機能は問題なく、麻酔による腎機能低下などが起こることもない。
- また手術侵襲による反応に伴う循環血液量の変化によって何かしらの障害が起こることは考えにくい。

## 情報

### 活動－運動パターン
S：「タバコは1日15本22歳のときから吸っている」
S：「手術のため医師から禁煙を勧められ、禁煙して約1か月経っている」
S：「運動という運動は特別していない。たまに妻と近くの公園に散歩する。週末は仕事が立て込んでいないときは妻とドライブに出かける」
O：ブリンクマン指数：15本／日×34年間＝510
O：呼吸機能：％肺活量82％、1秒率68％。
O：胸部X線：異常なし
O：入院時：体温36.7℃、脈拍76回／分、血圧132／76mmHg
O：ADL：運動機能に問題なく、自立

### 睡眠－休息パターン
S：「結構、寝つきはよいほうだよ。よく眠れています」
O：1日の睡眠時間は7時間前後

> 普段の睡眠時間だけでなく、病気に罹患した術前の人を捉えるうえでは、外来でがんという診断を受け手術することによる不安に伴う睡眠障害が生じていないかまでを情報収集したほうが、手術までの2日間の睡眠への介入や不安の程度をアセスメントする上で役立つ情報になりえると思います。

### 認知－知覚パターン
S：「タバコをずっと吸っていたから、肺がんになるかなとは思ってたけど、まさか大腸とはね」
S：「早期であれば完治するし、手術後も大変ではないらしいし腹腔鏡でできるらしい。人工肛門になると大変だろうが、それはないって言われているし」
O：読書などのときは老眼鏡を使用。補聴器などの使用はなく、会話も成立している。ADLは自立。

### 自覚知覚－自己概念パターン
S：「がんも軽いほうだと思う」
S：「外来で手術をした人が、手術なんて寝ている間に終わりますよっていっていたから」
S：「手術よりも内視鏡検査のほうがつらかった」
O：術前オリエンテーションのパンフレットは外来で手渡しされている。内容を読んでいるかどうかは不明。

### 役割－関係パターン
S：「子どもはもうほぼ自立しているから手術で何かあっても思い残すことはない。一応完治するとはいわれても、がんなので、せめて孫の顔が見れるくらいまでは生きれたら。妻には苦労をかけっぱなしだから、定年退職したあと一緒に温泉でも海外旅行でものんびり行こうと思ってたけど、難しいのかな」
O：仕事：会社員（営業）

## アセスメント

- 呼吸機能検査より閉塞性障害が軽度ある。喫煙歴もあることから、術後の呼吸器合併症が起こるリスクは高い。
- 循環動態は問題ない。ADLは自立しており、とくに転倒転落のリスクなどはない。

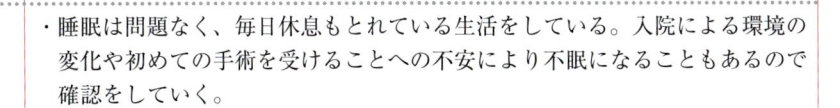

---

- 睡眠は問題なく、毎日休息もとれている生活をしている。入院による環境の変化や初めての手術を受けることへの不安により不眠になることもあるので確認をしていく。

---

- 早期のがんで完治が期待できるととらえている。術式や病気のこと など理解力はある。
- 禁煙が必要と言われて守ることができるなど、Aさんなりに治療を受ける準備をしてきたようだ。
- 認知機能、知覚機能に問題はない。麻痺などもない。

---

- 手術やがんに罹患したことによる不安は、いまのところ訴えはない。初めての入院で初めての手術ということから、手術日が近づくにつれ、不安が増強するかもしれない。
- 子どももおり、壮年期の発達課題はたどれているが、仕事のうえで部下を育てまとめていく年齢である。56歳でがんという病気になったことは、==少なからず今後の社会生活に無力感を感じたり自己価値を低めてしまうことにはなるかもしれない。==

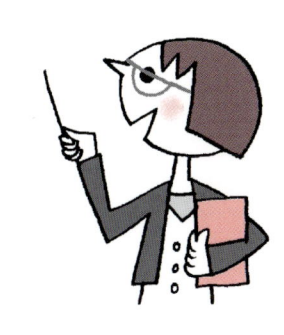

  > 問題だけでなく、役割があるからこそ病気や治療を乗り越えられる原動力になりうる点で、強みを表現するとよいと思います。孫の顔をみたいというところや妻をねぎらう温泉旅行など、目標としていることが、そのまま強みになります。

- 今回の入院・手術が人生の重大なライフイベントとしてとらえていることは容易に推察される。術後は医療者に日常生活を含めさまざまなことを委ねなければならないことが起こるため、自信を喪失しかねない。しかしAさんは、手術を受ける覚悟を決めており、外来通院している術後患者から何かしらの情報を得ている様子から、Aさんなりにイメージ化していることがあると思われる。このため、術後たどる経過などを具体的に伝え、Aさんの自尊心を傷つけずに術後でもコントロール感が得られるような術前オリテーションを進めていく。

---

- 社会的役割は果たしている。
- 家族内では、父として2人の子どもを独立させている。
- とくに問題はない

  > 発達課題から社会的役割を推理し、今後の人生観に影響を与えるような自己価値についてアセスメントができていてよいと思います。

| 情 報 |
|---|
| **セクシャリティー生殖パターン**<br>O：生殖器疾患の既往なし<br>O：子どもが2人いる。<br>O：入院時、妻に物品を片づけさせるなど、夫として男性らしく振舞っている様子がみられる。 |
| **コーピング-ストレス耐性パターン**<br>S：痛いのは弱いから。<br>S：「昔から我慢するのが苦手で傷ができるっていうだけで失神しちゃうかも」と妻より。 |
| **価値-信念パターン**<br>S：「孫の顔を見るまでは生きていたいとは思う。そのために手術を決断した。できれば手術はしたくなかったのだが」<br>S：「タバコを吸ってたから、そのつけが回ってきたんだね。まあひどい状況になる前に発見してもらえてよかった」 |

> 妻からの情報をSデータとして加えたことはとてもよいことです。とくにストレス耐性のところは、自己評価のみならず他者からどのようにみえるのかという情報を加えることで、その人のパターンがみえやすくなると思います。普段のA氏の様子に迫ることができるので、手術を受けるというストレスにどのような反応を示しやすいのかアセスメントにつながる情報になると思います。

## ❸ 全体像と全体関連図

### 入院2日目のAさんの全体像

　Aさんは56歳男性で大腸がんのために手術を受ける目的で入院した。内視鏡をはじめとする各種検査によってTMN＝$T_2M_0N_0$、StageⅡ、デュークス分類Aと診断を受け、2日後に腹腔鏡下にてS状結腸切除術が予定されている。早期がんであることから完治する期待を抱いており、孫の成長を見守るためにも手術療法に希望を抱いている。

　手術療法を受けるにあたって、外来医師より禁煙指導がなされ遵守できているがまだ1か月足らずである。術前の呼吸機能検査からみて閉塞性障害があることや喫煙年数から推定して術後呼吸器合併症を起こすリスクはかなり高いことが見込まれる。『手術を受ける方へ』という術前オリエンテーションが書かれているパンフレットが外来で渡されており、その中に記載されている呼吸器合併症予防に向けた呼吸訓練について、入院するまでどの程度関心を向けているか不明であるが、引き続き呼吸器合併症予防に向けた呼吸訓練を強化していく必要がある。

　術前機能として、循環機能・腎機能・肝機能をはじめとする全身状態は、現在とくに異常はみられず、手術を控えているAさんに術後共同問題を生じる危険性はかなり低いが、大腸がんが原因と考えられる栄養状態が低めであることと貧血状態にあることは、術後創傷治癒に影響があることは否めない。術式が腹腔鏡下であっても術

| アセスメント |
|---|
| ・セクシャリティに問題はない。術式によっては生殖機能を失う可能性があるため、どのように受け止めているのか情報収集を加える必要がある。 |
| ・手術というストレスフルな状況に対し、Aさんなりに外来の手術経験者から情報収集をしたり術前オリエンテーション用紙を渡されたり、きちんと向き合おうとしている姿がみられる。<br>・人工肛門になるかならないかの違いをきちんと整理して理解することができていることからも、対処の仕方も問題解決型思考のコーピングを用いていることがわかる。<br>・妻からの情報で痛みに弱い側面があることから、痛みへの対処方法について術前からオリエンテーションを強化しておくことで、Aさんなりの強みにできるかもしれない。 |
| ・孫のために手術を受けようと決めたことから、孫の成長が生きがいであると考えられる。<br>・がんになったことは、タバコが原因とこれまでの人生を後悔している。 |

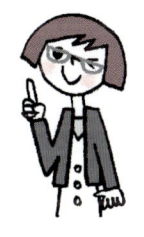

中出血は予測され、さらなる貧血状態が創傷治癒過程の遅延をまねくおそれがある。また、腹腔鏡下は術時間が長くなることがありS状結腸に術操作が加わることから、術後の生理的イレウスが改善しにくく早期離床が求められるが、貧血状態が進むと術後の起立性低血圧などが生じやすく、離床を阻む要因につながりかねない。

　手術を受けるにあたって、Aさんは情報収集をしており術式や大腸がんという病気のことも理解し自ら意思決定して入院している。そのため手術に対する不安もなく夜間もよく眠れていて、手術に対する構えもできつつある。理解力のあるAさんであるため、今後行われる術前オリエンテーションや手術室看護師からの術前訪問、麻酔医師からの説明など、術前準備がなされていくに従い、疑問に思ったことなどはていねいに説明し、Aさんにとって十分な理解ができるようなかかわりが大切である。

　とくに術後の創痛などについては、不安を抱きやすい様子のため、痛み止めの使い方などいつでも対応できることなどを伝えながら、Aさん自身術後のコーピング手段について術前から多く得られるようにすることが望ましい。

　定年を間近に控え、仕事役割のさらなる充実と孫の成長を見守りたい希望を実現させるためにも、早期回復に向け、起こりうるリスクの高い術後合併症の予防のための術前準備ができ、不安が随時緩和され、手術日が迎えられるよう支援していく。

> 今後の看護の方針が述べられていて、看護目標が導きやすいと思います。

| 看護問題 |
|---|
| #1　喫煙歴・閉塞性障害があることに起因した術後呼吸器合併症が起こるリスク |
| #2　手術に対する不安 |

```
┌─────────────────────────────────────────────────────────────────────────────┐
│                                                                             │
│  強み                              呼吸機能検査      呼吸抑制                │
│  妻と2人の子ども  ← A氏、56歳  →  ＝閉塞性障害  →   気道内分泌物  →  無気肺・肺炎  │
│  ＝家族の存在      男性会社員                        増加・貯留・             │
│  子どもを独立させ                                    粘稠度上昇              │
│  るまでは生きていたい                                                        │
│            ↑  ↓          ↓       喫煙歴 ┈┈┈┈┈┈┘                          │
│                                                                             │
│         がんが早期    S状結腸がん     腹腔鏡下      全身麻酔 → 腸蠕動 → イレウス │
│         で完治への    StageⅡ     → S状結腸切除                停止              │
│         期待が高い    デュークス分類A                                         │
│                                           ↘  → S状結腸への侵襲               │
│                                                                             │
│         社会的役割継続困難・  #1「はじめての       手術時間の長さ ┈┐          │
│         会社への迷惑          手術」                            深部静脈血栓症│
│         父親役割が            #2「入院するのも    腹腔鏡下の気腹操作 ┘         │
│         果たせないおそれ         はじめて」                                    │
│                                                                             │
│                                                  手術による組織損傷 → 出血のおそれ│
│              ┌────┐                                                          │
│              │不安│  がん細胞から  低栄養         吻合部の過緊張              │
│              └────┘  からの出血                                              │
│                 ↓                 BMI：23                                    │
│               不眠    貧血状態 ─────→           創傷治癒遅延 ┈┈→ 縫合不全     │
│                                                                             │
│  #1 喫煙歴・閉塞性障害があることに起因                離床時の起立性          │
│     した呼吸器合併症が起こるリスク                    低血圧                  │
│  #2 手術に対する不安                                                          │
│                                                                             │
└─────────────────────────────────────────────────────────────────────────────┘
```

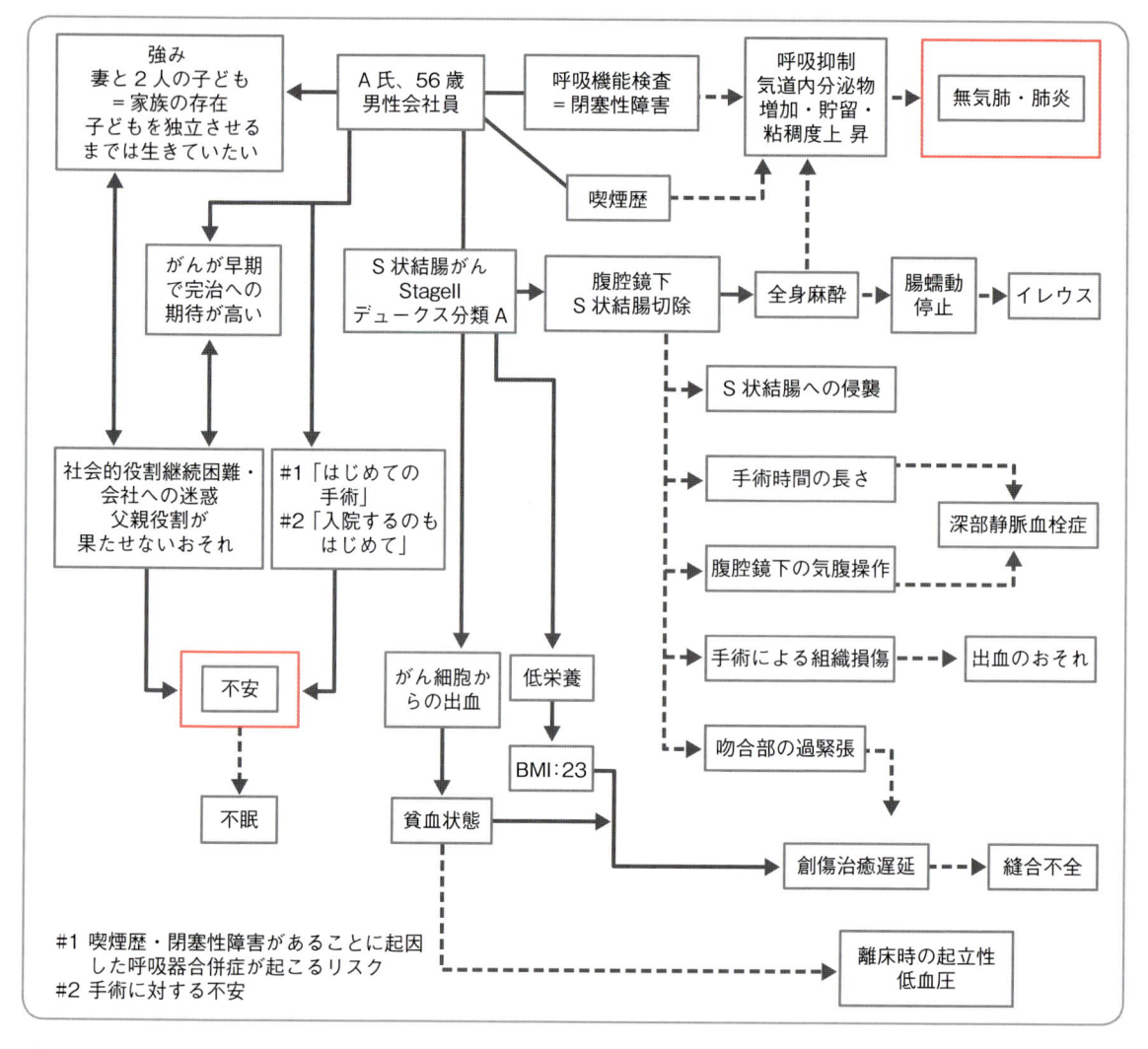

## ❹ 看護計画（術前の看護計画）

### ＃1 喫煙歴・閉塞性障害があることに起因した術後呼吸器合併症が起こるリスク

◆**看護目標**
術前に呼吸訓練を行う意味が理解でき、予防するための準備について積極的にできる。

**看護計画**

立案日：入院日
評価日：手術当日
解決目標：深呼吸の練習を1日1セットは自ら実施できる。
　　　　　疑問点が表出できる。
O-P
①**呼吸状態**：呼吸数・呼吸の深さ、呼吸音の聴診、胸部レントゲン検査の結果、動脈血ガス分析結果、酸素飽和度
②呼吸訓練中の表情や言動

> 何を評価するために呼吸状態をみるのでしょうか。いつこの観察は行うのでしょうか。
> 術前に呼吸器合併症を起こしていないかを確認するのなら、この項目だけでよいでしょうか。
> それとも呼吸訓練を行う前後で観察をして、呼吸訓練の影響をみるための観察なのでしょうか。観察する意図もきちんと書いておきましょう。

T-P
① 深呼吸が自ら進んでできるように整える。
　a．深呼吸の方法について術前オリエンテーション用紙を用いて説明し、一緒に行ってみる。
　b．1日1回日勤帯で必ず実施しているところに立ち会い、深呼吸ができているか評価しその場でフィードバックを行う。できていない場合は随時修正を行う。
　c．深呼吸は1セット10回×3回/日は行うように時間を約束し、実施後の感想を必ずうかがい、取り組み姿勢を認める。
② 痰の出し方について自ら進んでできるように整える。
　a．ベッドアップ15度前後と60度前後に設定して臥床しながらの含嗽方法を説明し、一緒に行ってみる。
　b．ハフィングの方法を説明し、一緒に行ってみる。
　c．咳嗽時の創痛を和らげるために、創部になる予定の腹部を両手で押さえながらハフィングを行ってみる。
E-P
① 呼吸訓練が術後の呼吸器合併症を予防することにつながることを説明し、理解を促す。
② 深呼吸の方法について指導する。
③ 術後の痰の出し方について指導する。
④ 術後の痛み止めの使い方について指導する。

> できれば、何をもってできていると判断するのか、評価方法はどのように行うのか具体的にしておくとよいと思います。臨床ではときどき呼吸ができているかどうか、胸に手を当てていただいてどれくらい胸郭が持ち上がっているか体感していただくとか、実際に聴診器からの自らの呼吸音を聞いてもらって下肺まで吸気が入っていることを確認してもらうなど、患者様にも実感できる方法を取り入れることもあります。とくにAさんは理解力のある方なので、Aさん自身が習得できているかどうかを実感できる内容を入れておくとより効果的だと思います。

## ❺ 実施（以下は、#1の場面）

学　生：『手術を受ける方へ』をみながら深呼吸の練習をやってみませんか？
Aさん：これ、簡単だよ（実際に10回深呼吸を行う）。
学　生：ゆっくり深く大きく胸を膨らませるといいんですよ。ちゃんとできていますね。おなかを手で押さえるといいみたいです。
Aさん：そうなんだ。手はこうするんだよね（両手をクロスしておなかにあてている）。だいたい朝起きたときと夕方と夜寝る前は約束したから絶対行ってるよ。午前中とか検査に行くときとか、思い出したときにしているよ。痛みが減るんだったら何度でもやるよ。外来で痰出すのは結構つらいよって手術が終わった人が言っていたもの。うがいはしなくていいの？
学　生：では、ついでなのでやってみますか？　準備してきますね。

〔経過記録〕
S：「朝起きたときと夕方と寝る前は、約束どおり深呼吸はしているよ」
　　「約束した時間以外に午前中など思い出したときに深呼吸してるよ」
　　「うがいの練習はしなくていいの？」
　　「（痰を出すのはつらいと他の患者様から聞いており）痛みが減るのなら、何度でも行う」
O：深呼吸の練習を促すと上記発言あり。
　　吸気時に胸郭がしっかりと持ち上がっていて深呼吸ができている。
　　深呼吸時、聴診すると両下肺までしっかり呼吸音が聴取できる。
A：計画した深呼吸のセット数以上に呼吸練習を行っており、積極性がみられる。深呼吸の方法も指導どおりできており、効果的である。
P：O-P、T-P、E-Pいずれも継続

> 『手術を受ける方へ』というオリエンテーション用紙を用いながら深呼吸のことを実施しようとしたのですから、いきなり実施させるのではなく、Aさんに入院時に呼吸法を指導したことを確認したり、具体的な方法をもう一度読み合わせしたりして、E-Pについて到達できているかどうか評価する介入をしてみるとよかったと思います。

> 深呼吸ができているかどうか聴診を一緒にしたことはとてもよい介入だったと思います。このことは、T-Pの①-bの内容にも関係するため、ケアプランの方に、「深呼吸ができているかどうかの評価の方法は聴診を用いる」と具体的に入れたほうがよいと思います。

## ❻ 評価（手術当日における#1の評価）

S：入院時：「深呼吸ってそんなに難しいこと？」
　　　　　「ときどき、やればいいんですね」
　術前日午前：「思い出しました。外来で痰を出すのがいちばんきついって先輩方が言っておられましたよ。このことですね」
　術前日午後：「約束どおり深呼吸しているよ。約束した時間以外に思い出したときにしているよ」
　　　　　「痛みが減るなら何度でも行う」
　　　　　「含嗽の練習はしなくていいの？」と自ら確認する。

O：・入院時はなんとなく必要なこととしてとらえていた発言から、術後に必要なものとしてとらえようとしている。
　・深呼吸の練習をする回数も増え、約束した時間以外にも自主的に行っている。
　・胸郭の動きや聴診の観察から、深呼吸の習得はできている。
　・含嗽の水もベッドアップ30度でも60度でも口角からガーグルベースンに流すことができ、口の中にも含嗽水が残っておらず、誤嚥もみられなかった。
　・ハフィングについては、指導したときは喉を鳴らして空咳をしていたが、息づかいを利用して呼気に合わせておなかに力を入れることなく小さな咳を繰り返すことができるようになった。

A：術後呼吸器合併症を予防するための、深呼吸法と含嗽法および痰の喀出方法は習得できている。また積極的に自ら含嗽法を行いたい意向を伝えることができ、必要性を十分理解して実施しようとしていることがうかがえる。術後の痛みの軽減と呼吸器合併症の予防のために必要な深呼吸・含嗽・ハフィングと理解しており、解決目標に到達している。しかし、喫煙歴があり禁煙期間も1か月と短いことや呼吸機能では閉塞性障害が見つかっており、術後呼吸器合併症が起こるリスクは高いことが予測されている。したがって、術後引き続き呼吸器合併症を起こさないことを看護目標とし、術後の再アセスメントと看護計画再立案に際し、無気肺や肺炎などが起こっていないかどうかについて観察項目を増やすとともに、術前に習得できている深呼吸・含嗽・ハフィングが継続してできるような介入計画にすることが必要である。

P：#1は解決し、術前準備がきちんとでき手術を受けることができたため、#1は終了とする。

> この書き方でもよいですが、観察した日もしくは病日をいれて、経過がわかる書き方にすると、習得していった経過が他者にも読み取りやすくなると思います。

> 術後の再アセスメントにつなげる評価アセスメントができていてよいと思います。

> 一般的に呼吸器合併症が起こる危険性が増すのは、術後3～5日といわれています。したがって、関連因子と術後の状態ということを踏まえた介入内容の修正が必要な状態となりますので、この場合は、「術後呼吸器合併症が起こるリスクは高くなるため、術直後の状態を再アセスメントした後、修正を加え#1′として再立案の後継続的にみていく」とすることが望ましいと思います。

## 2．術後2日目の場面

### (1) 場面の紹介

　Aさんは、予定どおり、腹腔鏡下S状結腸切除術を受けた。術後出血もなく循環動態も安定した経過をたどり、クリティカルパスどおりに安静度も上げてもよいという医師からの指示もあり、術後1日目の午前中にベッドサイド立位を、術後1日目の午後にはベッドのまわりを1周歩く段階へと離床が進んだ。Aさんが昨日起き上がったときの様子は、ベッド柵につかまりながらゆっくり起き上がる印象であった。
　術後1日目の夜、「鎮痛薬もほとんど効果なく、

うとうと程度しか眠れていない」との夜勤看護師が記録をしていた。そのため、術後2日目の朝に訪室するとAさんは、「今日は頼むから寝かしておいてくれ」と不機嫌な様子で臥床している。そして、「喉は乾くし空腹だし、歩け歩けって言われてもそうたやすいものじゃない。起き上がるのだってやっとなのに、点滴をもってトイレに行けって？レントゲンに行けって？手術が終わったばかりなんだから、ゆっくりしていないと体力が落ちるばかりだ。痛み止めってやつ、背中から入ってるっていうけど、こんなもの全然効かない。」といらいらした口調で話す。

　術後2日目の午後では、咳き込みがみられたときは、「うーっ」と咳を止めてしまい、息が浅くなりながら「もう放っておいてくれ」と目をつむってしまう様子がみられた。

　術後2日目の朝、腸蠕動音が弱いが認められ腹部レントゲン検査の結果、とくに異常はみられず、昼より流動食が開始されることになった。

　Aさんは流動食をみて、「こんなどろっとした甘いものなんて、そんなに飲めるものじゃない」ときつい口調で言いながら、数口ほど口にして下膳してしまった。食後すぐ便意があり見守り介助のもとトイレまで歩いて行ったところ、ほんの少し茶褐色の粘液便がみられた。その後、下痢が続くことや吐き気などはみられなかった。トイレに歩行するときは少し前かがみであった。

〔術後2日目の患者情報〕
手術時間：5時間42分
術中出血：80g
ドレーン：膀胱直腸窩に挿入（排液はJ－VACへ誘導）
挿入されているカテーテル類：IVH（右鎖骨下）、末梢2本（1本は術後1日目に抜去、もう1本は抗菌薬投与ルートとしてキープされ日中はヘパリンでロックされている）
酸素：術直後は酸素5Lマスク使用していたが、酸素化も良好のため、術後1日目午後にはカニューラ2Lとなり、術後2日目の朝オフとなる。

➡ それでは、この場面のイラストをみて、看護計画を立案するための情報収集のポイント（気づきのポイント）を考えてみよう。

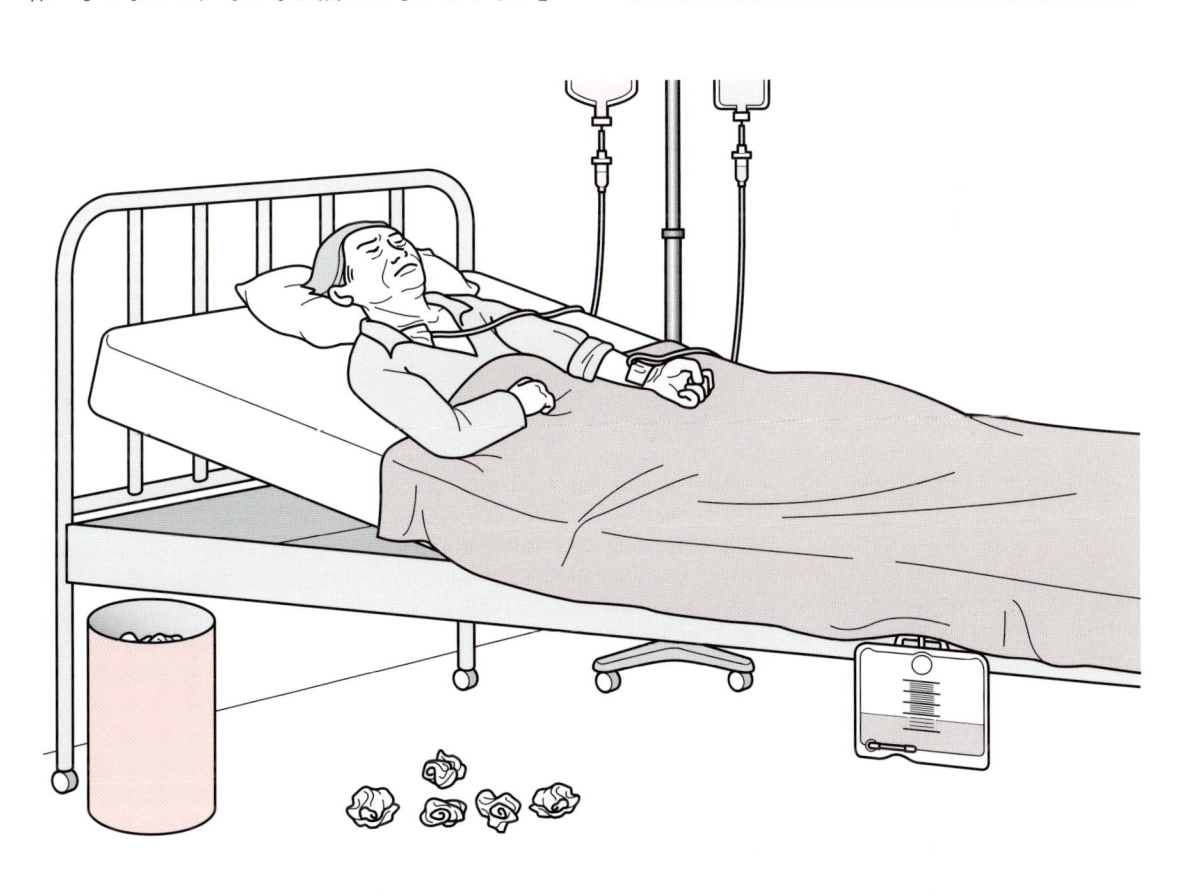

第Ⅱ章　2　成人看護学

## ⑵ この場面での気づきのポイント

- Aさんが不機嫌そうにしている理由を考えてみよう。
- ティッシュのゴミはなぜベッドの下に落ちてるのだろう。
- 手術侵襲による影響に関してどこから情報収集をして何を観察したらよいのだろうか考えてみよう。

## ⑶ 実際の事例展開

### ❶ 解説

周手術期の場合、手術侵襲による影響とその回復についてアセスメントをすることが重要である。そのための情報源として、まず患者の様子を全体的にみることである。

Aさんが不機嫌な理由として、①創痛や点滴などによる拘束感に伴う苦痛、②喀痰が頻回であること、③手術侵襲への生体反応としての疲労感、④転換期に起こりうる循環血液量の増加に伴う頻尿、⑤①～④による不眠などが考えられる。

①については、夜間の記録などから鎮痛薬の使用頻度と効果について情報収集をすることでアセスメントができる。

②については、術後合併症として無気肺を想定し胸部レントゲン検査結果や聴診によるフィジカルアセスメントを行い、アセスメントを深めることができる。さらに術前から呼吸器合併症が起こるリスクが高いことに向け看護計画を立案していたので、それを継続的に展開することが求められる。

④についてもムーアの転換期による利尿が見られたとしたら、術中からの水分出納バランスを確

### ❷ 得た情報の整理とアセスメント

（Aさんの術後2日目までに得られた情報による再アセスメント）

| 情　報 |
|---|
| **健康知覚－健康管理パターン**<br>S：「手術が終わってよかった。全部（がんを）取りきれたって先生（医師）から言われたよ。予定どおりで順調だって。1週間あれば退院できるかな」「これ（点滴のライン）、結構絡まっちゃうんだよ。やっぱり動くと痛いね。起き上がるときはこうすればいいんだよね。でもなんだか怖くて……これでトイレにいけるのかな」<br>O：術式＝腹腔鏡下S状結腸切除術。現在、術後2日目。<br>O：安静度はベッド周囲歩行可であり、なんとかベッドの周囲を1周歩く。ふらつきなし。 |

認のうえ、いつくらいに落ち着くのか、脱水に傾き血圧低下など起こらないか確認していくことが大切となる。

③と⑤の情報からは、離床のタイミングと動ける範囲を拡大させるステップアップが関連する。この時期、早期離床に向け安静度をあげる一方で、術後の適切な休息が十分取れているのかどうかという活動と休息のバランスをみるアセスメントが必要となる。

この場面で注目する2つ目のポイントとして、術後侵襲の影響とその回復に関することである。ムーアの侵襲からの回復過程では、転換期にあたり、疲労感が蓄積していることがある。さらに、この時期サードスペースから細胞外液が血管内に戻り、循環血液量が増加しその反応として尿量が増加していることも推察される。

3つ目のポイントは、創の回復の程度である。指標としてベッドサイドで見てわかるものの1つにドレーン類である。ガーゼなどのドレッシング材でおおわれている部分は別であるが、排液バックとつながっている場合は、容易にその様子が観察できる。Aさんの場合、膀胱直腸窩ドレーンはJ－VACに誘導されているため、その排液量と性状、色調などを前日と比較して情報を得ることができる。

手術中に装着・挿入されたものは、回復過程において順調であれば次々とその目的を果たし不要になるものである。たとえば、酸素投与を受けていなかったのであれば、術後呼吸状態が安定してきたことが理解される。空気中の酸素で十分生命活動ができる状況になったことを意味している。

また、循環動態を把握するための心電図は、その影響がなくなれば監視が不要となり、外すことができる。この視点に立てば、たとえば心電図が付いていなかったら不整脈が起こる危険性がなくなり循環動態は落ち着いていると推測される。とくに患者の生命徴候を監視する目的で装着された機器類については、どのような兆候を把握するために装着されたものなのか、その起こりうる危険性は術前のリスクアセスメントによる予測と一般的な回復過程に起こりうる生体反応とを加味して、術後の経過を読むと、今後の予測を立てやすい。

### アセスメント

- 予定どおり腹腔鏡下S状結腸切除術を受け、現在2日目である。
- 全身麻酔下による腹腔鏡下S状結腸切除術に伴う術後合併症として、後出血、呼吸器合併症、術後イレウス、気腹に伴う深部静脈血栓症、縫合不全などが一般的であるが、Aさんの場合、術前アセスメントからとくに呼吸器合併症や縫合不全が起こるリスクが高い。現在、出血もなく安静度も拡大し離床も順調に進んでいる。しかし、術前イメージしていた術後の状況と実際が異なるのか、離床することに自信がない様子がうかがえる。順調な経過をたどっていることを確認しながら早期回復をめざす。
- がんについては、医師より手術により取りきれたといわれていて安堵している。このことにより完治への期待感が強い。術前よりがんに対する補助療法も予定されていなかったため、今後は術後合併症への管理とS状結腸切除したことに伴う排泄習慣の新たな獲得が求められる。
- S状結腸切除では、一時的な軟便や下痢、食後に便意を頻回に感じるなどの排便障害が生じることもある。また、しばらく経過してからイレウスが生じることもある。このため、これまでの食習慣を見直し、大腸の機能が回復するまでは、食事を中心とした日常生活を再調整することが必要である。

> 医師からはどのような説明がなされているのか、また家族には具体的にどのような話がなされているのか、情報収集し、Aさん自身が期待している完治が本当に可能といわれているのか確認が必要です。また術中の迅速病理の結果も入れておくと、完治が見込めるのかガイドラインを根拠として判断できると思います。

> このようなアセスメントは、退院指導のポイントの根拠にもつながります。このことを看護計画に反映させましょう。

## 情 報

### 栄養−代謝パターン

O：腸蠕動音弱いがみられるため、本日流動食開始。流動食摂取後、便意があり、少量粘液便が排泄される。吐き気や嘔吐、下痢はない。腹痛なし。明日（術後3日目）から全粥が開始予定。

O：胃管は術後1日目の早朝抜去。膀胱直腸窩ドレーンは術後3日目に抜去予定。

O：術直後から現在まで、体温37.0〜37.7℃を推移している。

O：抗菌薬：朝晩与薬中

O：血液検査データ

|  | 術前 | 術後1日目 | 術後2日目 |
|---|---|---|---|
| TP (g/dL) | 6.8 | 6.1 | 5.9 |
| ALB (g/dL) | 2.8 | 1.8 | 2.0 |
| Hb (g/dL) | 10.6 | 9.8 | 10.1 |
| RBC ($10^6/\mu L$) | 3.6 | 3.2 | 3.3 |
| CRP (mg/dL) | − | 7.8 | 3.6 |
| WBC ($/\mu L$) | 5600 | 1130 | 7100 |
| AST (U/L) | 12 | 32 | 30 |
| ALT (U/L) | 16 | 30 | 26 |
| 血糖 (mg/dL) | 101 | 176 | 134 |

O：創部軽度の発赤と腫脹あり。膀胱直腸窩ドレーンからの排液は淡血性。術当日は、25mL/8時→術後1日目30mL/日→術後2日目

### 排泄パターン

O：腸蠕動音弱い

O：本日流動食開始され、食後すぐに粘液便が排泄される。便意はその1回のみ。下痢や嘔吐・腹痛はみられない。

O：膀胱留置カテーテルは術後2日目の午前中抜去。術後1日目の 1日尿量1200mL/日

> 術中の水分出納バランスと術後の経過日数ごとの水分出納バランスから、転換期による体液のリフィリングが適切かどうかアセスメントする必要があります。

### 活動−運動パターン

O：出血量は80g、術後2日目のHb：10.1g/dL

O：術後心電図洞調律、不整脈なし。脈拍90台で推移する。血圧146/90mmHg（術後2日目の朝）

O：術後は酸素のサポートがあったが、とくに問題なく酸素投与量が減らされ、術後2日目の朝の段階で、room air（酸素オフ時）SpO$_2$：98%

O：胸部レントゲン結果、異常なし。

O：呼吸音両下肺減弱、雑音はない。呼吸数20回/分（術後2日目の朝）

O：両下肢弾性ストッキング使用中。両足背動脈触知可。左右差なし。

O：四肢の動きに麻痺などはみられない。しびれもない。

S：初めての立位のとき「やっぱりそれなりに痛いね」と創部を押さえる。

S：術後1日目「（点滴のライン）結構、絡まっちゃうんだよ。動くと痛いね」

S：術後2日目の朝「頼むから寝かしておいてくれ……歩けって言われてもそうたやすいものじゃない。起き上がるのにやっとなのに……。手術が終わったのだから、ゆっくりしていないと体力が落ちるばっかりだ」といらいらする。

S：術後2日目咳き込んだとき咳を止めてしまい「放っておいてくれ」と目をつむる。

## アセスメント

- ムーアによると、術後2日目は傷害期から転換期に移行しつつある時期である。この時期は蛋白異化亢進や糖新生の亢進が生じていた傷害期から同化へと移行するといわれており、血液データの推移はこの回復過程をたどった結果の反応と解釈できる。
- ただし、術前より貧血があったこと、栄養状態が基準値ではあったが低めであったことから、創傷治癒の遅延が起こりやすい状況にある。現在、創部に異常はみられていないが、引き続き創部の観察が必要である。

> 術前の血糖状態と手術侵襲に伴う糖新生により術後高血糖と創傷治癒の関連付けはアセスメントしておきましょう。

- また、サイトカインの影響により炎症反応は上昇し微熱がみられるが、抗菌薬が投与されていることから、感染は生じていないと思われる。
- 食事が開始され、食後の消化器症状や腹痛などがないことから、イレウスや吻合部の異常を疑う所見はなく、順調に食事形態を戻すことができると判断される。さらに離床もゆっくりではあるが進んでいることから、イレウスは予防でき、腸蠕動が回復していくと考えられる。今後も離床を勧め活動量を増やすと同時に食事前後の消化器症状に注意していく。
- 肝機能については、麻酔の影響はみられていない。今後、炎症反応が落ち着かず抗菌薬の与薬が続くようであれば、肝機能障害が起こるリスクがある。

- 術直後は全身麻酔と術操作により、腸蠕動が停止し生理的イレウス状態になっていたが、その後、離床がはかられたことによって腸蠕動音が聴取され腸管麻痺が回復傾向にある。しかし、創痛のため鎮痛薬を使用していることと臥床傾向にあることから、術後イレウスに陥りやすい。
- 本日より食事が開始され、流動食を少量摂取しただけで便意が生じ、粘液便が少量排泄された。今後、便意を頻回にもよおしたり、腸蠕動が亢進するまたは下痢になるなど、S状結腸を切除したことによる排便障害が生じる危険性もある。排便機能が正常化するまでは日常生活の再調整が必要になることもある。

> このことが術後の離床やADL動作にもたらす影響について、排泄行動の自立という観点からアセスメントしておく必要があります。

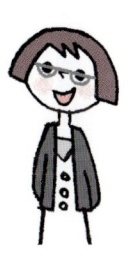

- 尿量は少な目ではあるが、現在術後2日目でムーアの転換期に入るため、抗利尿ホルモンやアルドステロンの作用により、サードスペースに移動した体液がリフィリングにより血管内に戻り、循環血漿量の増量に伴う尿量の増加が見込まれるため注意していく。

- 術中と術後の循環動態に大きな変動はなく、術後合併症は生じていない。ドレーンからの出血も少量で、便も粘液便であることから、後出血はない。
- 術直後は酸素のサポートがあったが、今朝、酸素をオフにしてroom air下で$SpO_2$の低下もみられず、胸部レントゲン結果もとくに異常はみられない。しかし、咳き込むと創痛のために痰を喀出せず咳も止めてしまうため有効な咳嗽ができていない。さらに不眠と創痛とストレスのため、いったんトイレ歩行まで離床は進んだものの、動く意欲が失われており、あまり活動量も増えてはいない。
- 術前より喫煙歴があることと閉塞性障害があることから呼吸器合併症が起こるリスクが高かったため、鎮痛薬を有効に活用し、疼痛コントロールが適切になされ、活動範囲が広がり痰が喀出され、深呼吸が促進され無気肺をはじめとする呼吸器合併症が起こらないようにしていく。
- 気腹操作により深部静脈血栓症が起こる危険性があるが、いまのところ起きていない。離床が進めばリスクが減るため、合わせて観察をしていく必要がある。

## 情報

### 睡眠－休息パターン
S：術後1日目の夜「鎮痛薬もほとんど効果がなく、うとうと程度しか眠れない」

### 認知－知覚パターン
S：術後2日目の朝「頼むから寝かしておいてくれ……歩けって言われてもそうたやすいものじゃない。手術が終わったのだからゆっくりしていないと体力が落ちるばっかりだ」といらいらする。
S：「痛みどめが背中から入ってるっていうけど、こんなもの全然効かない」
O：鎮痛薬は、硬膜外カテーテルから持続投与中
O：四肢のしびれなどはなく知覚に問題はない。

### 自覚知覚－自己概念パターン
S：術後2日目「喉は乾くし空腹だし、歩け歩けっていわれてもそうたやすいものじゃない。起き上がるのだってやっとなのに、点滴をもってトイレに行けって？レントゲンに行けって？手術が終わったばかりなんだから、ゆっくりしていないと体力が落ちるばっかりだ」

### 役割－関係パターン
術後再アセスメントにあたり追加される情報はいまのところない。

### セクシャリティー生殖パターン
O：膀胱留置カテーテル挿入中
O：術後陰部洗浄を実施中
O：腹腔鏡下S状結腸切除術

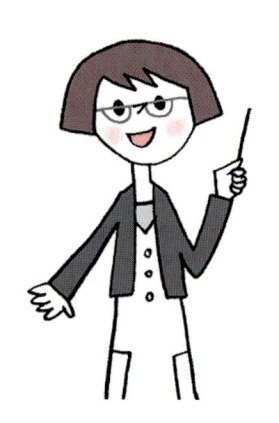

## アセスメント

- 術後1日目の夜、創痛とカテーテル類などの拘束感からストレスが増強し不眠となったと考えられる。
- 不眠は、傷害期から転換期にあるAさんにとって疲労を増すことになり、体力の回復にも影響する。
- 日中も創痛がありレントゲンなどの検査があることや今後S状結腸切除した後の影響である下痢などが生じた場合は、休息時間もとれなくなることが考えられる。
- 早期離床のためにも、たとえ短時間であっても睡眠もしくは休息がとれる時間を確保する必要がある。

- 術後、硬膜外カテーテルからの鎮痛薬の持続投与を受けているが、術後2日目は創痛が強くコントロールできていない。とくに起き上がるときや咳込のときは創痛を強く感じやすいようだ。無気肺の予防に向けた深呼吸や有効な咳嗽、イレウスや深部静脈血栓症の予防に向けた早期離床が必要だが、術前の妻からの情報で痛がりだということなので、合併症予防に必要なことに対し拒否することも考えられる。
- 呼吸器合併症予防のための深呼吸や咳嗽、離床方法などについては必要性も含め術前は理解ができていたので、Aさんの協力が得られるよう働きかけていく。

- 術後の起き上がりや点滴の管理、痛みのコントロールなど、医療者に委ねなければならない状況が多くあり、自己価値を低めることにもなりかねない。点滴などのカテーテル類による拘束感や痛みによりAさん自身の思うようにならないことが、より自己価値を低めることを助長しかねない。
- 今後、排便障害が生じたりそのために食事がもとに戻らなかったりなど順調な経過がたどれないと、回復意欲も低下することにつながる。
- 酸素が不要になったり食事が始まったことなど、少しでもできていることを認められるようなかかわりが必要である。

- 追加される再アセスメント内容はない。

- 手術によって、膀胱留置カテーテルが挿入され、術後は感染管理のため陰部洗浄を受けていることは、Aさんに羞恥心があるかもしれない。
- 術式から、まれに自律神経の損傷から性機能障害、便失禁や尿失禁といった排泄障害が生じることもある。
- さらに硬膜外カテーテルから鎮痛薬が投与されていることから、尿閉などが生じることもあり得る。このため、術後数日とはいえおむつを当てたり、排泄行為に何かしらの医療者の介入を必要とする状況が生じると、Aさんの男性性が損なわれるかもしれない。さらに、S状結腸に伴う性機能障害が起こっているかどうかはまだ不明であり、Aさん自身がその障害に気がついても相談しにくい事柄でもあるので、自尊心を傷つけないようにていねいにかかわる必要がある。

> 性機能障害が現れたとき父親・夫としての役割について、家族内の変化が生じないか、検討してもよいと思います。

| 情　報 |
|---|

**コーピングーストレス耐性パターン**

S：術後1日目立位時「それなりに痛いね」と協力的
S：術後2日目「喉は乾くし空腹だし、歩け歩けっていわれてもそうやすいものじゃない。起き上がるのだってやっとなのに、点滴をもってトイレに行けって？レントゲンに行けって？手術が終わったばかりなんだから、ゆっくりしていないと体力が落ちるばっかりだ」
S：術後2日目「今日は頼むから寝かしておいてくれ」「今日は放っておいてくれ」
O：離床を勧めたり咳き込みのとき、術前のハフィングや深呼吸などを進めるがいらいらしていて、咳を止め目をつむってベッドに臥床して過ごす。

**価値－信念パターン**

再アセスメントにおいて追加される情報はない。

## ❸ 全体像と全体関連図

### 術後2日目の再アセスメントをもとにした全体像

　Aさんは、○月△日予定どおり腹腔鏡下S状結腸切除術を受け、現在術後2日目である。手術時間は5時間42分で術中出血は80ｇであった。膀胱直腸窩ドレーンからの排液も淡血性で、排液量も少ないため後出血を起こすことなく循環動態も変動なく経過している。
　術前のリスクアセスメントから呼吸器合併症と縫合不全がAさんにはもっとも起こりやすい。術後のガス交換機能は、とくに問題なく酸素のサポートも順調に減らすことができ、現在room air下でも問題ない。しかし喫煙歴と手術時間から痰が多いことが予測されるが創痛があるため咳き込みを止めてしまうこと、離床に意欲的ではなく、トイレ歩行は開始できたが臥床して過ごしていることから、今後は無気肺をはじめとする呼吸器合併症を起こす危険性は高い。
　縫合不全については、サイトカインによる影響が生じ、栄養状態の低下や貧血が進んでいるが、ムーアの転換期に移行しつつあるため、今後改善が見込まれる。本日から流動食が開始されても腹痛などの吻合部の異常を示す所見はみられず、食事形態は順調にもとに戻す方針であり、経口摂取による栄養状態の改善が期待される。しかし、S状結腸を切除しており、術後は食直後の便意や下痢などを起こしやすく、まだトイレ歩行がおぼつかないAさんにとって食事は苦痛となり、食事が進まないことも考えられる。

> 合併症についてムーアの経過を踏まえてよく統合できていると思います。

> 食事をとることへの苦痛について統合できたことはよいです。

## アセスメント

- 術後カテーテル類が挿入されていることや創痛が強いことなどから、自身の思うようにならないことへのストレスが強くなっている。痛みに対し活動量を減らしたり咳き込みを止めるなど、問題解決型コーピングが取れていない。
- 咳の方法や深呼吸の方法、離床の仕方などは必要性も含めて術前は理解されていたため、痛みは一時的なもので日を追うごとに軽減することと、痛み止めをうまく使うことによって動けるようになることを伝えながら、ストレスを減らすと同時に、うずくまって寝ていることが回復にはつながらず、合併症を起こしてしまうリスクと適切なストレス源への対処ではないことの理解を得る必要がある。今後は、痛み止めを使いながら離床をめざすという問題解決型コーピングが取れるようにしていく。

> がんが取りきれたことによる人生の価値信念はAさんに何かしらの変化をもたらしていませんか？ まだ情報はないかもしれませんが、術前のAんの考え方から推理できることがあれば加えてみましょう。

- 追加されるアセスメント内容はない。

---

　イレウスや深部静脈血栓症などの腹腔鏡下S状結腸切除術後の一般的な合併症が出現しているような所見はみられないため、術後合併症を起こすことなく順調に侵襲による影響が落ち着き回復していくことが期待される。それに向け、睡眠と休息のバランスをとることができ、1週間前後で退院できるよう、活動量を増やし入院前の生活に戻れるような支援が必要となる。しかし、創痛や点滴類などの拘束感がストレスとなり術前に理解できていた疼痛コントロール方法やハフィングなど拒否を示している。

　さらに動くことや食事といった日常生活動作も自由がきかない事などから自尊心が低下し回復意欲もなく適切なコーピングが取れていない。食直後の便意や下痢などが起こった場合はさらに自己価値を低めることにもなりかねない。このため、Aさんが自信を取り戻せるようなかかわりをして、退院後も続く食事療法と排便コントロールに積極的に向き合えるようになることが望ましい。

　Aさんにとって、退院後しばらくはS状結腸切除したことに伴う便意や下痢といった排便機能障害が軽減できるような食生活を中心とした日常生活の調整や術後イレウスを予防する食事と運動が求められる。Aさんのもともとの食生活に関する情報は不足しているが、痛みが落ち着きAさんに退院のことが考えられる余裕ができたら、退院指導を開始し、早期社会復帰をめざすことが望ましい。

> 回復意欲がないことは、どのようなアセスメントからでてきたことなのでしょうか。

> 術前から含めて得ている情報はないですか？ S状結腸切除を受けた人が調整する必要のある食生活についてあらかじめ情報を得ておき、社会生活上調整可能な状況なのか、役割-関係パターンと統合できると、退院指導に個別性が出ると思います。

### 看護問題

- #1　喫煙歴・閉塞性障害が術前からあったこと、全身麻酔による痰の分泌が多くなったこと、創痛コントロールがうまくいかず効果的な咳嗽ができずに痰が貯留する傾向にあることに起因する無気肺肺炎が起こるリスク
- #2　腹腔鏡の気腹操作に伴う深部静脈血栓症が起こるリスク
- #3　術前からの低栄養と貧血に起因する縫合不全が起こるリスク
- #4　創痛や術後の状況からうける拘束感に伴うストレス
- #5　S状結腸切除したことによる排便機能障害が起こるリスク

#1 喫煙歴・閉塞性障害が術前からあったこと、全身麻酔による痰の分泌量が多くなったこと、創痛コントロールが
　うまくいかず効果的な咳嗽ができずに痰が貯留する傾向にあることに起因する無気肺・肺炎が起こるリスク
#2 腹腔鏡の気腹操作に伴う深部静脈血栓症が起こるリスク
#3 術前からの低栄養と貧血に起因する縫合不全が起こるリスク
#4 創痛や術後の状況から受ける拘束感に伴うストレス
#5 S状結腸切除したことによる排便機能障害が起こるリスク

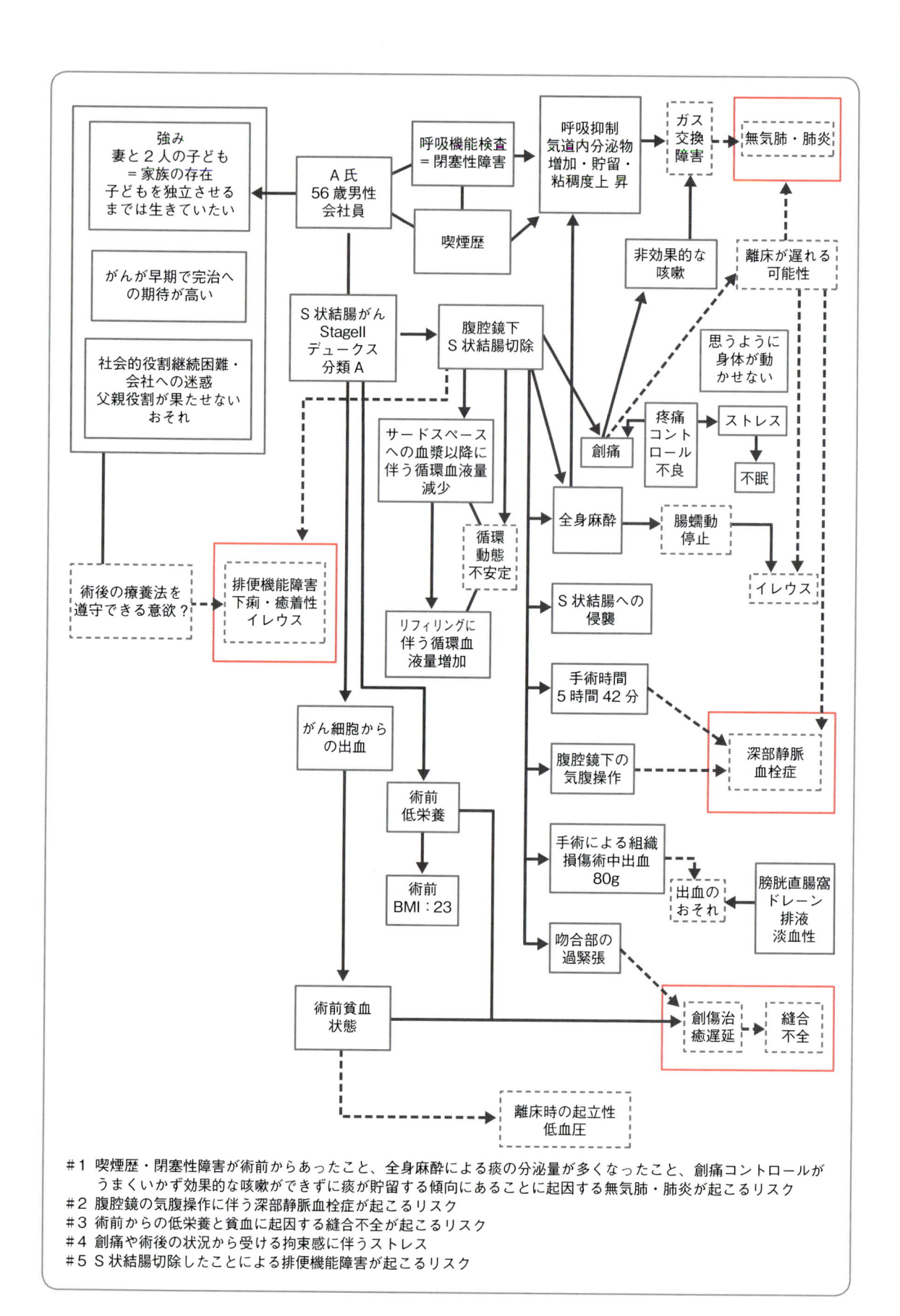

## ❹ 看護計画（術後2日目までの全体像から立案した、術後3日目以降の看護計画）

#1 喫煙歴・閉塞性障害が術前からあったこと、全身麻酔による痰の分泌が多くなったこと、創痛コントロールがうまくいかず効果的な咳嗽ができずに痰が貯留する傾向にあることに起因する無気肺・肺炎が起こるリスク

◆看護目標
無気肺を起こすことなくガス交換機能が安定する。

### 看護計画

立案日：術後2日目
評価日：術後5日目
解決目標：痰が喀出できる。
　　　　　レントゲン上無気肺の所見がない。

O−P
①呼吸状態：呼吸数・呼吸の深さ・呼吸音の聴診と雑音の有無
　$SpO_2$・必要時動脈血ガス分析結果
　胸部レントゲン検査結果
　自覚症状（呼吸苦）
　チアノーゼの有無
②痰の性状：色・量・喀出が容易かどうか。

T−P
①術前に訓練した深呼吸を実施する。
②含嗽・ハフィングを行い効果的な咳嗽ができるようにする。
③活動量を増やす。
④創痛コントロールができるよう、痛み止めを使う。
⑤創部に両手をあて、創痛を和らげながら咳をする方法を行う。

E−P
①活動量を増やすことが呼吸器合併症を予防することにつながることを説明し、早期離床に向けた援助や上記T−Pに協力できるように促す。

> 実施するタイミングや実施する順序についても具体的に計画ができるとよいと思います。

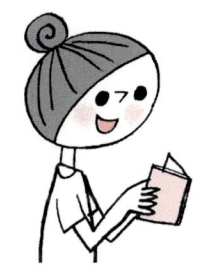

## ❺ 実施（以下は、#1′の場面）

〔術後3日目〕
学　生：今日は傷の痛みはどうですか？
Aさん：昨日よりは幾分いいけど、やっぱり咳が出ると響くね。
学　生：体温をはかったり、胸の音とか聞かせてください（体温・脈拍・血圧・呼吸数・経皮的酸素飽和度の測定と呼吸音の聴診を行う）。熱もないみたいです。痰がたまっている音はしていないようです。
Aさん：咳き込むことはまだ咳き込むけど、痰は出したほうがいいんだよね。
学　生：手術前に行った咳の仕方をやっていますか？
Aさん：傷口を手で押さえることは押さえているけど。からむとなかなか出しづらいんだよ。
学　生：喉を広げて息を細かく出して、痰が上がってきたら大きな咳をする咳の仕方は試してみましたか？
Aさん：ああ。あれ、効果あるのかな。というよりもう痰はないんじゃない？いつまでこの咳が出るんだろう。咳さえでなければもっと楽なんだけど。

〔経過記録〕
S：「咳が出ると響く」
　　「咳さえでなければもっと楽なんだけど」
O：呼吸音両下肺減弱、雑音はない。
　　呼吸数18回/分、SpO₂ 98%
　　チアノーゼはなし。
　　日中、痰は出ないが夜間に粘稠度の高い白い痰が出たとのこと。
A：ガス交換障害はみられない。呼吸音も雑音が聴かれないことから、無気肺は生じていないと考えられる。現在、術後3日目であり、一般的に術後5日程度までは無気肺が起きやすいため、引き続き経過をみていく必要がある。Aさんは、ハフィングは効果がないと感じているようだ。夜間水分などあまり摂取していない時間帯に粘稠度の高い痰が出ることは、創痛を強く感じストレスを増強する。このため、寝る前や咳込みが治まったときの含嗽などを促し、痰の粘稠度を下げ痰を喀出しやすくすることが必要だ。
P：継続
　　T-P②については、「就寝時の含嗽を勧める」を追加する。
　　E-Pに「痰をやわらかくすることと術前のハフィングは、創痛が少なく痰を喀出しやすくなる方法であることを説明する」を加える。

〔術後5日目〕
S：もうほとんど痛みはない。痰も出ることがなくなったよ。
O：呼吸音両下肺減弱、雑音はない。
　　呼吸18回/分、SpO₂：98%
　　チアノーゼはなし。
　　体温36.7℃
　　胸部レントゲン結果異常なし
A：術後5日目であり一般的な呼吸器合併症が起こるリスクがなくなっている。昨日から夜間の記録を含め、痰の喀出もみられなくなっており、ガス交換機能に問題もない。離床も進み、廊下歩行も自由にできるようになり活動量も増えている。したがって、無気肺をはじめとする呼吸器合併症は起きていないし、今後起こるリスク要因はないと判断する。
P：問題解決がみられ#1′は終了とする。

---

> 無気肺・肺炎が起こっている場合は、発熱もします。体温測定した結果も入れておきましょう。

> ストレスというより、これは、臥床しているときが痰がたまりやすい状況ということを意味していて、無気肺になりやすいことがアセスメントできると思います。ストレスが増強することと関連づける実施記録であれば、#4の実施記録に含めることも必要です。

## ❻ 評価（#1′についての看護計画の評価）

S：術後2日目は「放っておいてくれ」と痰を喀出することを拒否していたが、術後3日目以降は「咳き込むと傷に響くね」と咳き込んだときの様子を表現する。
O：術後酸素のサポートがなくなった2日目以降、$SpO_2$の低下がなく酸素化は保たれていた。
O：胸部レントゲン結果から異常所見はみられなかった。
O：術後2日目は創痛のため活動量が低下し無気肺になるリスクが高かったが、術後5日目には廊下歩行も何度かできるようになり、無気肺のリスク要因がなくなった。
O：創痛のために咳き込みはじめると咳を止めてしまう様子が見られたが、徐々に痰の喀出もできるようになった。
O：痰は白色であり粘稠度は高いときもあったが、術後4日目の夜間以降痰は喀出されなくなった。
A：無気肺や肺炎といった術後呼吸器合併症につながるリスク要因がなくなり、術後のガス交換機能も保たれており、問題は解決している。
P：#1′は終了とする

> 経過が読み手に伝わるように項目ごとにまとめて書いてもよいと思います。

> リスク要因がなくなれば解決するのであれば、Aさん特有のリスク要因を具体的にあげておき、どのような反応がAさんに見られたらリスク要因がなくなったといえるのかについて、解決目標に入れておいたほうがより評価がしやすかったと思います。

## 3. サマリー

> Aさんは術後8日目に無事退院した。一般的にがんの場合、術中に切除したがん病巣について病理検査に提出し、その結果が外来受診時に患者に告げられ、その後のがん治療が必要に応じて再検討・再計画されることが大半である。したがって、Aさんの場合は、外来看護への継続という観点からサマリーを記録に残すことが大切である。

〔Aさんのサマリー〕

Aさんは、56歳男性で大腸がん（$TMN = T_2 M_0 N_0$、Stage Ⅱ、デュークス分類A）のため、術2日前の○月○日に入院し、○月○日に全身麻酔下で腹腔鏡下S状結腸切除術を受け、術後8日目の○月○日に退院した方である。早期がんと告知を受けており、自ら治療について意思決定し仕事役割のさらなる充実と孫の成長を見守ることに向け、がんの完治のための手術療法に期待を寄せている。このようなAさんに以下の看護問題を立案した。問題ごとに経過をまとめる。

● 術前
#1　喫煙歴・閉塞性肺障害があることに起因した術後呼吸器合併症が起こるリスク

外来で手術を受けることを決めた段階で禁煙しており、取り組む意識は高かった。深呼吸や効果的な咳の仕方など積極的かつ自主的に取り組み、手術に至った。

#2　手術に対する不安

術式など入院する前から情報を得てしっかりと理解しており、不安はほとんどなかった。術中に挿入されるカテーテル類のことやそれによる影響、離床のステップアップのことなど説明すると質問もあり、イメージがついた状態で手術を受けていた。緊張はあったものの、手術に対する不安は緩和されていたと判断できる。

● 術後
#1′　喫煙歴・閉塞性障害が術前からあったこと、全身麻酔による痰の分泌が多くなったこと、創痛コントロールがうまくいかず効果的な咳嗽ができずに痰が貯留する傾向にあることに起因する無気肺肺炎が起こるリスク

創痛コントロールがうまくいかないときは、効果的な咳ができず活動量も増えなかったため、無気肺のリスク要因はあったが、創痛が減るに従い痰も喀出できガス交換機能に問題なく、術後5日目に解決した。

#2　腹腔鏡の気腹操作に伴う深部静脈血栓症が起こるリスク

　弾性ストッキングで対応した。とくに下肢の血流障害も見られず術後4日目には廊下歩行もある程度できるようになった。術後5日目には自主的に歩行距離も延ばせるようになり、活動量も術前に近くなったため、術後5日目に解決とした。

#3　術前からの低栄養と貧血に起因する縫合不全が起こるリスク

　創部は炎症所見が見られたが徐々に落ち着き、術後6日目には癒合が確認され7日目に抜糸した。食事を開始しても腹痛など吻合部の異常を示す所見もみられず、術中に挿入されていたダグラス窩ドレーンからの排液も淡血性で経過し術後3日目には抜去された。血液データ上、栄養状態が侵襲に伴い一時的に低下したが、食事形態が順調にあげられ食事量も増えたことで栄養状態が悪化することはなかった。以上のことより、術後8日目の退院の段階で問題解決とした。

#4　創痛や術後の状況からうける拘束感に伴うストレス

　術後2日目がストレスが強く効果的なコーピングが取れなかったが、創痛がコントロールされ身体を動かすことが自由になれたことでストレスが軽減された。したがって、術後5日目の廊下歩行が自由にできるようになった段階で問題解決とした。

#5　S状結腸切除したことによる排便機能障害が起こるリスク

　術後2日目に流動食が開始され、術後3日目には全粥食に食事形態があげることができた。術後4日目までは食事中も便意が生じていたが、下痢が続くことはなかった。便の性状は軟便から水分がやや多めで毎食後排便がみられるため、食事指導を行った。とくに職場ではコーヒーを欠かすことができず、辛いものが好きでやめられないとのことであったが、腸蠕動を亢進することを伝えると、取り組んでみようとする言葉は聞かれた。今後、排便回数が減り、便の性状を自身で確認しながら、食生活を調整できるよう継続的な支援が必要である。幸い妻は、腸蠕動を亢進させずイレウス予防に向けた献立について、理解できたため、朝食と夕食は妻の管理のもと必要な食事療法が取り入れられるだろう。したがって、#5については、退院後のフォローが必要である。

＊

　以上のことから、残された問題として、#5に関連した、退院後自宅に戻られてからの食事療法と排便機能障害への対応が適切に行われているかがあげられる。また、今後は、癒着性イレウスが起こるリスクもあるため、イレウス予防に向けた食事が継続できているか外来フォローが必要である。

# 3 急性発症した人の回復期から慢性期に至る経過に沿った看護過程の展開（急性冠症候群）

## 1．緊急的な経皮的冠動脈インターベンション（PCI）を受け、トイレ歩行を初めて開始した場面

### (1) 場面の紹介

　48歳、男性Kさんは、会社に出勤する途中の駅の階段で胸が締め付けられるような重苦しさを感じその場でしゃがみこんでしまった。なんとか駅の階段を下りたものの息苦しさが強く動けなくなっているところを駅員が発見し、救急車が要請され、救急外来受診に至った。

　救急隊からの情報によると、搬送中＝体温35.2℃、脈拍112回／分、血圧82/60mmHgであり、急性心筋梗塞疑いのため酸素を開始した状況で病院に搬送したという。

　救急外来でCVカテーテルが挿入され12誘導心電図および血液データから急性心筋梗塞によるショック状態と診断され、緊急で右鼠径部からのアプローチによる経皮的冠動脈インターベンション（PCI）を受けCCUに緊急入院となった。この際、心臓カテーテル検査にて冠動脈#6（冠動脈左前下行枝の起始部）の完全閉塞が確認され、そのまま#6にステントが留置された。同時にショック状態に対し大動脈バルンパンピング（IABP）のサポートとカテコラミンの投与、人工呼吸管理（非

侵襲的陽圧呼吸）がなされた。

　CCU入室後1日でCK-MBはピークアウトしたが、入院時よりうっ血性心不全を合併しCTR60％、BNP（脳性ナトリウム利尿ペプチド）1160pg/mL、EF42％と低心機能状態となり、両肺に胸水も軽度貯留している状況であった。心室性期外収縮（PVC）も緊急入院直後からずっとみられており、重症不整脈が起こるリスクが高い状況でもあった。

　しかし、IABPをはじめ、利尿薬や強心薬などのサポートにより全身状態が改善傾向となり、入室2日目にはIABPが抜去され、入室3日目には胸水も改善傾向となり、ベッド上座位などの急性期心臓リハビリテーションが開始され食事も開始された。

　その後Kさんは順調に経過し、昨日一般病棟に転棟することができ、発症5日目である現在、心臓リハビリテーションは、ベッド周囲の歩行ができ病室のトイレまで歩行ができるところまで進んだ。酸素も経鼻カニューラ2Lに減らすことができている。

　Kさんは「会社に迷惑をかけたから早く退院しなければ」と、時折メールで会社と連絡を取っている様子である。しかし「今回はほんと助けてもらってよかった。血圧が高いとか会社の検診で言われていたのに放っておいたのがいけなかったんだ。脂質異常症も見つかったから、この際、しっかり生活を見直して、子どもがきちんと社会人になるまではがんばるよ」と話す。

➡ それでは、この場面のイラストをみて、看護計画を立案するための情報収集のポイント（気づきのポイント）を考えてみよう。

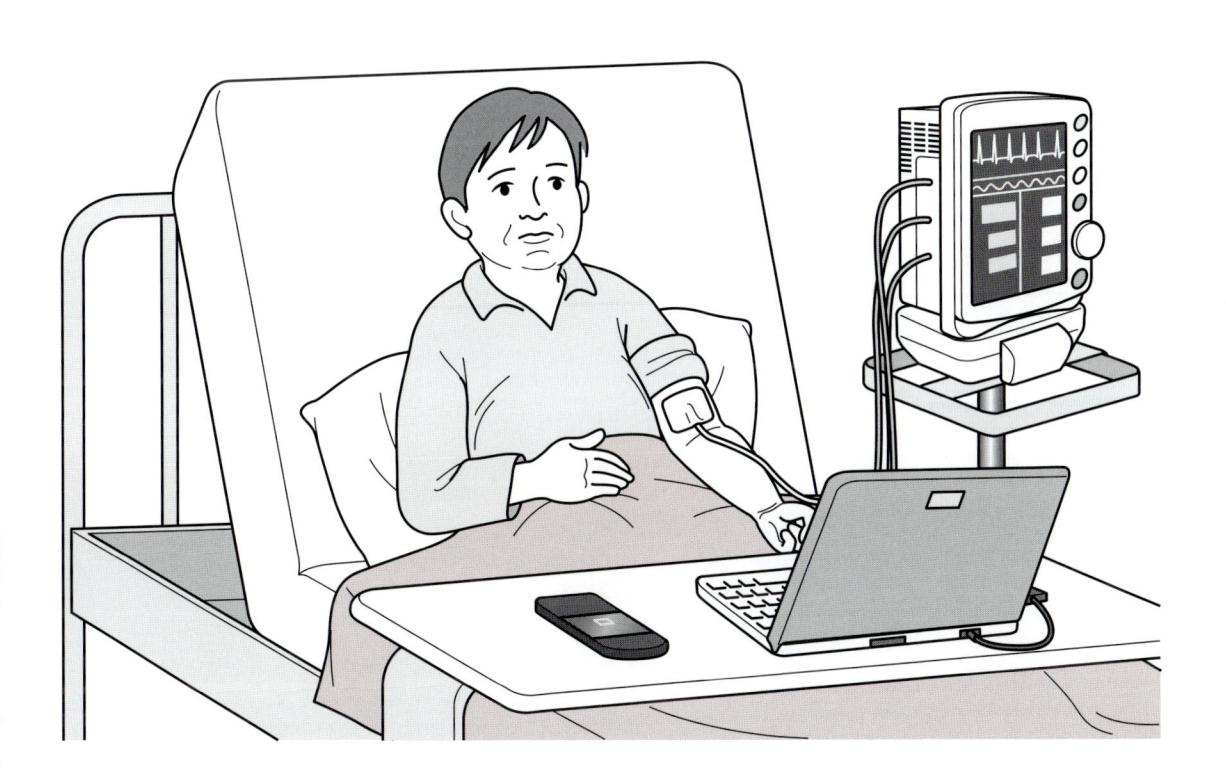

## (2) この場面での気づきのポイント

・Kさんに装着されている医療機器は、何を観察するためのものだろう。
・Kさんの安静度はどの程度なのだろうか。

## (3) 実際の事例展開

### ❶ 解説

#### 1）心筋梗塞の回復過程の特徴

　心筋梗塞は冠動脈の閉塞もしくは攣縮によって血流が相対的に少なくなったため、心筋が酸素不足になり心筋が壊死するものである。壊死した心筋は不可逆的であるため、壊死した部分から異所性の不整脈が誘発されず、虚血が生じなければ安静は少しずつ解除されていく。ここでひと言述べておきたいこととして、身体を動かすことは心臓からみて負荷になることである。そのため、安静を解除していくためには、その回復過程において心臓リハビリテーションの考え方が基礎となることをあわせてアセスメントしていくことが望ましい。

#### 2）病態の変化を捉えるために

　第1に、Kさんに装着されているものに着目したい。生命徴候を監視するための医療機器として、心電図モニターが装着されている。これは連続的に情報が得られる特性があるものであるため、表示されている情報を意図的にみようとしないかぎり重要な徴候を見落としかねない。心電図モニターは心拍数と不整脈の有無を持続的に観察できる。さらにST部分の監視ができる点において、Kさんの虚血変化とその推移を観察することができる。ST部分が上昇もしくは下降する場合、狭心発作が生じていると考えられる。また壊死した心筋部分が石灰化するまで不安定であり、その部分から異所性の不整脈が出やすい状況にある。このため、持続的な監視は、状態が回復傾向にあるのかということと、心筋梗塞特有の致死的合併症の発見に向けた観察という2つの意味がある。

　このことを受けて、生命徴候を監視する目的とそのタイミングについて、Kさんの病態生理から検討すると、アセスメントと看護計画に活かすことができる。

#### 3）座位で過ごしている意味

　次にKさんの体位のことについてここで解説を加える。食事も開始されトイレ歩行ができるようになったKさんに、なぜまだ点滴が入っているのだろうか。また、なぜ酸素が必要なのだろうか。これらはKさんに生じた病態生理と密接に関係している。CCUの情報にベッド上座位ができ、一般病棟に転棟してからは立位・ベッド周囲の歩行と1日ごとに慎重にあげられている。心筋梗塞の

### ❷ 得た情報の整理とアセスメント

| 情　報 |
|---|
| **健康知覚−健康管理パターン**<br>O：48歳、男性。身長165cm、体重80.0kg、BMI：31<br>O：2〜3年前から検診にて、高血圧の指摘を受けていたが放置<br>O：現病歴と治療経過<br>　#6完全閉塞による急性心筋梗塞とそれによるショック状態で救急車にて搬送され緊急でPCI（ステント留置）を受け入院する。ショック状態に対してはIABPやカテコラミン、人工呼吸のサポートを受けたが、経過もよく発症4日目に一般病棟に転棟となった。発症時よりうっ血性心不全を合併し改善傾向ではあるが、発症5日目もまだ胸水は貯留し、低心機能状態である。心臓リハビリテーションは、病室内のトイレ歩行まで進んでいる。<br>O：喫煙歴なし。飲酒付き合い程度だが状況によっては、毎日になることもある。飲むときは付き合い上ビール大瓶2本は飲む。<br>S：「今回は助けてもらったからしっかり生活を見直して子どもが社会人になるまでがんばる」「高血圧とか指摘されたら放置しちゃいけないね」「脂質異常症もあるって言われた。ちゃんと生活を改善するよ」 |

急性期の治療の原則は安静であるため、どのようなことによって心臓の安静を保つことができるのか整理しておくと、今後回復過程においてどのように安静が解除されていくのか予測されることもみえてくる。これらの情報は、とくにアセスメントの活動−休息パターンに必要な基礎知識になるため、合わせて調べておく必要がある。

心臓リハビリテーションは、合併症につながる徴候がないか、過負荷になっていないか観察をしながら、心負荷をかけるものである。急性期の心負荷はまさしく消化吸収に伴う血流量の変化も心負荷であるため食事をすることも負荷をかけることにつながる。このため、Kさんにとって食事や座ること・立ち上がることといった活動も心負荷になる。

心臓リハビリテーションには一般的に進め方の基準が設けられており、リハビリテーションの中止基準も明確に設定されている。心臓リハビリテーションは、急性期ののち回復期や維持期とよばれる発症6か月までもプログラムがされているため、急性期から慢性期へと移行させていくことが、入院中に必要となる。

ただ、Kさんの場合、合併症のうっ血性心不全によって発症直後低心機能となっている。いまだ胸水が軽度に残っており、まだ酸素化が十分でないのか酸素投与も受けている。この点についてもアセスメントに含めながら適切な介入計画を立案していく必要がある。

## 4）回復過程をサポートする看護を展開するために

心筋梗塞とその合併症の心不全は、慢性的な管理が必要である。今後、慢性期に移行していくために、Kさんは心不全と心筋梗塞の療養法を習得するだけでなく、冠危険因子の1つである脂質異常症に関する療養法も習得することが必要となる。

Kさんは、生活を省みようとしていることから、今回のライフイベントを重大なものとして位置付け管理をしていこうとする意欲がみられはじめている。一般的に急性冠症候群に罹患する人はタイプAとよばれるまじめな気質の人が多いといわれている。

一方で、急性冠症候群の場合、療養法が守られれば冠動脈の閉塞が再度起こることも少なく、心臓リハビリテーションを継続していくことで、再発も予防できる。このため、厳密な療養法を提示することよりもKさんが取り組もうとしていることを活かし、QOLを下げないような介入が求められる。

---

### アセスメント

- K氏は、高血圧と脂質異常症と肥満および飲酒を冠危険因子としてもっており、階段昇降という労作をきっかけとして心筋梗塞を発症した。#6という左前下行枝の起始部が完全閉塞し前壁梗塞が生じている。さらに搬送時ショック状態でありうっ血性心不全も合併した重症の状況にあったが、その後の経過は順調で、現在心臓リハビリテーションは病室内のトイレ歩行まで進んだ。
- 現在酸素投与とヘパリンと利尿薬の投与がなされ心不全の改善をまっているが、心負荷が加わると心不全が増悪するため注意が必要である。
- 食事療法や運動療法の必要性を感じているが、まだ具体化されておらず、どの程度心筋梗塞発症との関係について理解しているか不明である。
- 緊急入院という事態に自身の健康とその管理方法に自信を喪失していると思われるが、療養法が守られれば再発は予防できること、心臓リハビリテーションを行っていけば、もとのとおり動けるようになりQOLは下がらないことを伝え、今後のリハビリや生活習慣の見直しに対する意欲を高めていく必要がある。

> 大切なことに気が付いています。心筋梗塞という急性発症し慢性経過をたどる特性をよく理解してアセスメントに反映できていると思います。

## 情 報

### 栄養－代謝パターン

O：身長165cm、体重80.0kg（発症前の平時のもの）、BMI：31

O：検査データ＝TP：6.1g/dL、ALB：2.7g/dL、RBC：4.39×10⁶/μL、Hb：12.6g/dL、Ht：36％、WBC：5600/μL、CRP（－）

S：「揚げ物やハンバーグが大好きで子どもと一緒に同じものを夕飯食べることが多い」「妻も働いているが朝食と夕飯はつくってくれる。昼食は仕事も忙しくファストフードに頼っている」

### 排泄パターン

O：
|  | 発症4日目 | 発症5日目 |
| --- | --- | --- |
| 尿量 | 3400mL/日 | 3600mL/日 |
| バランス | －1400 | －1600 |
| 体重 | 82kg | 79kg |
|  | （CCU86kg） |  |

O：利尿薬内服中

O：排便は入院してからずっとみられない。緩下薬内服中。

S：おなかは張っていない。トイレにいけなかったから簡単には便はでないよ。

### 活動－運動パターン

S：入院前は、週末子どもとキャッチボールをしたりしていた。ここ1年くらいは仕事が忙しくなり、子どもも部活と受験で忙しくなったので、運動らしい運動はしていない。

O：ADLは自立

O：急性心筋梗塞 ＃6完全閉塞。心臓リハビリテーションによって現在は病室内のトイレまで歩行可となる。負荷時BP120/70mmHg、脈拍90回/分前後でST変化もみられなかった。

O：心筋梗塞発症直後はショック状態であったが、その後IABPやカテコラミン、酸素のサポートを受け落ち着いた。

O：脈拍70～80回/分で経過。血圧120～130/60～70mmHg

O：入院時 CTR60％、EF42％、BNPは入院時1160pg/mLから現在456pg/mL。合併症であるうっ血性心不全がみられ、胸水貯留もまだ両肺に軽度残っている。現在、利尿薬内服中で酸素もカニューラ2Lでサポート中。SpO₂：97～98％で経過。動くと97％になる。

S：「ようやくトイレまでこれたよ。酸素と点滴さえ取れれば自由になるね。ベッドの上だけだと退屈だからね。仕事に穴をあけたから、早く取り戻さないと」

### 睡眠－休息パターン

S：「CCUにいるときは隣の人がうるさくて眠れなかった。こっちにきて、やっと静かに休めるよ」

S：「夜になると少し咳き込むので目が覚める。だいたいうとうと程度だとは思うけど、CCUよりはずっとまし」

S：「普段はだいたい5時間くらいの睡眠」

## アセスメント

- PCI後ではあるが、炎症反応は落ち着いている。栄養状態が低下しているが、これは緊急入院した後の禁食とショック状態に陥った侵襲による影響と考える。うっ血性心不全があり、まだ両肺に胸水が軽度たまっている状況であるため、栄養状態が低下したままだと胸水が改善しにくい状況にある。
- Kさんの発症前の食生活は乱れており、とくに脂質と塩分摂取には改善が必要である。今後再発しないためにも、適切な栄養指導を受けることが望ましい。

> 胸水がどのように改善するのか病態がきちんととらえられていると思います

- うっ血性心不全と両胸水貯留により水分出納バランスをマイナスに管理されている。利尿薬の効果もあり、両胸水は少なくなってきているが、まだ心不全が改善されていないため、引き続き経過をみていく必要がある。
- 便秘状態である。発症してから禁食になった期間もあり食事量が一定でないうえに安静が必要であったため、便意がないことが考えられる。便秘による排便時による怒責は心負荷につながるため、トイレ歩行が可能となった現在、緩下薬を内服していてもこのまま排便がみられないのであれば、さらなる対応をする必要がある。

> 発症3日目までは利尿薬が点滴で行っていましたが、内服に移行しています。そのため血中濃度が一定しておらず、発症4日目に胸水が減少していなかったようです。内服薬に移行した発症5日目はしっかり胸水が減少しているので、利尿薬を内服に移行し安定していくことが予測されます。

- 急性心筋梗塞発症後5日目であり、うっ血性心不全の改善をみながら、心臓リハビリテーションをステップアップしている状況にある。現在、リハビリは病室内のトイレ歩行まで進んでおり、負荷時の異常はみられない。ただ、うっ血性心不全はまだ完全に改善しているわけではなく低心機能状態である。
- さらに、まだ胸水が両肺に貯留しており、酸素化が進まず酸素の投与を受けている状況にある。利尿薬によって改善されつつあるが、今後も経過をみていく必要がある。
- Kさんは、リハビリが進み安静度が拡大していることに喜びを感じている。しかし、活動量を急にあげることは心負荷増大から心不全の増悪が生じかねないため、過大評価からオーバーワークにつながらないようにしていくことが必要である。
- Kさんは、左前下降枝の起始部あたりが完全閉塞したことによる心筋梗塞を発症しており、EFも低いためオーバーワークは心不全に直結する低心機能であるため、心臓リハビリテーションの基準に準じて徐々に活動量をあげていくことが望ましい。

> できれば、CCUでの経過を加えたほうがよいと思います。低心機能であるので、心臓リハビリテーションもふつうの人より慎重に実施されていますし、まだ酸素投与を受けている状況がどの程度活動に影響するのか、またそのときの観察ポイントと合併症が起こるリスクなど予測されることもアセスメントしましょう。

> 低心機能状態にある人が心不全の急性増悪しやすいことを関連付けて述べているので、よいと思います。

- CCUという治療環境や夜間の咳嗽により良質な睡眠はとれていない。活動量も安静のため制限を受けていることも関連している。
- 今後、胸水が引けて点滴や酸素がとれることによって、夜間覚醒することが少なくなると考えられ、熟眠感につなげていける。

> 夜間咳嗽が出現する原因は何でしょうか。心不全と関連がありますので、しっかりアセスメントしておきましょう。

## 情報

### 認知−知覚パターン
- O：近視で眼鏡を使用中。
- O：会話もスムーズで聴力問題ない。
- O：酸素や点滴など勝手に外すことなく、安静度も守られている。
- S：発症時の症状は胸の重苦しさだけで他はよく覚えていない。
- S：「心筋梗塞ってまた再発する病気なんだってね。先生からしっかり食事改善しましょうって言われました」
- S：「この薬が利尿薬でしょう?! これはずっと飲み続けるのかな」

### 自覚知覚−自己概念パターン
- S：いろいろとつながっているけど、徐々になんとかなるでしょう。
- S：「トイレまで行けませんでした。こうしてどんどん動けるようになるんですね。皆さんの手を煩わせて申し訳ない」
- S：「今回はびっくりすることばっかり。気が付いたらベッドの上で、身体を動かすことができなくて。だって入院するのも初めてだし。こういうのは急に来るものなのですね」

### 役割−関係パターン
- O：会社員。営業部の管理職。
- S：「急に入院ということになったので、取引先とのことやいろいろと部下に迷惑をかけた。この先も調整しないといけない」
- O：一般病棟に転棟した途端、パソコンで書類を確認したりメール連絡をしたりしている
- O：妻46歳（仕事をしている）
  長女23歳（自立して一人暮らし）
  長男20歳（大学生・同居）
  次男15歳（中学生・同居）
- O：妻は毎日面会にくる。CCUから出て、3人の子どもは安心した様子であった。
- S：「子どもを一人前にするためにはしっかり治して、食事療法とかを守らないとね。本当に助かってよかったです。突然死っていうのもあるんでしょう？ 子どもに不自由をかけるところでした」

### セクシャリティ−生殖パターン
- O：3人の子どもがいる。
- O：既婚

### コーピング−ストレス耐性パターン
- O：CCUに4日間入室。現在も病室内のトイレまでしか行けない行動範囲。
- O：夜間の断眠。
- S：「食事療法はきちんと守っていきます。やっぱり子どものためにも、この病気は治さないと。やればやっただけ再発は防げるんでしょう？ なんでもやりますので教えてください」
- S：仕事では本当に部下に迷惑をかけた。

## アセスメント

- 認知知覚機能にとくに問題はない。理解力も、治療方針や病気のことについても医療者の言葉に理解を示す反応もみられる。
- 40代後半であることから、今後必要となる治療管理については、根拠までしっかり理解できると思われる。
- また発作時の痛みもショック状態になったので少しあいまいなところもあるが、他者に伝えることができるため、今後心臓リハビリテーションを進めていくうえで負荷をかける際の自覚症状を確認する際には協力は得られると考える。

- 今回、出勤途中に心筋梗塞発症し救急搬送され、緊急入院となった経緯から、急にADLが低下し介助を必要とする生活に一変した。このことで、自身に対する価値観が変わり、点滴や酸素などの投与を受けることによるボディイメージの変容、無力感などが、今後の経過への不安につながっていたと思われる。しかし、心臓リハビリテーションが進みCCUから一般病棟に出られ動ける範囲も増えたことで、自信を取り戻せると予測する。
- これからのK氏には、食生活の改善といったセルフケア能力を向上させることが必要なので、取り戻した自信を強みとして、セルフケアに向けられることが望ましい。

- 家族関係は良好で、父親役割を果たしている。療養法をきちんと取り入れることができれば、夫役割・家族役割を果たし続けていくことは可能である。
- 仕事を中断したことに対し、罪悪感を抱いており、入院中もその穴埋めをしようとしている。
- しかし、まだ低心機能であり胸水も完全に改善していないことから、休息の必要性を理解していただき、オーバーワークがさらに入院期間を長引かせ、仕事により大きな支障が出ることについて理解を求め、仕事を調整していけることが望ましい。

> Kさんの心機能からみると、このアセスメントは大切ですが、Kさん自身が仕事を重要視していることにも目を向ける必要があります。管理職であれば、Kさんの代行ができる部下もかぎられていることから、仕事もでき心臓にとってオーバーワークにもならない方法を一緒に考えながら、Kさんの役割中断につながらない入院生活が送れるようにしていくことが求められると思います。

- 生殖機能に問題はない。また、夫婦関係も良好で熟年男性として家族内で信頼し合えている。現在の心機能は、まだトイレ歩行ができる程度にしか改善していない。一般的に退院までは階段歩行ができる4〜5Metsまで心臓リハビリテーションが進むが、性生活はそれ以上の負荷がかかることになるので、外来で相談できることが望ましい。

- 緊急入院で、その後5日間行動範囲もかぎられていることや休息と睡眠があまり十分でないことからストレスを感じている。今後、心臓リハビリテーションが進むにつれて、このストレスは解消されていくことが考えられる。
- 今後は食事療法を中心としてこれまでの生活を改善することが必要となる。いまのKさんはきちんと治すために積極的に食事のスタイルを改善していこうと考えているが、内容によっては守り続けていくことにストレスを感じ、療養法が継続できなくなることも考えられる。療養法が面倒と感じることなく、退院後の生活に自信がもてるような支援が必要である。
- 緊急入院で職場に迷惑をかけたことにストレスを感じている。

> ストレスを感じていることにどのような対応をしようとしているのかまでアセスメントしましょう。

| 情 報 |
|---|
| **価値−信念パターン**<br>S：「週末はたいてい家族で過ごすようにしている。ときどき部下をよんで食事会とかもする」<br>S：「うちは3人も子どもがいるから、ずっとにぎやかなんだ」<br>O：代行できない仕事は入院中も持ち込んで、部下と連絡を取り合っている。 |

## ❸ 全体像と全体関連図（全体図）

### 入院2日目のAさんの全体像

　Kさんは48歳男性で、妻と3人の子どもがおり、営業に関する管理職をしている。会社に出勤途中、駅の階段で胸が締め付けられるような重苦しさを感じそのまま救急搬送された。搬送時ショック状態であり冠動脈＃6の完全閉塞が確認され、そのままPCI（ステント留置）を受け再灌流された。ショック状態に対しIABPが挿入され、カテコラミンや酸素のサポートを受けることで生命の危機状態を脱した。その後循環動態も安定し発症翌日にはIABP抜去され、発症2日からは座位などの急性期心臓リハビリテーションが開始された。その後順調に回復し発症4日目にはCCUから一般病棟に転棟し、発症5日目の現在心臓リハビリテーションは室内トイレ歩行までステップアップしている。

　しかし、入院時ショック状態となったこともあり、BNPも1000 pg/mLを超えうっ血性心不全を合併し、EFも42％と低心機能状態であった。そのため発症5日目の現在も改善傾向とはいえうっ血性心不全と胸水もあり、酸素カニューラ1Lが投与され利尿薬もようやく内服へと移行した段階である。座位や歩行などの負荷をかけてもSpO$_2$は低下することはないが、低心機能であるためオーバーワークはすぐうっ血性心不全の増悪につながるため、引き続き体重の増減をもとに水分出納バランスをみながらうっ血性心不全が改善することをめざす。同時に低心機能であるKさんにとって、心臓リハビリテーションも含め活動と休息のバランスをうまくとる必要がある。心負荷につながることとして、便秘状態であることが問題で緩下薬を内服していても改善されていない。本日ようやく室内トイレ歩行ができるようになったので、便秘は改善されるが、排便時の心電図モニターのST変化とバイタルサインの変動には注意していく必要がある。

　Kさんは、回復が順調とはいえ、緊急入院で急に生命の危機状況に陥りADLも急に低下したことから生活が一変し制限を受けていることへのボディイメージの変化や無力感などが今後の不安を生じさせている。さらに今回の緊急入院で脂質異常症もみつかり、健康が損なわれていたことを知りダメージを受けている。そのためか、職場に迷惑をかけていることに後ろめたさを感じ、一般病棟に移動してからはパソコンなどの通信手段を使いながら仕事をして、責任を果たそうとしている。食事や

---

> どのような状態になったら酸素は中止されるのか、予測も入れると、目標が具体的に立てやすいと思います。

> 心臓リハビリテーションはどのように進んでいくことが予定され、そのときにどのような経過をたどることが望ましいのか、なにかそこに問題はないのか、看護計画にあげられた＃1につながる統合アセスメントが含まれるとよいと思います。

> 今回の病気がその人の健康観に与えた影響をよくとらえていると思います。

> **アセスメント**
>
> ・仕事も家庭にも責任をもって人生を送っている。部下と過ごしたり家族で過ごすことを大切にしながら関係を築いている。
> ・仕事を生きがいにきちんと収入を得て、家族を養うことに価値をおいた生活が入院前と同様にできるようセルフケア能力を高め、適切な両方法ができる支援が必要である。

　排泄などの日常生活動作は低心機能状態のKさんにとってオーバーワークにもなりかねないため、仕事をする時間帯や量など調整しながら、Kさん自身の仕事の責任を果たしたい気持ちを尊重することで、Kさんが感じているストレスを軽減しながら入院生活が送れるようなかかわりが必要である。

　Kさんは、48歳とまだ若く、長女は自立したばかりであるが大学生と中学生の子どもを育て家族の大黒柱の役割を果たしている。心筋梗塞に罹患し脂質異常症もみつかったいま、自身の健康管理方法に自信をなくしている。とくに検診で高血圧を指摘されていても放置してきたことも加わり、今後自身の健康管理方法を改善していきたい意欲が見られている。食事については、心筋梗塞が再発するような内容で多くの課題を抱えているが、完璧に管理をしたいと考えているKさんにとって、多くの改善点を提案することがよりストレスとなり継続できなくなる可能性もある。妻が朝食と夕食をつくっており、できるだけ自宅で食べるように仕事を調整したい考えをKさんはもっており、当面、昼食の取り方に関する知識を必要としている。妻に対する食事指導を行い、妻のサポートを得ながら心筋梗塞が再発しない食事療法を獲得できることが望ましい。子どもの成長と仕事の充実とを目指すために、Kさんが心筋梗塞の再発がなく脂質異常症も改善されるよう、食事療法や運動療法などの療養法を獲得し継続できるように支援していく。

> **看護問題**
>
> #1　急性心筋梗塞による低心機能状態であるために、回復過程でのオーバーワークに関連した心拍出量減少・うっ血性心不全の増悪が起こる可能性
>
> #2　突然の心筋梗塞の発症により活動範囲が制限されていること、思うように回復しないことにより仕事を中断せざるを得ない状況、新たな療養法を獲得し日常生活を再調整し、継続しなければならないこと関連したストレス
>
> #3　心筋梗塞再発予防や脂質異常症改善に向けた食事療法や運動療法に関する知識不足

```
                                          強み
                                      妻と3人の子ども
                                       =家族の存在
                                      社会や家族内の
                                      役割意識の高さ
                    K氏 48歳男性
                      会社員
                    （営業管理職）
                                            S「気が付いたらベッドの上だった」
   生活改善に      ┌─────┐                    S「入院するのもはじめて」
    意欲あり      │冠危険因子│
                 │  是正   │
                 └─────┘
   食事療法・         冠危険因子              緊急入院      社会的役割継続困難・
   運動療法知識                              意識消失      会社への迷惑
     不足？      ┌─────┬──────┐                        父親役割が果たせないおそれ
                │肥満傾向 │2～3年前から │
   緊急入院でこれまでの│BMI：31 │高血圧指摘  │
   健康管理方法に自信喪失│        │受けるが放置│
                ├─────┼──────┤
                │脂質異常症│飲酒ビール  │           死の恐怖・不安
                │(今回の入院│付き合い程度│
                │で指摘)   │            │
                └─────┴──────┘

                         急性心筋梗塞                抗血小板薬
   緊急入院・             冠動脈造影：               ヘパリン
   ショック状態           #6 完全閉塞    PCIにて再灌流確認  点滴中
   に伴う禁食期間          前壁梗塞
                                                      副作用
                                                      出血傾向
   うっ血性心不全    心原性ショック   心負荷軽減のため
   BNP1160pg/mL(入院時) IABP・人工呼吸  ベッド上安静が4日間
   →456pg/mL(発症5日目) カテコラミンの  CCU 4日間入室
   胸部レントゲン   サポート
   CTR60% EF42%                                      不眠
   両側胸水貯留軽度
                                          便秘
   酸素1L/分    利尿薬点滴中
    投与       水分出納バランス              怒責
              マイナス管理中
   組織から
   血管内に   胸水改善          オーバーワーク時の
   血漿を     しにくい          心拍出量減少
   引き込め                   うっ血性心不全増悪
    ない    体動時SpO₂低下                              ストレス
   栄養状態
    低下              心臓リハビリ
                     病室内トイレ      活動制限
                     歩行まで
```

#1 急性心筋梗塞による低心機能状態であるために、回復過程でのオーバーワークに関連した心拍出量減少・うっ血性心不全の増悪が起こる可能性
#2 突然の心筋梗塞の発症により活動範囲が制限されていること、思うように回復しないことにより仕事を中断せざるを得ない状況、新たな療養法を獲得し日常生活を再調整しなければならないことに関連したストレス
#3 心筋梗塞再発予防や脂質異常症改善に向けた食事療法や運動療法に関する知識不足

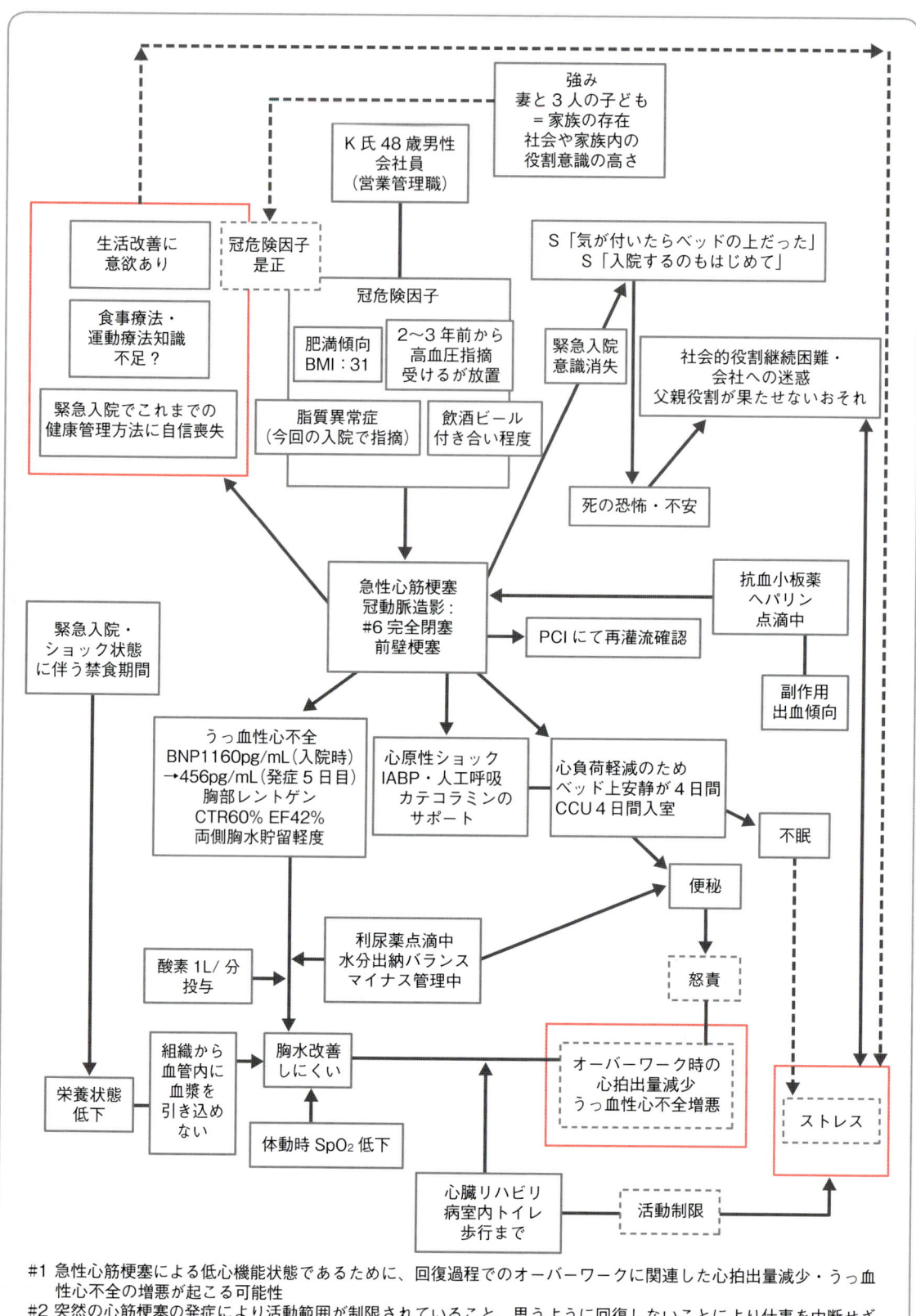

## ❹ 看護計画

### ＃3 心筋梗塞再発予防や脂質異常症改善に向けた食事療法や運動療法に関する知識不足

◆ **看護目標**
自身に必要な療養法を理解し継続していける方法を自身で組み立てイメージすることができる。

#### 看護計画

立案日：発症5日目
評価日：計画立案3日後（発症8日目）
解決目標：塩分や脂肪分を控えることと動脈硬化との関係について理解できる。
　　　　　摂取する塩分量や脂肪分を減らすための昼食に選択する食品や献立、食べ方について述べることができる。
　　　　　（妻）塩分や脂肪分がいまよりも控えめになる調理方法について述べることができる。
　　　　　日常生活のなかで運動を取り入れる方法について述べることができる。
　　　　　オーバーワークかどうかの判断指標について自身で観察できる。

**O-P**
①食事療法について
Kさん）・食事指導を受けているときの表情や言動
　　　　・減塩食や低脂肪食に関する理解度
妻）　　・食事指導を受けているときの表情や言動
②運動療法について
・活動前後の脈拍
・活動前後の血圧
・活動前後のSpO₂
・自覚症状（息苦しさ・動悸）の変化
・連続した動作をすることなく休憩をはさめているか。

**T-P**
①食事療法について
Kさん）・減塩や低脂肪が心筋梗塞の再発や心不全の増悪を防ぐことを理解してもらい、新たな食事療法が受け入れられるように動機づけをはかる。
　　　　・Kさん自身が疑問を表出したり、これならやってみようと関心を向けたことについては、支持的にかかわる。Kさん自身がこれでいいと思えるように、自己効力を高められるかかわりを行う。
妻）　　・栄養士から栄養指導が受けられるよう調整をはかる。
　　　　・栄養士からの栄養指導を受ける前に準備をする。
　　　　・栄養士からの栄養指導のあとに、具体的なイメージがはかれたかを確認する。
②運動療法について
・活動量を少しずつ増やすことが心臓リハビリテーションになるということの理解をしてもらい、運動習慣をつくることへの関心を向けてもらえるようにする。
・活動前後に脈拍や血圧、SpO₂を測定していることが、心負荷をみていることを示し、自己検脈の必要性や自覚症状に目を向けられるように促す。

---

> 栄養指導は妻だけでしょうか。実際にKさんが食事をつくらなくても、どんな工夫があるのかKさん自身も自分のこととして受け入れられるようにするためにも、一緒にうけていただくことが大切です。

> これはむしろ＃1で実施する内容です。＃3の直接的な観察ポイントではないと思います。これらを観察することによって、＃3の評価にはつながりません。

> 具体的にはどんな運動ができそうなのか、Kさん自身どんな運動を取り入れたいと思っているのか、希望を反映させることで個別性がでてきます。

**E-P**
①食事療法について
Kさん）・昼食によく食べるファストフードの塩分量と脂質の量を伝える。
　　　　・控える食品はなにがよいか選択してもらう。
　　　　・塩分摂取量を減らす食べ方（レモン汁を使う・ラーメンスープは飲まない、ソースは直接かけずに、つけて食べる、など）を一緒に確認して、Kさん自身に実施できそうなものを選択してもらう。
妻）　　・栄養士からの栄養指導でわからないことなど確認する。
　　　　・栄養士からの栄養指導をもとに妻自身が工夫しようとしている内容を確認して必要時情報提供する。

> 栄養指導内容と矛盾しないように、気を付ける必要があります。

②運動療法について
・普段と休日の日常生活リズムを確認して、運動が行える時間帯を一緒に確認する。
・心臓リハビリテーションを病棟内で行うとき、歩行距離の増やし方や歩行速度の保ち方を一緒に確認して、Kさんの心機能にとって適切な歩くペースがつかめるようにする。
・自己検脈の方法について指導し、病棟内での心臓リハビリテーションを行うときの実施前後に行うよう伝え、自己検脈ができるようにする。
・運動した量とその前後の脈拍数や自覚症状などについて自身でチェックできるよう、スマートフォンなどのアプリケーションを紹介したり確認できる手帳を勧めたりする。

> Kさん自身が管理しやすいものを選択していただくことが前提です。

## ❺ 実施（以下は#3への介入をしようとした発症6日目）

学　生：Kさん、廊下を歩けるようになったそうですね。
Kさん：そうなんだ。やっと外に出られたんだ。でも入院したときは緊急だったから、ここの廊下どうなっているのかわからないんだよね。
学　生：ああ、そうでしたか。廊下を出て左に行くとロビーがあるんですよ。心臓リハビリの予定では明日はロビーくらいまでの距離を歩くことができるらしいので、ロビーをご案内しますね。
Kさん：まだロビーにも行けないんだね。もう大丈夫だと思うんだけど、ずいぶん慎重なんだね。もう心臓は何ともないし息も切れないし、先生も退院も近いって言ってくれたしね。
学　生：心臓に負担をかけすぎないように少しずつ動く範囲を広げているところなのだと思います。ところで、今日廊下を少し歩いたとき、息苦しさとか動悸はしませんでしたか？
Kさん：そうだね。とくに何もなかったよ。だから、先生も退院って言い始めたんじゃないかな。
学　生：心臓への負担って、そういう息苦しいとかそういうことでわかることができるのですが、脈拍をみるとわかるので、実際に一緒に脈拍をはかってみませんか？
Kさん：いつもはかってくれるやつだね。
学　生：利き手で利き手じゃないほうの親指の付け根を触れるとドクドクいうので、それをはかってみませんか？
Kさん：こうやるんだね。これを数えているんだね。

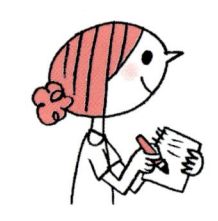

学　生：これを運動する前とそのあとにはかってみて、20回以上増えなければ、負担がかかっていないっていう感じなんです。
Kさん：なるほど、20回ね。午後リハビリをするときにやってみようか。
学　生：では一緒にはかってみましょう。
Kさん：じゃあ、はかったものをメモしておかないとね。
学　生：そうですね。そういう日誌みたいなものをつけると、退院してからも目安になるので、少し脈拍あがったなと思ったら、休憩をとることもよいと思います。
Kさん：そうだね。病棟にきてからは、みなさんがはかってくれている血圧とか、こうやってパソコンに入力してるんだよ。
学　生：すごい細かくメモしていらしたんですね。
Kさん：ずっと自分の身体のことは無頓着だったからね。これからは少し気遣ってあげないと、またこんなふうに突然倒れていろんな人に迷惑かけちゃいけないからね。
学　生：そうですね。今回みたいなことにならないためにも、心臓の様子をみたり、食事を気にしたりしてみませんか。
Kさん：そうだね。塩分とか気を付けたほうがいいみたいだから、いろいろ教えてもらわないと。いろいろパソコンで調べてみたけど、牛丼とか漬物とかすごい塩分あるんだね。これじゃあ、心臓も悲鳴を上げるわけだよ。ハンバーガーとかも食べられないみたいだし、お昼はやっぱり奥さんに弁当をつくってもらわないとだめかな。外食に頼れないとなると、いったい何食べたらいいのか、食べられるもの何もないよ。
学　生：何かよい方法ないかどうか調べてみます。

〔経過記録〕
S：「これを数えてるんだ。……（心臓に負担になるって）20回ね。メモしておかないと。こっちにきてから、ずっと皆さんがはかってくれたことをパソコンに入力してたんだ」
S：「昼食、何食べていいのか。牛丼とかハンバーガーとか食べられないし、外食に頼れないとなるとどうしたらよいのか」
O：自己検脈の方法と心負荷がかかったときの指標を説明すると上記発言あり。自己検脈の手技はきちんとできており、手帳などの記録を残すこともすでにできている。
O：食事については、すでに普段食べている昼食の塩分量など自身で調べており、どうしたらいいのか悩んでいる様子
A：運動療法については、心臓に負担がかかるかどうか管理する方法を知っており、今後も脈拍や自覚症状などをみることが習慣化できそうだ。
A：これまで食べていた昼食がどのくらいの塩分量なのか把握しており、制限しなければならない気持ちが強く昼食に何を選択したら塩分や脂質を控えられるのか見当が付いておらず不安のようだ。
P：運動療法については、継続。食事療法については、控えなければならない食品はすでに知っていて、むしろ食べられるものがないと不安に思っているようなので、どのような食べ方がよいのか、Kさんに提供する情報についてEプランを変更することとする。

> 新たな情報を得られたことでケアプランに追加することは大切です。こちらが設定した以上に、Kさん自身が意識がたかかったようです。

## ❻ 評価（#3のことについて、発症8日目に評価）

〔食事療法について〕

S：「昼食は、部下がハンバーガー買いに行くときに一緒に自分の分も買ってきてもらうとかして、ぱっと済ませることが多いかな。そうでないと取引先からの電話を対応したり会議に出たり間に合わないこともあるから」と昼食の摂取の仕方の問題をふり返り、「自分が食べていたものは、塩分などが高くてどれも食べられない」と自身で塩分量を調べていた。その後、指導によって「カロリーが多いのは食べ残すとか、牛丼や定食についている漬物をやめたり、味噌汁や汁物を飲まないだけでもずいぶんち違うんだね」と話す。

O：意欲的に調べられているが、理解できた分、昼食に何を摂取したらよいのか不安になった時期もあった。しかし、逆に食べられるものやその量について情報提供すると、イメージできたのか、食べ方について見直しを始める発言がみられた。

A：昼食について具体的なイメージができるようになり、何を食べたらよいのか理解できるようになり解決目標をほぼ到達している。==仕事中心の生活をしているKさんは、仕事が忙しくなるともとの食生活に戻ることも考えられる。しかし、守らなければならないことと思うと厳密に守ろうとする傾向もあるため==、朝食や夕飯で調整することができることなどを説明し、食生活についてKさん自身のやり方ができるようにしていくことが必要である。

> そうですね、守ること対して厳密にしようと考えるかどうかは実際に退院してからの状況にも左右されますが、何か推察できることとして、もともとストレスにどのように対応するタイプなのか、「ストレス耐性ーコーピングパターン」のアセスメント内容や妻からの情報などをもとに推測してみることも大切です。

P：問題はほぼ解決しているが、Kさん自身がまだ不安に思っていることもあるかもしれないので、退院まで計画は続行することとする。かかわり方としては、制限しなければならないとか守らなければならないなど限定するような伝え方をすると不安に思うので、こんな方法もあるといったできることについて情報提供していく。

〔運動療法について〕

S：「自己検脈ってこうするんだね」と心臓への負荷の様子をみる方法について習得している発言がみられた。そして負荷がかかったときの脈拍数について「20上がったら負担がかかるんだね」と理解している。しかし「やっぱり仕事し始めると運動って言われてもね」と話す。

O：自己検脈の手技は習得できており、脈拍も正しくはかれており測定するタイミングも運動の前後と理解している。仕事中心の生活は変えられないと思っている様子である。

A：==通勤時の歩行も歩行速度などきちんと負荷がかかるような歩き方をすることでも運動になることも説明しながら==、身体を動かすことに対する関心を薄れないようにすることが、心臓リハビリテーションを継続していけることにつながる。

> Kさん自身、何が運動になるのか理解していないことも関連していると考えているのですね。本人に確認してみて運動そのものへのイメージを確立させるケアプランも必要かもしれません。

P：仕事上リハビリにつながるような動きをするような機会がないかうかがう。さらに、どんな方法がリハビリになっているのかどうか理解していただき、関心を向け続けてもらえるように働きかけることについてケアプランを追加し、退院まで一緒に考えていくこととする。

## ❼ 退院時サマリー

Kさんは、48歳男性で営業関係の管理職をしている。冠動脈#6の完全閉塞のため急性心筋梗塞を発症し、ショック状態で緊搬送され、PCI（ステント留置）を受け、発症10日で退院した方である。入院時からうっ血性心不全があり、低心機能となった。妻と子ども3人おり、いちばん末のお子さんは中学生とまだ義務教育中である。Kさんは家族の大黒柱でもあるためか、仕事をすることに価値を置いている。今後は心筋梗塞の再発や心不全の増悪が起こらないような食事療法や運動療法を生活に取り入れながら社会生活を営めることが望ましい。そのため、以下の3つの問題をあげた。

#1 急性心筋梗塞による低心機能状態であるために、回復過程でのオーバーワークに関連した心拍出量減少・うっ血性心不全の増悪が起こる可能性

　緊急入院時からうっ血性心不全と低心機能であり、退院時の心エコー結果ではEFも48％と低心機能は改善しなかった。入院中は順調に心臓リハビリテーションが進み、不整脈やSTの変化などの虚血変化がみられず心不全もコントロールできていた。オーバーワークも起こることもなく活動量の調整もできており、うっ血性心不全が改善し、酸素投与がなくても酸素化が保たれるようになった発症7日目に解決とした。ただし、低心機能であり、退院後も食生活などによって心不全が起こりやすいため、退院後の食事療法や運動療法などについて、#3を強化することで対応した。

#2 突然の心筋梗塞の発症により活動範囲が制限されていること、思うように回復しないことにより仕事を中断せざるを得ない状況、新たな療養法を獲得し日常生活を再調整し継続しなければならないこと関連したストレス

　ADLが自立しても活動範囲が思うように拡大しないことに、もっと動けるのに慎重すぎるという反応を示していたが、その後心臓リハビリテーションが順調に進むようになり、ストレスも軽減した。退院後も、「仕事復帰するまで、自宅で動く範囲を少しずつ伸ばしながら調子をみていく」といった発言もみられたことから、職場復帰できない負い目よりは職場復帰が早くできるようにリハビリテーションが必要であることの理解も得られ、発症8日目に解決した。

#3 心筋梗塞再発予防や脂質異常症改善に向けた食事療法や運動療法に関する知識不足

　食事療法も運動療法も退院後の生活にどのように取り入れたらよいのかイメージがつき、ほぼ問題解決した。妻も栄養指導を受け具体的な献立なども考えられ、とくに子どもと一緒に食べる献立のうち、Kさん自身が塩分量や脂質を調整できる盛り付け方を工夫するなど、アイディアも増えた。入院中には具体的に食事療法も運動療法もできるとKさんは考えているが、実際の生活に戻ってみないと、わからないこともある。また仕事中心に考えてしまうKさんが昼食時の塩分量などが多くならないよう調整し続けられるかどうかは不明である。このため、半年後のフォローアップ心臓カテーテル検査時に再評価する必要がある。同時に外来でも継続的にセルフケアができているかどうか、確認しながら介入を続けることが必要である。

> そうですね。こうして患者の経過に応じて、看護計画を評価しては集約できる問題で補うやり方も、看護問題を整理していくうえで必要な考え方だと思います。

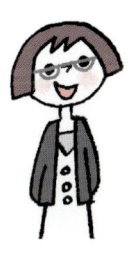

## 2．退院半年後の心臓カテーテル検査入院時

### (1) 場面の紹介

　Kさんは無事発症10日目に退院し、2週間後外来受診をすることとなった。また、半年後に心臓カテーテル検査を行い冠動脈の病変やステント挿入されたところについて確認することが予約された。この場面は、その発症後半年後のフォローアップの心臓カテーテル検査（CAG）のため1泊2日予定で入院したときの場面である。

　Kさんは「退院して2週間くらいは家のまわりを散歩したり、駅まで往復歩いて仕事に行けるかどうか確認したりしていた」と話す。「一生付き合っていかないといけない病気だからね。職場でも、もう倒れないでくださいと言ってくれて、お昼もみんなも気を遣ってくれるようになった」と、半年間どのように過ごしてきたのかいろいろ話をしてくれた。

### (2) この場面での気づきのポイント

・退院後の生活調整について、Kさんはどのようにとりくんできたのか整理してみよう。
・生活調整について確認するために、どのような情報をえたらよいのだろうか。
・再教育に向け必要な情報にはどのようなことがあるだろうか。

## ❷ 得た情報の整理とアセスメント

| 情　報 |
|---|
| **健康知覚－健康管理パターン**<br>S：前回退院後、散歩も取り入れ、食事療法もなるべく守るように努力している。<br>S：昼食は塩分の濃いものは食べられないことを職場のみんなが知っていて、みんなも気をつけようみたいな雰囲気になって、バランスのよいものを食べられるお店に行ったりしている。<br>S：せっかく順調にきているから、今回の検査で何もみつからないといいのだけど。 |
| **栄養－代謝パターン**<br>O：ALB：4.2g/dL、TP：7.9g/dL、RBC：4.8×10$^6$/μL、Hb：16.2g/dL、Ht：46.0%、WBC：5800/μL、CRP（－）<br>S：妻はきちんと指導どおりつくってくれている。昼食も自分でできるだけ塩分が少ないものを食べている。なんとかできているよ。 |
| **排泄パターン**<br>O：排便：1回／1日<br>O：排尿：7～8回／1日<br>O：体重：変動はほとんどない。76kgで退院時より2kg減っている。 |

## (3) 実際の事例展開

### ❶ 解説

　退院指導を行った場合は、指導に対する評価は入院中にできることはかぎられている。むしろ、退院後実際の生活に戻ってみて、指導内容がどのくらいその人にあった内容であったのか、それがどう受け入れられ取り入れることができるようになったのか、について情報を得ることで初めて評価できる。この点、退院後患者をフォローアップしている外来がこの役割を担う。しかし、外来で看護師が個別の患者にかかわる時間はかぎられているので、こうしたフォローアップ検査入院などが予約されている場合は、その時間を利用して、再教育するポイントなどを把握し介入を進めていくことが必要である。

　Kさんは、職場の方から気遣ってもらえているという発言をしているが、それはどんな気遣いなのか確認する必要がある。とくにKさんは昼食の取り方と運動療法をどのように社会生活と折り合いをつけるのかが課題であったことが、退院時サマリーからみえてくる。このことについて、短期間で情報収集をしてアセスメント、看護計画立案をしていくことが大切である。

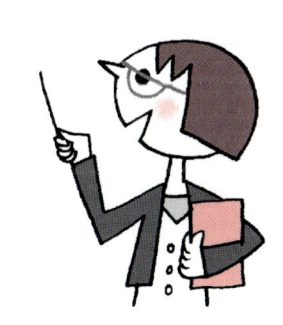

| アセスメント | |
|---|---|
| ・退院後仕事に復帰することを目標に、少しずつ動く範囲と量を増やし、心負荷が増大しないよう気遣いができている。しかし、実際職場復帰してからは、**あまり自己検脈することもなく、気遣えていない。** | それだけ自身の回復に自信をもっているのだと思います。自己検脈をしていないことが気遣えていないことではないと思います。外来で医師から回復過程についてどのように説明されているのかによっても、それほどいつも気遣う必要がない状態なのかもしれません。 |
| ・食事療法や運動療法については、Kさんなりにきちんとできている自負があり、健康管理方法も確立しつつある。 | |
| ・しかし、今回のカテーテル検査の結果で冠動脈の病変がみつかれば、確立しつつある健康管理方法に何かしらの課題があることも予測され、実際にどのようなことができているのか情報を具体的にうかがい、よいことはより継続できるようサポートする必要がある。 | |
| ・栄養状態も問題ない。脂質異常症についてはあまり変化はないが、悪化もしていない。**感染症もなく心臓カテーテル検査を受ける**ことはできそうだ。 | 侵襲を加える検査なので、検査前に炎症反応が上がっていると検査を延期することがあります。検査前の感染症の有無についてアセスメントできていてよいです。 |
| ・体重コントロールもできており、心不全が増悪することもなく経過した様子。 | |
| ・排便も毎日あり怒責などもすることがないため、心負荷にはなっていない。 | |
| ・**腎機能は問題なく**、心臓カテーテル検査時に用いる造影剤の排泄もきちんとでき合併症など起こるリスクはかなり低い。 | 血液検査結果を情報のところに入れましょう。 |

| | |
|---|---|
| | **情 報** |
| 入院中血圧など自身でメモに残したりしている方だったので、この半年の間で、ご自宅で脈拍や血圧をはかっていたら、その情報も得ておく必要があると思います。その値と前回退院時や今回入院時と比較することも必要です。 | O：入院時脈拍：70回/分（不整脈なし）<br>O：血圧：134/72mmHg、SpO$_2$：98%<br>S：退院後動悸とか胸痛とか一度も感じたことはない。<br>S：仕事ができるようになってからは自己検脈はやめたけど息苦しくなったりしないから、とくに大丈夫だと思う。普段どおりになれた。<br>S：階段をつかったりしたら一応5分くらい休むとか、休憩はきちんとはさんでるよ。 |
| | **睡眠－休息パターン**<br>O：睡眠時間：6〜7時間/日<br>O：熟睡できている。<br>S：階段をつかったりしたら、一応5分くらいやすむとか、休憩はきちんんとはさんでいる。 |
| | **認知－知覚パターン**<br>S：退院後、胸痛などはない。 |
| | **自覚知覚－自己概念パターン**<br>S：今回の検査で冠動脈に何も見つからなければ、食事とかうまくいってるってことでしょう。もう冠動脈が詰まるようなことにはならないようにしたい。<br>S：食事とかは妻が協力してくれるし、自分は昼食を気を付けているから、なんとかうまくいっていると思う。 |
| | **役割－関係パターン**<br>S：仕事は復職し、もとどおりに生活している。 |
| | **セクシャリティー生殖パターン**<br>情報は具体的には得られていない。 |
| | **コーピングーストレス耐性パターン**<br>S：なんとか仕事も復帰できて、うまくいっているよ。<br>S：今回は1泊だからね。仕事の調整もちゃんとできているから、大丈夫。とくにストレスはないよ。カテーテルも初めてじゃないしね。 |
| | **価値－信念パターン**<br>S：前回いろいろ食事のこととか教えてもらって、妻と大事だねと話しているよ。妻もそれなりの年齢だし、子どもにとっても皆の健康を守るためには食事は大切だよね。 |

## アセスメント

- オーバーワークの監視のため退院してしばらくは自己検脈をしながら活動量を調整していたが、仕事に復帰してからは、面倒になりオーバーワークになっているかどうか確認したりすることはなくなり自覚症状に頼っている様子である。

- 動き過ぎたときは休息をとるなど、職場でも休息時間を適宜とることができ、オーバーワークにならないような調整もうまくいっている。睡眠も自宅に戻ってからは問題はない。

- 認知機能、視覚・聴覚など変化はなく問題はない。退院後も胸痛などの心筋梗塞の再発を疑う自覚症状を感じることもなく過ごせている。

- 前回入院時は自己価値を低めるような出来事であり、職場に迷惑をかけたことによる負い目なども感じていたが、現在は職場復帰も発症前と変わりなくできている。
- 外来通院やフォローアップ検査についても、職場の協力を得られており、Kさん自身も疾患の治療と社会生活との調整が自らつけられ、問題はない。
- ただし、==今回の検査で冠動脈の閉塞がみつかると、半年で閉塞したことによる自身の管理方法の問題を強く感じ自己価値を低めることにもなりかねないので、検査結果が出た段階で介入を検討する必要があるかもしれない。==

> 今回の検査結果が悪い場合、どのようなダメージを受けるのか予測できていてよいと思います。1泊2日の検査入院であるため、あらかじめ予測しておくことで、検査結果が出た後に介入すべきポイントを整理しておくことは、指導のタイミングを逃さないためにも大切なことです。

- 退院後社会的役割も果たせており、今回の病気によって変化もみられなかった。また家族内での役割も変化なく過ごせており、前回と大きな変化はない。

- 退院後の性生活については情報が得られていないため、再アセスメントする事柄はない。不安があるようであれば、情報を得て対応していく。
- 発症半年後で社会復帰も問題なくできている状態であれば性生活をしても心負荷にはならないが、今回の冠動脈の様子によっては、制限しなければならないこともあるため、検査結果を踏まえた介入が必要である。

- とくにストレスはないようだ。
- カテーテル検査において穿刺部が鼠径部になった場合は、ベッド上安静が数時間必要となるため拘束を受けるが、それ以外ではトイレ歩行などもできる。穿刺部によってADLの範囲が制限されるようであれば、ストレスが生じるので、一時的なことであることを説明しストレスの緩和をしていく。

- 自身の療養法に自信をもっており、そのことを続ければ、心筋梗塞の再発が起こることはないと考えているようだ。

### ❸ 全体像と全体関連図

　Kさんは、半年前に冠動脈＃6の完全閉塞による急性心筋梗塞により、低心機能（EF48％）となったが、生命の危機も脱し順調に経過し、食事療法と運動療法に関する指導を受け退院した。退院後2週間ほどで職場復帰したが、今日まで、Kさんなりの食事療法と運動療法ができており、その後、発作が起きたり再発を疑う所見もみられず、外来通院をしていた。

　今回は、心筋梗塞発症後半年後の定期的な心臓カテーテル検査目的で入院した。栄養状態、腎機能などとくに問題がなく、感染症もなく、心臓カテーテル検査の合併症が起こるリスクはかなり低い。Kさんは今自身が行っている療養法に自信をもっているが、今回の心臓カテーテル検査の結果によっては、療養法を見直す必要性が出現するかもしれない。療養法を変更するかどうかはまだ不明であるが、Kさん自身が自信のある療養法の具体的な方法をうかがい、その方法がKさんの心筋梗塞の再発予防や脂質異常症の改善をはかることに役立つのか、確認する必要がある。そして、できていることはそれでよいとより自信をもたせ、改善が必要なことは改めて一緒に方法を考え、心筋梗塞の再発がなく、Kさんの父親役割や営業の管理職の役割が遂行できることが望ましい。

> アンドラゴジーの考え方からみて、Kさんの再教育に向けできていることを支持することは大切です。また実際に実施している具体的な方法をについて語らせることによって、Kさん自身が行っていることについて自分でも整理がついたり振り返りをする機会にもなるので、じっくりうかがうことが大切です。このことについては、ケアプラランンにも入れたほうがよいと思います。

#### 看護問題

＃1　心臓カテーテル検査に伴う合併症が起こるリスク―出血・不整脈・循環動態不安定・末梢動脈の循環不全

＃2　自身が身に着けた療養法（食事療法・運動療法）に過信がある可能性

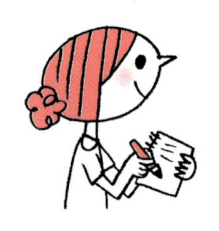

```
                                            強み
                                       妻と３人の子ども
                                       ＝家族の存在
                                       社会や家族内の
                                       役割意識の高さ

  S「妻はきちんと指導内容のとおり
    つくってくれている」
  S「昼食も塩分すくないものを       K氏 48歳男性
    選択できている」                会社員
                                   （営業管理職）

                 ┌─────────────────┐
                 │ 冠危険因子の是正に │
                 │ 向けた療養法獲得  │
                 │   と継続        │           冠危険因子
                 └─────────────────┘

  ┌─────────────────┐
  │  食事療法・運動療法 │          肥満傾向         心筋梗塞発症
  │     過信？        │          BMI：31         以降高血圧は治療
  └─────────────────┘                           にて改善傾向

  ┌─────────────────┐          脂質異常症
  │  健康管理方法に    │         （急性心筋梗塞発症時に    飲酒ビール
  │   自信喪失        │          指摘。以後内服治療      付き合い程度
  └─────────────────┘           継続中）

                        退院後発作はない

                                              急性心筋梗塞
                                          冠動脈造影：#6 完全閉塞
   冠動脈の再閉塞 ←── 半年後のCAG ──→   前壁梗塞→PCIにて再灌流

                              副作用
                              出血傾向
  ┌─────────────────┐
  │ CAG関連合併症     │
  │ 出血・不整脈・循環動態│
  │ 不安定・末梢動脈   │                        心原性ショック
  │  の循環不全      │        抗血小板薬内服中    うっ血性心不全合併
  └─────────────────┘                        →低心機能 EF48%
```

#1 心臓カテーテル検査に伴う合併症が起こるリスク出血・不整脈・循環動態不安定・末梢動脈の循環不全
#2 自身が身に着けた療養法（食事療法・運動療法）に過信がある可能性

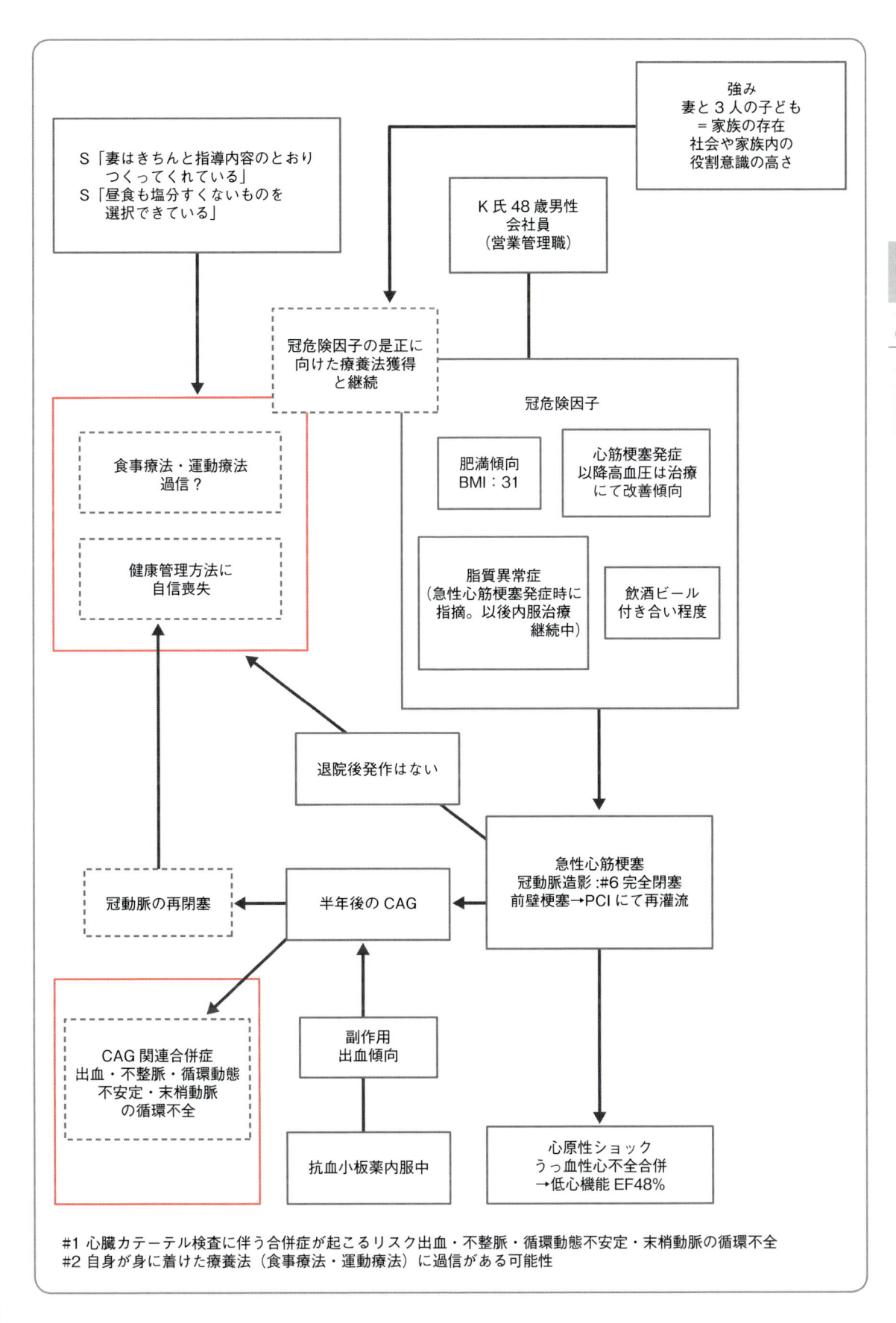

## ❹ 看護計画

### ＃２ 自身が身につけた療養法（食事療法・運動療法）に過信がある可能性

◆**看護目標**
自身の療養法に改善する必要がある場合は修正点が理解でき、いまの日常生活に取り入れる準備ができる。

#### 看護計画

立案日：入院時
評価日：退院時
解決目標：いま行っている療養法について改善したほうがよいことやこのまま継続していくことが望ましいことについて、言語化できる。

**O-P**
・前回入院時に行った指導内容を確認し、知識が定着しているか確認する

**T-P**
・昼食に何を選択しているのか確認し、前回の指導内容が守られているかどうか確認する。
・本人が語った食事療法や運動療法が正しい方法かどうか、誤解がないかどうか確認する。

**E-P**
・情報を得ながら、改善点があれば情報提供をしていく
・前回の入院時の指導内容のなかでできていること、取り入れられていることについては、その方法でよいと保障し、ずっと継続できるように支援する。

> 自身が行っていることについて、語ってもらうことによって、Kさん自身の振り返りの機会になるようかかわる」という、具体的な方法をうかがうことが情報収集の目的だけにかぎらず、患者にとっての効果についても入れ込むとより評価しやすいと思います。

## ❺ 実施

学　生：検査お疲れ様でした。
Kさん：さっき先生が、とくにカテーテルで問題はなかったと言ってくれた。ひと安心だよ。
学　生：そうですか。よかったですね。半年間、食事とか気を遣われてきたことが成果につながったのですね。よかったら食事はどのようにしていたのかお話しを聞かせてください
Kさん：そうだね。自分も頑張ったかもしれないけど、いちばんは妻かな。育ちざかりの子どもの食事にひと工夫してくれていて、本当助かっているよ。朝食と夕食は妻がつくってくれていて、感謝しないと。付き合いで夕飯がうちで食べられないときもたまにあるけど、ほとんどは自宅で夕飯を食べています。前に教えてもらったように、子どもたちが食べている量の半分くらいにして、ソースをかけなければならないものは、レモン汁の味で食べるようにして、ソースとかケチャップとかの塩分を減らしているかな。
学　生：朝食とか夕食とか奥様は塩分とか気にしながらつくることはできていますか？

86

Kさん：さつま揚げといった練り物は煮物とかに使わなくなったし、減塩味噌や減塩醤油などを使ってくれていて、きちんと守ってくれていると思う。よくやってくれて助かっている。最初はかなり味付けが薄いって思っていたけど、最近は薄味にも慣れてきたから、きちんとできていると思うよ。

学　生：昼食に何を食べたらよいか心配しておられたと思いますが、どのようにしていますか

Kさん：実は前はハンバーガーとポテトで空腹を紛らわしていたときもあったけど、いまはそれもきっぱりやめた。でも、どうしてもたまにラーメンとか食べたくなって、家で薄味な分、スープがおいしくて、ついもうひと口って思うときがあって。そういうときは、夕飯減らしたりして調整しているけど、結局我慢してストレスになることもあるし、まあ適度に守れているとは思いますよ。

学　生：そうですね。きちんとKさんは食事が守られているようなので、いまのまま続けていってください。

〔経過記録〕

S：「朝食と夕食はだいたい家で食べている」
「子どもにはソースが必要な献立でも、自分はレモン汁などをかけて塩分量が減るようにしている」
「昼食はちょっとラーメンのスープとか飲みたくなって、飲んでしまうこともある」

O：食事の工夫について話をしているときは、質問に次々とはっきり答えていて、自信がありそうである。

A：カテーテル検査で新たな病変がみつかることもなく、療養法の効果はみられている。昼食に味付けが濃いものを食べていても、夕食で調整できており、1日量全体としては、比較的塩分量は守られている。しかし、薄味に慣れてきたとはいえ、濃い味付けの好物はつい多く食べてしまったり、濃いものは食べてはいけないことに多少のストレスも感じていることから、何かのきっかけで継続できなくなる可能性もある。

P：誤認しているような食事内容はなかった。しかし、濃い味付けのものが食べられないストレスもあるようなので、できれば、出汁の旨味を生かす調理法など、薄味でも満足できるような献立や調理法が取り入れられるような、情報提供をする。

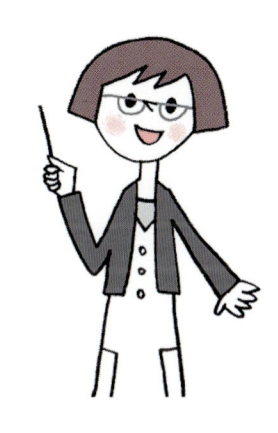

## ❻ 評価

S：妻）出汁を取ることはちょっと面倒ですが、ちょうど娘も料理を覚えたいって言い始めているので、ちゃんと下ごしらえをして旨味を生かすようにしてみます。
　Kさん）「そうだね。面倒かけているのに、やっぱりラーメンのスープが飲みたいって、わがままが出てきたんだね」
O：調理法について妻に再教育した際、上記発言あり、Kさん自身、「もうひと口なら」という気持ちが出始めたことに、反省している様子。
A：療養法について過信というよりも、むしろ味付けの濃いものを食べられないと思ってしまうことへのストレスから、薄味を守れなくなる可能性はある。薄味でも満足できる食事になるような調理法について妻に再教育したところ、取り入れられる様子であった。
P：妻への再教育が、Kさん自身自分を振り返る機会にもなり、改めて誘惑に負けない気持ちになってきたので、このまま、自分にブレーキを掛けられていることに対し支持的にかかわる必要がある。このことについて、外来に継続とする。

> 外来でフォローしてほしい事柄について、具体的にかつ明確にかけていてよいと思います。

## 3. サマリー

**#1　心臓カテーテル検査に伴う合併症が起こるリスク—出血・不整脈・循環動態不安定・末梢動脈の循環不全**

想定された合併症は起こすことなく、心臓カテーテル検査が終了し予定どおりに1泊2日で退院できた。

**#2　自身が身に着けた療養法（食事療法・運動療法）に過信がある可能性**

心臓カテーテル検査結果で新たな冠動脈病変も認められず、おおよそ食事療法は確立しつつある。しかし、薄味ばかりの食生活を守ることに多少ストレスを感じ、濃い味付けのものを多く摂取してしまうこともあるようだ。妻に旨味を活かしたり献立で味のメリハリがつくような工夫をするなど情報提供したところ、一緒に聴いていたKさん自身、自分のわがままを反省し、妻と一緒に守り続けることを宣言している。このような気持ちになったKさんに対し支持的にかかわり、療養法を守らなければならないことによるストレスを緩和できる継続的なかかわりと、守ることの重要性を再認識できるようなかかわりが外来で定期的に必要である。

---

● 引用・参考文献
1）Alfaro-LeFevre, R.（江本愛子監訳）：基本から学ぶ看護過程と看護診断、第6版、医学書院、2008
2）Carpenito-Moyet, L. J.（藤崎郁、山勢博彰訳）：カルペニート看護過程・看護診断入門—概念マップと看護計画の作成、医学書院、2007
3）江川隆子：江川隆子のかみくだき看護診断、改訂7版、日総研、2010
4）黒田裕子：しっかり身につく看護過程、照林社、2012

# 第Ⅱ章 2 成人看護学

# 第Ⅱ章 3 小児看護学
## 実習記録の書き方

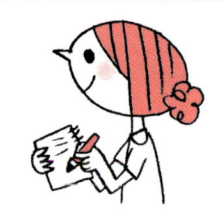

小児看護を実践していく看護者は、子どもに対しての尊厳や権利を尊重していく姿勢が必要である。子どもを中心としながら、子どもと家族を1つの単位としてとらえ、家族に育まれながら成長・発達していく存在であることを理解しなければならない。

そして、子どもの健康レベルにかかわらず、家族と協力し年齢相応のセルフケアの支援を実践していく。さらに、子どもの最善の利益をめざしてQOLの向上をはかっていくことが重要である。

今回、白血病の事例を取り上げ、学生の皆さんが治療の経過に併せて学習できることをねらいとした。

## 1 よく用いられるアセスメントの枠組み──成長・発達のとらえ方

### 1) 成長・発達の定義
成長とは、身体の形態の変化（長さ・重さなどの計測可能な変化）をいう。発達とは、機能や能力の増加といった質的変化をいう。子どもは形態と機能の変化が相互に関連しながら、絶えず変化していく。

### 2) 成長・発達の一般的原則
以下の原則は、子どもの成長・発達過程をとらえていくための指標となる。
- 一定の方向性・順序性がある。
  例：「首がすわる→座る→立つ」「腕を動かす→手で握る→指先でつまむ」「粗大運動→微細運動」
- 連続性があるが各器官・臓器によって速度は異なる。
  例：器官による発育速度は神経系が最も速く、生殖器系が最も遅い
- 器官や機能の成長・発達には決定的に重要な時期がある。
- 個人差がある：遺伝的・環境的要因によって幅がある。

### 3) 成長・発達に影響を与える要因
成長・発達は、遺伝的要因や環境的要因などに左右される。
- **遺伝的要因**：両親から受け継がれたDNAにある遺伝子
- **環境的要因**：家庭環境、社会環境、健康状態、栄養状態など

乳幼児のような両親と密接にかかわる年齢の場合、両親および養護者とのかかわり方が環境的要因として大きく影響するため、これらの情報は重要である。

### 4) 形態的成長・機能的発達
① 乳児期：誕生〜1歳未満

身体的な成長と運動機能の発達が著しい時期である。体重は出生後1年間で約3倍、身長は約1.5倍になる。運動機能も粗大運動では4か月で首が座り、7か月でお座り、1歳頃には1人歩きができる。微細運動では、手で物をつかむことができるようになっていく。各臓器の発達も未熟であり、体温調節機能、腎機能、免疫機能での調整に注意が必要である。

② 幼児期：1〜6歳未満

1〜3歳までを幼児前期、それ以降を幼児後期に分けられる。

諸器官の構造・機能が大人に近い状態まで成長していく。なかでも神経系・筋力の発達がみられ、運動機能では1人歩き⇒走る⇒ジャンプ⇒バランスをとるなど、身体を巧みに動かすことができる。幼児期後期では言語能力は大人と同じ程度の日常生活の会話が可能となり、自我も芽生え、第1反抗期を通過する。排泄の自立もできるようになる。

③ 学童期：6〜12歳

身体機能（呼吸・循環・代謝など）が成人並みになり疾病の罹患が少ない時期になる。

脳神経系の発達とともに運動能力として、敏捷性、柔軟性に優れ、自転車や縄跳びなど、複雑で細かな動きができる。

④ 思春期：12歳から高校生（骨端線閉鎖時期まで）

生殖器系の発達が著しく、性ホルモンの分泌より第2次性徴が起きる。身長は、成長ホルモンの影響に性ホルモンの影響が加わり急速に伸びる。体重も大幅に増加する。

### 5）心理・社会的発達

以下の理論を理解し、使用することによって、看護の方向性がみえてくる。

① ボウルビィ（Bowlby,J）の愛着理論
・第1段階：人物の識別を伴わない無差別な反応（誕生〜約3か月）
・第2段階：1人あるいは数人の識別された人物への反応（生後3〜6か月）
・第3段階：識別された特定の人物への接近の維持（生後6か月〜2、3歳頃）
・第4段階：目標修正的なパートナーシップ行動（3歳頃〜）

第3段階の際に、安定感のよりどころである養育者（母親）から引き離されると混乱が生じ（分離不安）、長期間になるほど人格形成に影響を与える。

② ピアジェ（Piaget,J）の認知発達理論
・感覚運動期：誕生から2歳頃
・前操作段階：2〜7歳頃
・具体的操作段階：7歳頃〜11歳頃
・形式的操作段階：11歳以降

子どもにとって自分の健康状態や自分に行われている治療・検査等を理解するには、年齢によっては難しい。看護者が子どものアドボケイト（権利の擁護者）としての役割を果たすためには、子どもの各年齢での認知発達や世界観を理解しておくことが重要である。

③ エリクソン（Erikson,E.H）の自我発達理論
・乳児期：基本的信頼の獲得と不信感の克服
・幼児期前期：自律感の獲得と羞恥心・疑惑の克服
・幼児期後期：積極性の獲得と罪悪感の克服
・学童期：勤勉感の獲得と劣等感の克服
・思春期：アイデンティティの獲得とアイデンティティの拡散の克服

各段階での固有の発達危機を克服し、発達課題を達成できるように支援することが大切である。

## 2 急性リンパ性白血病の1歳10か月児の看護過程の展開

### 1．初回入院で診断がついた場面

#### (1) 場面の紹介

E君は1歳10か月で、父30歳（会社員）、母29歳（専業主婦）と3人暮らしをしていた。祖父母は近くに住んでいる。今年4月頃から徐々に体重減少があり、歩行ができていたのにあまり歩かなくなった。食欲不振も続いたため近医を受診した。顔色不良を指摘され総合病院を紹介された。血液検査の結果、白血球の増加と芽球の出現、貧血がみられ、白血病の疑いで6月5日、10時00分に小児専門病院へ救急車で搬送入院となった。

入院時の体温37.0℃、脈拍130回/分、呼吸28回/分。母親に抱っこされていて、ベッドにおろそうとするが離れようとしない。顔色不良、活気なく、機嫌が悪い。

血液検査の結果は、WBC：62,100/μL、RBC：$2.7×10^6$/μL、Hb：6.5g/dL、Plt：$3.0×10^4$/μL、CRP：0.16mg/dLであった。

入院後、病棟の処置室で骨髄検査を行った。翌日、10時30分、医師から急性リンパ性白血病（ALL）と病状説明を受けた後、病室に戻った場面である。

→ それでは、この場面のイラストをみて、看護計画を立案するための情報収集のポイント（気づきのポイント）を考えてみよう。

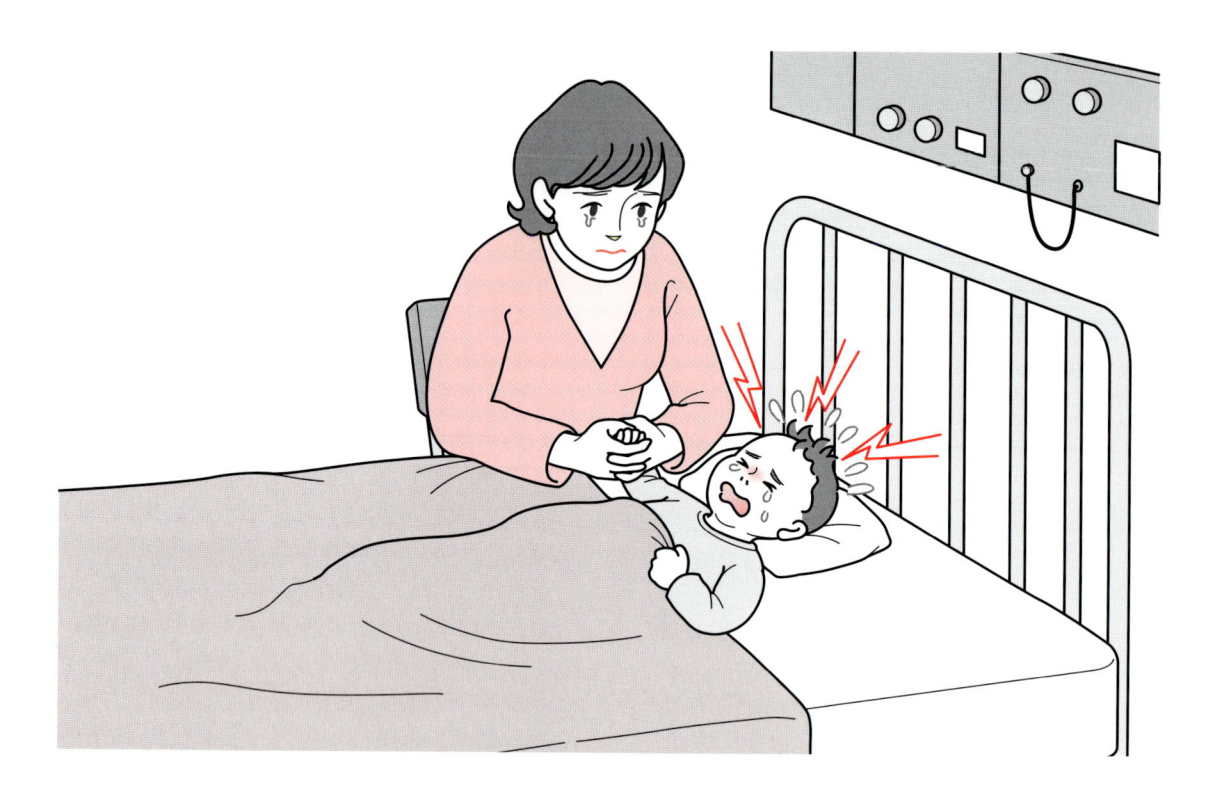

## (2) この場面での気づきのポイント

- E君は、なぜ泣いているのだろうか
- E君にとって、入院生活環境はどうなのだろうか
- 好きなキャラクターは、なんだろう
- お母さんはどのような思いでいるのだろうか

## (3) 実際の事例展開

### ❶ 解説

　幼児期は、両親の愛情のもとで育てられる時期である。E君にとっての生活は、日ごろ生活していた環境から見知らぬ環境へと変化し、家族から引き離された状況である。また、白血病の治癒率は、約80％と上がってきているが、今後、入院治療から外来での通院治療など長期間の闘病生活が始まる。E君を支える家族の不安は計り知れない。ここでは、子どもの入院生活環境を整えることと母親の不安に配慮することの大切さについて解説する。

#### 〈子どもの入院生活環境を整える〉
■ 母子分離に配慮する

　ボウルビィ（Bowlby、J）による愛着理論によると、1歳10か月のE君は第3段階の時期である。親との愛着が形成されている幼児は、親を心の安全基地として周囲への探索行動をとることができる。そのため、親がいないと分離不安が非常に強くなり、母親の傍を離れようとしなくなる。E君の母親が医師との面談を行っている際に、病室で1人にされたE君は母親の姿が見えず、激しく泣き、分離不安を起こしていた。

　精神的に不安定な状況の子どもにとって、愛着を形成している母親の存在は重要である。少しでも両親のもとで過ごすことができる時間を考慮することが大切である。面会時間の制限がある施設は多いが、夜間の付き添いができない状況であれば、E君が寝つくまで付き添いを許可するなど、

子どもの状態に合わせて流動的に考えていくことも必要である。

■検査・処置に対する不安へ配慮する

ピアジェ（Piaget、J）による認知発達理論によると、感覚運動期（位相）の第6段階に区分される。ある行動をする前に状況を考えることができ、過去の経験に関係づけて自分独自の新しいイメージを形成し始めていく段階である。記憶されたイメージとその特徴（使用方法、形、大きさ、色など）が結びつき、自ら考え出すことができるようになってくる。

しかし、E君は病気や入院という事象について、まだ経験がなくさまざまな現象に対して認識できず、入院時の検査・処置による苦痛や不安・恐怖心が増している状況である。まずは、本人が親しんでいるキャラクターや大切にしている物、人物のいる環境にして安定をはかる必要がある。今後、これから経験していく検査や治療・処置について、経験を踏まえて正しくイメージが形成できるように支援していくことが大切である。

■安全な環境に配慮する

幼児期の子どもは、生活体験が少ないため、自ら危険回避行動をとることは難しい。そのため、発達段階を考慮した、安全な環境の提供が重要である。E君はサークルベッドに入院しているが、貧血や母親の後追いなどがみられるので、ベッドからの転落の危険性が高いので、ベッド柵がいちばん上まで上がっているかなど注意が必要である。

■自我の発達に配慮する

エリクソン（Erikson、E.H）の自我の発達理論によると、運動機能の発達とともに、意図的に身体コントロールができるという体験を積み重ねていくことにより、自律感を獲得していく時期である。自分1人で行ったことがうまくできることの積み重ねによって、自己に対する自信の確立につながる。精神的な安定をはかりながら、E君が手洗いやうがいなど1人でできたときはしっかり認めて、ほめていくことが大切である。また、この時期のライフタスク（発達課題）の重要他者は両親となっている。E君が両親のもとで、発達課題を獲得できるよう支援していくことが大切である。

〈親の不安に配慮する〉

子どもの病名を「白血病」と告げられたときの親のショックははかり知れない。親は子どもが病気になったことで、入院や疾患・治療・予後についての不安や心配、罪責感や無力感などをもつ時期である。E君には中心静脈（CV）カテーテルが挿入されているので、母親がE君の世話をする際、どのようなことに注意したらよいのか、一緒に行いながら伝えていくことが大切である。

母親が積極的に子どもの世話ができると母親の精神的な安定にもつながる。また、夜間の母親が不在時の様子などを伝えていくことは、母親の安心と学生との信頼関係を築くことに繋がる。母親が子どもの病気を受け入れ、子どもと一緒に治療に取り組んでいくまでには、さまざまな葛藤があり時間を要する。母親をサポートする家族や友人がいるかどうかを把握し、母親へのサポート内容を検討することが必要となる。

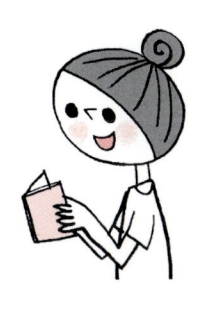

## ❷ 得た情報の整理とアセスメント

| 補足メモ | 情 報 |
|---|---|
| 年齢により自分で訴えることができない場合は、O情報がメインとなります。 | **健康知覚－健康管理パターン**<br>O：・1歳10か月、男の子。1人歩きをしていたが、1か月前頃よりあまり歩かなくなった。食欲不振が続いたため、近医受診し、血液検査の結果、白血病の疑いで小児専門病院を紹介され入院となった。<br>・既往歴・入院歴なく、今回初めての入院である。<br>S：母親「ビックリです。初めての入院だし、何が何だか……」 |
| 幼児期では健康管理に関して自立できていないので、家族が行っている健康管理の情報（予防接種、清潔行動など）が大切になります。 | |
| 栄養状態を示す検査データが記載されていますが、他にRBC、Ht、BC、Alb、BUN、Na、K、Clなどの結果も確認しましょう。 | **栄養－代謝パターン**<br>O：・食事は大人と同じ内容のものだが、野菜が嫌い。食事はスプーンやフォークを握って使うことができる。食欲はあまりない。<br>・身長78.2cm、体重9.5kg、TP：5.7g/dL、Hb：6.5g/dL |
| | **排泄パターン**<br>O：・おむつ着用。排尿：7回/日、排便：5回/日<br>・トイレットトレーニングはまだ開始していない。 |
| 1日の活動パターンはここで捉えましょう。<br><br>発達上の問題を早期発見するために、「スクリーニング検査」「発達診断」などがあるので情報として活用しましょう。 | **活動－運動パターン**<br>O：・入院前は歩いたり走ったりできた。<br>・入院前は人が乗れる車の玩具にまたがり足でこいでいた。<br>・家の中で活発に動きまわっていた。<br>・衣類の着脱は母親が行っていた。 |
| | **睡眠－休息パターン**<br>O：・入院前は21時～6時。午睡1～2時間くらい。<br>・トラのぬいぐるみがお気に入りで一緒に寝ていた。 |
| | **認知－知覚パターン**<br>O：・嫌なことは泣いて嫌がる。<br>・「パパ」「ママ」「おっ」「あっ」などの言葉を発する。<br>・両親にはなついているが、たまに会う祖父母には人見知りをして泣く。 |
| | **自己知覚－自己概念パターン**<br>O：食事のとき自分でスプーンをもって食べる。母親が手伝おうとすると嫌がる。 |
| | **役割－関係パターン**<br>O：・家族構成は父親27歳、母親29歳とE君3人暮らし。<br>・父親は会社員、母親は専業主婦。家事・育児は母親が行っており、父親は仕事が忙しくあまり手伝わない。<br>S：「もっと早く気づいていたら……」「E君は親と離れるの初めてなんです」「おばあちゃんの家にも泊まったことがなくて……」 |

## アセスメント

- E君の発達歴はとくに問題なく経過していた。今回初めての入院や今後の闘病生活を考えると母親の不安や心配は大きくなることが考えられる。

- カウプ指数を使うと15.53で、15～18は標準であるためE君の発育状態は標準である。TPは基準値が7～8 g/dLであることから、栄養状態は不良であることがわかる。これは白血病細胞の増殖から正常な白血球の減少が考えられ、感染症のリスクも考えられる。また、Hbの低下による貧血から倦怠感につながり、食欲不振になったと考えられる。
- 偏食があるが、小児期の食事摂取状況は成長に大きく関係するので、家族に説明し副菜も食べられるようになるための工夫が必要であると考える。

> 発育評価は、他に身長・体重のパーセンタイルもあります。発育は現在と経過からアセスメントしましょう。

- 普通は1歳7か月くらいよりトイレットトレーニングを開始するが、E君は入院となり中断となる。おむつ着用中である。母の訴えにもあるように排便は5回/日と緩い状態である。排泄後、長時間そのままの状態にしておくと、白血球も減少していることから感染症を起こす可能性がある。こまめにチェックしていく必要がある。

- E君は、入院前は歩いたり走ったりできていたが、現在は立つことができず、座位もバランスを崩すことがあることから、白血病により、骨痛があったため歩行ができず、筋力低下してしまったのではないかと考える。
- 座位時の転倒でベッドの柵にぶつかったり、ベッドからの転落の恐れがある。今後リハビリテーションを行う必要があると考える。

> 入院前の状態は、現在の状態をアセスメントするのに必要ですね。

> 貧血による組織の酸素不足による疲労感・めまい・立ちくらみも考えてみましょう。また、出血傾向も見られるので、打撲の危険性も考えましょう。

- 入院という慣れない環境で不眠となる可能性がある。

- 母親と他人の区別が認識できている。

- 1歳頃より自我が芽生える時期である。正常な発達段階であると考える。

- 子どもの病気のことについては、カルテからの情報で、ショックを受けていたことが考えられる。そのため、子どもの病気や治療・予後に不安や心配があると考える。また、慣れない入院生活と、自宅との往復で疲労している。

> 危機的状況のプロセスと介入方法を理解して、長期入院（治療）によって生じる家族の心理状態の変化に注意していきましょう。

| 情報 |
|---|
| **セクシュアリティ－生殖パターン**<br>　情報なし。 |
| **コーピング－ストレス耐性パターン**<br>O：・ふだんは機嫌よく過ごしていた。母親がいないとどんなにあやしても泣き止まない。<br>S：「えーん、えーん」母親の姿が見えないと泣く。 |
| **価値－信念パターン**<br>　情報なし。 |

> 「セクシュアリティー生殖パターン」「価値－信念」の情報は、小児の場合は発達段階によってとることができる情報です。

> 幼児期は両親（養護者）の価値観に影響を受けるので、両親の考えを情報としてもよいでしょう。

## ❸ 全体像と全体関連図

### 入院時のE君の全体像

　E君は1歳10か月の男児である。歩行困難、食欲不振、顔色不良、貧血があり、入院となる。骨髄検査の結果で急性リンパ性白血病（B前駆細胞型）と診断された。歩行が困難になった要因は、骨痛や関節痛、全身倦怠感などが考えられる。さらに、入院時はいままでの生活との環境の変化や母親から離される分離不安に加え、骨髄穿刺、採血など身体的苦痛も加わり、心身ともに苦痛が大きい時期である。発達段階から考えるとE君からの言語的表現でのニーズ把握は難しいが、症状や機嫌・活気など観察を十分に行い、アセスメントしていくことが大切である。

　診断後は中心静脈（CV）カテーテルを挿入し寛解療法が開始となる。今後は治療・処置に加え、病状や治療の効果を確認するために、定期的に採血、骨髄穿刺、腰椎穿刺などの検査が行われる。E君にとっては、初めてのことばかりで不安や恐怖心など心理的混乱が生じる可能性がある。E君との信頼関係を早期に築き、E君のわかる言葉で説明していくことが今後、大切となる。

　両親については、医師よりE君が白血病であると診断された。療養生活が長くかかる疾患であるとともに治療による身体的負担も大きく、両親のE君に対する将来への不安も含めて心理的ショックは計り知れない。さらに、母親は家庭生活の他に、E君の入院生活への援助を担うこととなり、身体的負担も大きい。両親のサポートをしてくれる親族の存在を確認していくことも必要である。家族間の関係性や心理的状態を把握し信頼関係を築いていくことが、ひいては、E君との関係においてもよりよい関係を築いていく可能性も高く、治療を前向きに受け入れる状況になりやすい。

| 看護問題 |
|---|
| #1　母子分離不安 |
| #2　不安・苦痛 |
| #3　家族介護者役割緊張リスク状態 |
| #4　活動耐性低下 |
| #5　感染のリスク状態 |

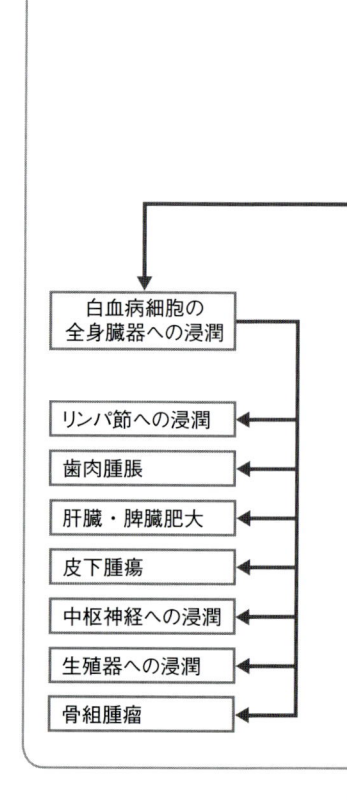

```
白血病細胞の
全身臓器への浸潤
 ├─ リンパ節への浸潤
 ├─ 歯肉腫脹
 ├─ 肝臓・脾臓肥大
 ├─ 皮下腫瘍
 ├─ 中枢神経への浸潤
 ├─ 生殖器への浸潤
 └─ 骨組腫瘍
```

### アセスメント

・幼児期では、2歳頃から外見の違いにより性別に気づき区別するようになる。E君は1歳10か月であるため、現時点では問題ないと考える。

・入院という環境の変化や、治療・検査など痛いことをされているため、大人に対する不信感や恐怖感があると考える。また、母親は離れることで母子分離不安を起こしていると考える。

・親の価値観が子どもへの対応に影響していくため、親がどのような価値観をもってかかわっていくのか情報をとっておく。

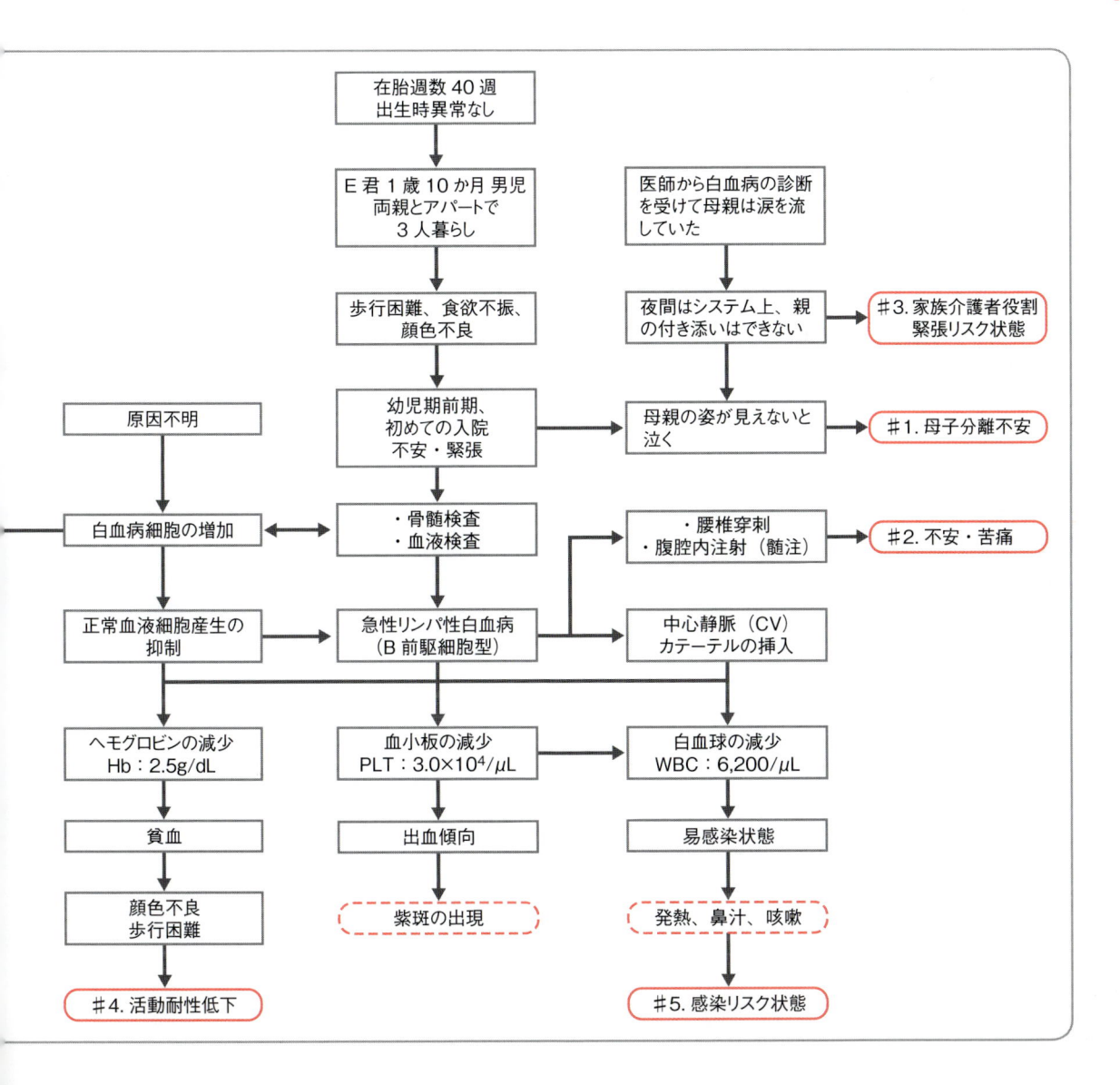

```
                     ┌──────────────┐
                     │ 在胎週数40週   │
                     │ 出生時異常なし │
                     └──────┬───────┘
                            ↓
                  ┌──────────────────┐    ┌──────────────────┐
                  │ E君 1歳10か月 男児│    │ 医師から白血病の診断│
                  │ 両親とアパートで  │    │ を受けて母親は涙を流│
                  │ 3人暮らし         │    │ していた           │
                  └─────────┬────────┘    └─────────┬────────┘
                            ↓                       ↓
                  ┌──────────────────┐    ┌──────────────────┐   ┌──────────────┐
                  │ 歩行困難、食欲不振、│    │ 夜間はシステム上、親│──→│#3.家族介護者役割│
                  │ 顔色不良          │    │ の付き添いはできない│   │ 緊張リスク状態  │
                  └─────────┬────────┘    └─────────┬────────┘   └──────────────┘
                            ↓                       ↓
  ┌──────────┐    ┌──────────────────┐    ┌──────────────┐   ┌──────────┐
  │ 原因不明  │    │ 幼児期前期、     │───→│ 母親の姿が見え│──→│ #1.母子分離不安│
  └────┬─────┘    │ 初めての入院     │    │ ないと泣く   │   └──────────┘
       ↓          │ 不安・緊張      │    └──────────────┘
  ┌──────────┐    └────────┬─────────┘
  │白血病細胞 │←──→│ ・骨髄検査  │    ┌──────────────┐   ┌──────────┐
  │の増加    │    │ ・血液検査  │───→│ ・腰椎穿刺    │──→│ #2.不安・苦痛│
  └────┬─────┘    └────────┬─────────┘    │ ・腹腔内注射（髄注）│   └──────────┘
       ↓                   ↓           └──────────────┘
  ┌──────────┐    ┌──────────────────┐    ┌──────────────┐
  │正常血液細胞│───→│急性リンパ性白血病│───→│中心静脈（CV）│
  │産生の抑制 │    │（B前駆細胞型）   │    │カテーテルの挿入│
  └────┬─────┘    └──────────────────┘    └──────────────┘
       ↓                   ↓                       ↓
  ┌──────────┐    ┌──────────────────┐    ┌──────────────┐
  │ヘモグロビン│    │ 血小板の減少     │    │ 白血球の減少 │
  │の減少     │    │ PLT：3.0×10⁴/μL │    │ WBC：6,200/μL│
  │Hb：2.5g/dL│    └────────┬─────────┘    └──────┬───────┘
  └────┬─────┘             ↓                      ↓
       ↓             ┌──────────┐          ┌──────────┐
  ┌──────────┐       │ 出血傾向 │          │ 易感染状態 │
  │ 貧血     │       └────┬─────┘          └──────┬───┘
  └────┬─────┘            ↓                      ↓
       ↓             ┌──────────┐          ┌──────────────┐
  ┌──────────┐       │ 紫斑の出現│          │ 発熱、鼻汁、咳嗽│
  │ 顔色不良 │       └──────────┘          └──────┬───────┘
  │ 歩行困難 │                                     ↓
  └────┬─────┘                            ┌──────────────┐
       ↓                                  │ #5.感染リスク状態│
  ┌──────────────┐                        └──────────────┘
  │ #4.活動耐性低下│
  └──────────────┘
```

ヘモグロビンの減少 Hb：2.5g/dL

血小板の減少 PLT：3.0×10⁴/μL

白血球の減少 WBC：6,200/μL

## ❹ 看護計画

### ♯1　母子分離不安

◆**看護目標**
1．入院生活環境を整え、母子ともに精神的安定をはかる。

**看護計画**

OP
子ども
　①機嫌
　②啼泣
母親
　①表情
　②不安や心配などの訴えを聞く

> 親の言動や表情も親の心理状態を表す情報となります。

TP
子ども
　①安全な環境
　　・玩具や寝具など必要のないものはベッドの中に置かないようにする。
　②母親が不在で泣いているときは傍にいる。
母親
　①病状説明
　　・医師からの病状説明は面談室で行う。
　　・看護師も同席し、親がわからないことなど質問できるよう支援する。補足説明ができるようにする。
　②看護師との面談
　　・面談室で親の不安や心配を傾聴する。

> 親のプライバシーが守れるよう個室を準備するとよいでしょう。落ち着いて話ができるよう時間をつくることが大切です。

> 医師とともに親の様子に関する情報を共有していくことが大切です。今後も協力して家族のサポートができるようにしましょう。

EP
母親
　①家族内での役割分担などの話し合いができるよう助言する。
　②療養行動の指導
　　・内服管理、含嗽、手洗い、食事や水分摂取、排泄介助、入浴などを指導する。
　③親の不安や心配に対し、医療者やMSW、保育士がいることを伝える。

> 親と一緒にケア行いながら説明できるとよいですね。また、親との信頼関係を築く機会になります。

## ❺ 実施

### ♯1　母子分離不安

◆**看護目標**
1．入院生活環境と整え、母子ともに精神的安定をはかる。

〈場面〉　医師からの病状説明後の母親の様子に焦点を当てた場面である。
10：30　病棟外にある面談室
　　　　主治医、担当看護師、E君の両親

```
11：30   面談室より出てくる。
         看護師A「大丈夫ですか。先生のお話はわかりましたか」
         母親「大丈夫です」顔色はすぐれず、目が赤く泣いた様子である。
         学生「わからないことがあったら、声かけてくださいね」
         病室に戻り、E君を"抱っこ"してカーテンを閉めてしまった。
```

〈経過記録〉

```
10：30   O：骨髄検査の結果、急性リンパ性白血病の診断となり、B医師よ
           り面談室にて病状説明が行われた。

11：30   O：B医師からの病状説明後、母親の表情がすぐれず、ショックを
           受けた様子である。
         S：母親「先生のお話はわかりました。大丈夫です」
         O：病室に戻るとE君を"抱っこ"して、ベッドサイドのカーテンを
           閉めてしまった。
         A：母親は子どもの病状説明を聞いて涙を流していた。入院生活の
           説明やこれから控えている検査や治療・処置について説明が必
           要であるが、いまはショックの段階であると考える。そのため、
           母親の気持ちが落ち着くまで見守ることが大切であると考える。
           また、母親の訴えにはしっかり対応していく必要がある。

         P：プランはすべて継続
            追加   OP－①母親の表情、言動
                   TP－①母親との信頼関係を早期に築く
                         ・E君の日常生活援助を一緒に行い、母親と話す機会を
                           多く設ける。
```

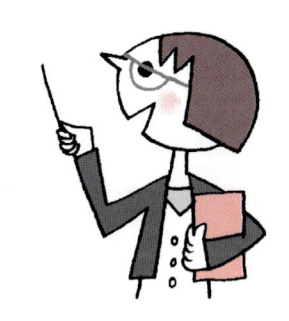

## ❻ 評価

```
10：30   O：骨髄検査の結果、急性リンパ性白血病の診断となり、B医師よ
           り面談室にて病状説明が行われた。

11：30   O：B医師からの病状説明後、母親の表情がすぐれず、ショックを
           受けた様子である。

         S：母親「先生のお話はわかりました。大丈夫です」
         O：病室に戻るとE君を"抱っこ"して、ベッドサイドのカーテンを
           閉めてしまった。

         A：母親は子どもの病状説明を聞いて涙を流していた。入院生活の
           説明やこれから控えている検査や治療・処置について説明が必
           要であるが、いまはショックを受けている状態であると考える。
           母親の精神的不安定感が相互作用で、子どもに不安定感を引き
           起こすきっかけとなる。そのため、母親の気持ちが落ち着くま
           で見守ることが大切であると考える。また、母親の訴えにはしっ
           かり対応していく必要がある。
```

> 医師からの病状説明は別紙に残している施設が多いので、内容や様子を確認しておくことが大切です。

> 母親は大丈夫と言いながらもカーテンを閉めた。母親の心理をアセスメントしましょう。

> 母親の心理面では、フィンクの「危機理論」などを活用しましょう。

P：プランはすべて継続
　追加　ＯＰ－①母親の表情、言動
　　　　ＴＰ－①母親との信頼関係を早期に築く
　　　　　　　・E君の日常生活援助を一緒に行い、母親と話す機会を
　　　　　　　　多く設ける。

> 医師の病状説明の内容や様子を記録から見ると、「自責の念」が強いようです。問題となっていることからプランは妥当か考えましょう。

## 2．寛解導入療法開始の場面

### (1) 場面の紹介

　入院7日目に手術室にて中心静脈（CV）カテーテル挿入を行い、入院10日目より寛解導入療法開始となった。治療内容としては、プレドニゾロン（プレドニン：内服）毎日、ビンクリスチン（オンコビン：静脈注射）週1回、L－アスパラキナーゼ（ロイナーゼ：点滴静脈注射）週2回、メトトレキサート（メソトレキセート：髄腔内注射）週2回行っていく計画である。CVカテーテルより採血を3回/週行い、骨髄抑制の状態などをチェックする。

　治療開始より15日目。昨日の血液検査結果は、WBC：6,200/μL、RBC：3.07×10$^6$/μL、Hb：2.5g/dL、Plt：3.9×10$^4$/μLであった。貧血があるため、濃厚赤血球輸血が行われた。

　本日、9時00分、体温37.2℃、脈拍105回/分、呼吸28回/分、血圧105/60mmHgであった。9時30分から、2回目の腰椎穿刺（lumbar puncture）と髄腔内注射（髄注）を行う予定である。

　その後、10時30分にペンレステープ（リドカイン）を筋注部位に貼布する。

　11時00分、ビンクリスチン（オンコビン）を筋注し、CVカテーテルよりロイナーゼ点滴が開始となる予定である。

> それでは、この場面のイラストをみて、看護計画を立案するための情報収集のポイント（気づきのポイント）を考えてみよう。

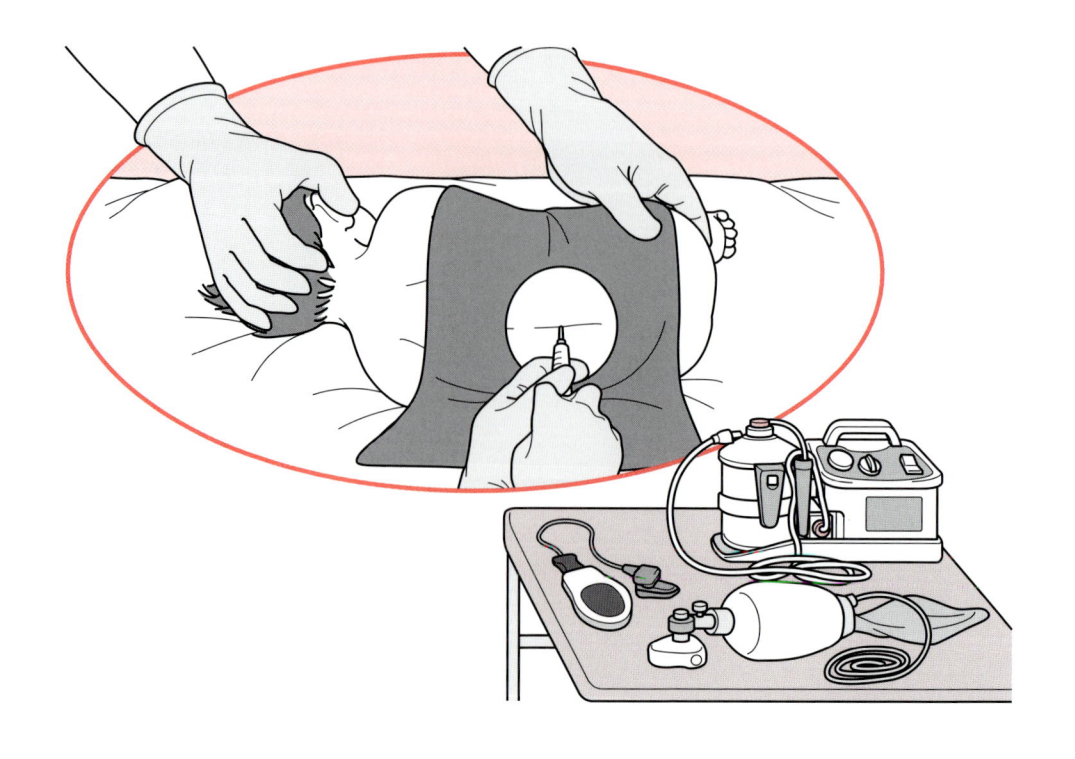

## (2) この場面での気づきのポイント

- E君に検査のことをどのように説明したのだろうか
- バッグバルブマスク（O₂）、SpO₂モニター、吸引器の準備がされているのはなぜだろうか
- セデーションとして、ケタミン塩酸塩、ミダゾラム、アトロピン硫酸塩を静脈注射しているのはなぜだろうか
- 抗がん剤を脊髄から入れるのはなぜだろうか
- 検査後の体位は仰臥位で下肢挙上（30分間）し、その後、2時間、水平仰臥位を保つのはなぜだろうか

## (3) 実施の事例展開

### ❶ 解説

この場面は白血病の治療方法の1つで、中枢神経浸潤予防の目的で抗がん剤を直接髄腔内に投与する方法である。白血病の治療は10か月前後の入院治療と、その後の外来通院治療が約1年と長期にわたる。その間、強い痛みや苦痛を伴う治療や検査を行っていくことになる。嫌がって泣いたり暴れたりすると外傷の危険も出現してくるので、大事な場面だけでも動かないでじっとしてもらえるようにE君の協力を得ることが大切である。治療・検査のことをE君なりに理解し、必要なときに声をかけると動かずにじっとしていられることが安全・安楽な援助につながる。ここでは、主な検査・治療とセデーション、プリパレーションについて解説する。

### 〈主な検査〉

白血病患者に対しては、造血機能や骨髄転移の有無、治療効果を診断する目的で行う。そのため、今後は定期的に行っていく検査である。

#### ■骨髄検査

ドイツ語ではKnochenmar（クノッヘンマルク：骨髄）、略語ではマルクとよばれる。骨髄に直接針を穿刺して骨髄液（骨髄血）を吸引し骨組織を含む造血組織を採取する。乳幼児期の穿刺部位は腸骨が主である。白血病の確定診断や分類を行うための検査である。

#### ■腰椎穿刺（lumbar puncture：ルンバール）

脳脊髄液を採取し、脳や脊髄などの中枢神経系へ白血病細胞浸潤の有無を確認する検査である。

### 〈化学療法〉

白血病の治療の中心となるのが化学療法である。化学療法に用いる抗がん剤は多剤併用療法で種類や投与方法はさまざまである。病気の種類や病状など個別の状態に合わせて、関連学会や研究グループなどによるプロトコール（治療実施計画）が使われている。

寛解導入期（約3～6週）には患児にいろいろな抗がん剤を投与する。血管刺激の強い薬剤や皮膚壊死を起こしやすい薬剤がある。さらに出現する副作用も多く症状も強いので、事前に投与薬剤名、投与量、投与経路、投与時間などを確認し観察を十分に行っていくことが大切である。以下によく使われる薬品名と投与方法、副作用について解説する。

#### ■髄腔内投与［髄注］

薬剤の投与経路もさまざまで、経口投与、経静脈投与、皮下注射、筋肉注射などがあるが、白血病細胞の中枢神経への浸潤予防の目的で髄腔内投与（以下、髄注）が行われる。

抗がん剤は全身治療ともよばれ、薬剤が血液の中に入り、血流に乗って全身をめぐり、全身の白血病細胞を死滅させる。しかし、脳の中枢神経へは血液脳関門（blood-brain barrier：BBB）により、血液に入った抗がん剤も脳や脊髄には行きにくいため、中枢神経系への予防療法として脳脊髄液に抗がん剤投与が行われる。

そのつど、第3～4腰椎間または第4～5腰椎間に腰椎穿刺を行い、抗がん剤を注入する。脳脊髄圧を一定に保つため、抗がん剤注入量の脳脊髄液を抜いてから抗がん剤を投与する。

その後、脳脊髄液の流れは緩徐なため、髄注後

は抗がん剤が中枢神経に届くようにする。そのため、頭部を高くしないようにし1～2時間安静臥床とする。その後、頭蓋内圧の変化による頭痛、悪心・嘔吐、神経症状（下肢のしびれ、麻痺、歩行障害）がないか確認する。子どもは安静の必要性が理解できず動き出してしまうので、安静臥床が保てるように工夫が必要である。

■プレドニゾロン（プレドニン）[内服]
《とくに注意すべき副作用》
多くの侵襲を受けた器官に対する抗炎症作用を期待して用いられる。
①感染症（全身性および局所）の誘発・増悪
②骨粗鬆症、骨折、幼児・小児の発育抑制、骨頭無菌性壊死
③動脈硬化病変（心筋梗塞、脳梗塞、動脈瘤、血栓症）
④副腎不全、ステロイド離脱症候群
⑤消化管障害（食道・胃・腸管からの出血、潰瘍、穿孔、閉塞）
⑥糖尿病の誘発・増悪
⑦精神障害（精神変調、うつ状態、痙攣）
《高頻度の軽度副作用》
①異常脂肪沈着（中心性肥満、満月様顔貌、野牛肩、眼球突出）
②痤瘡（ニキビ）、多毛、皮膚線条、皮膚萎縮、皮下出血、発汗異常

■ビンクリスチン（オンコビン）[静脈注射]
細胞分裂を分裂中期に阻害する抗がん剤である。
《重大な副作用》
末梢神経障害（神経麻痺、筋麻痺、痙攣）、骨髄抑制、錯乱、昏睡、イレウス、消化管出血、消化管穿孔、アナフィラキシー様症状、心筋虚血、脳梗塞、難聴、呼吸困難、気管支痙攣、間質性肺炎、肝機能障害、黄疸
《その他の副作用》
白血球・血小板減少、便秘、悪心・嘔吐、食欲不振、脱毛

■ダウノビルシン（ダウノマイシン）[点滴静脈注射]
DNAに結合する。急性白血病の治療中に細胞分裂を抑制する。
《重大な副作用》
心筋障害、心不全、骨髄抑制、ショック、ネフローゼ症候群

《その他の副作用》
心電図異常、頻脈、発熱、発疹、AST・ALT上昇、潰瘍性口内炎、食欲不振、脱毛、倦怠感、頭痛、悪寒、呼吸困難

■L－アスパラキナーゼ（ロイナーゼ）[点滴静脈注射]
大腸菌から産生される酵素製剤。血中のL－アスパラギンを分解し、アスパラギン要求性腫瘍細胞を栄養欠乏状態にすることにより抗腫瘍効果を発揮する。
《重大な副作用》
ショック、アナフィラキシー様症状、重篤な凝固異常、急性膵炎、意識障害を伴う高アンモニア血症、昏睡、脳器質的障害、肝不全
《その他の副作用》
過敏症、血小板減少、貧血、肝障害、腎障害、食欲不振、悪心・嘔吐、倦怠感、血管痛

■メトトレキサート（メソトレキセート）[髄腔内注射]
葉酸代謝拮抗薬で、核酸合成に必要な活性葉酸の産生を阻害し、細胞増殖を抑制する。
《重大な副作用》
ショック、アナフィラキシー様症状、骨髄抑制、感染症、劇症肝炎、肝不全、急性腎不全、尿細管壊死、重症ネフロパシー、間質性肺炎、肺線維症、皮膚粘膜眼症候群、中毒性皮膚壊死症、出血性腸炎、壊死性腸炎、膵炎、骨粗鬆症
・注射のみ：痙攣、片麻痺、失語、脳症、認知症、麻痺、ギランバレー症候群、昏睡
《その他の副作用》
胃腸障害、脱毛、色素沈着、紅斑、頭痛、性腺異常

〈副作用の発現時期〉
抗がん剤は、投与直後に出現する副作用と時間や日数が経ってから出現してくる副作用とがある。その時期を理解し、対応を計画していくことが大切である。
・投与日：アレルギー反応、悪心・嘔吐、血管痛、発熱、血圧低下
・2～7日：疲れやすい、だるい、食欲不振、悪心・嘔吐、下痢
・7～14日：口内炎、下痢、食欲不振、胃もたれ、骨髄機能の抑制（貧血、白血球・血小板減少）
・14～28日：脱毛、皮膚の角化やしみ、手足の

しびれ、膀胱炎

〈セデーションと子どもの急変時の対応〉

　セデーション (sedation) とは、薬剤を使用し呼吸が麻痺しない程度に鎮静することを目的としている。検査時や緩和医療、または、不穏時、短時間の手術など、静脈内に鎮痛薬、鎮静薬、麻薬などを用いて投与する方法である。E君が行う骨髄穿刺や腰椎穿刺・髄腔内注射は、強い痛みを伴う治療や処置であるため、痛みの緩和を行い、子どもの安全・安楽をはかる。

　今回、E君はケタミン塩酸塩（ケタラール　劇・麻薬）、ミダゾラム（ドルミカム）、硫酸アトロピン（アトロピン、硫酸アトロピン）を使用予定である。副作用として無呼吸など呼吸抑制が起こりやすい。そのため、意識状態、呼吸状態に注意が必要である。呼吸状態の悪化をいち早く察知し対応ができるようにするために、$SpO_2$モニターや酸素とバッグバルブマスクを準備しておくことは、呼吸抑制などの急変時の対応で重要である。

　終了後はセデーションの副作用の影響が残っていないか、水分を少量摂らせ、咳嗽や悪心・嘔吐がないか確認する。

〈プレパレーション〉

　プレパレーションとは、手術や検査、治療などに子ども自身が主体的に取り組めるように、情報の提供や模擬体験をして心理的準備の援助をすることである。子どもがこれから体験する検査・処置などの説明を行うことで、子どもの心理的混乱を軽減し、少しでも主体的に取り組めるようにかかわることが大切である。

　E君は、今後、長期入院治療が行われるため、骨髄穿刺や腰椎穿刺・髄腔内注射は何度も必要となってくる。E君にとっては、何をされるのかわからない不安に加えて、苦痛の伴う検査・処置である。実施時に不安で泣き叫び、暴れてしまうと転落の危険性が高くなる。そのため、少しでもこれから起こることを理解し、心理的混乱を軽減していくことが重要である。

　1歳半を過ぎると、ある行動を起こす前に状況をイメージすることができるようになってくる時期である。初回の検査や治療・処置は初めての体験であるため、説明を聞いてもイメージすることは難しいが、2回目からの説明では、前回の体験を基に説明を行っていくと子どもなりのイメージを形成することができる。

　E君の場合は、検査処置時はセデーションを使用するので、お気に入りのトラのぬいぐるみを使って、「CVカテーテルから注射を入れると眠くなるよ」「このときに"じっとしていてね"と声をかけたら動かないでね」「終わった後はベッドの上で寝ながら絵本やDVDを見ようね」などのお話を、前回の体験をもとに繰り返し説明していくことが重要である。

　また、幼児期の子どもは、記憶できる期間が2〜3日と短いので、前日にプレパレーションを行っていくと有効である。母親にも一緒に説明していくことで、母親は何に注意して子どもにかかわればよいのかが理解でき、積極的に子どもの世話ができるようになる。母親から子どもに説明を行うことができるようになると、子ども自身もイメージが形成しやすくなり、主体的に検査・処置にかかわれ、子どもの権利を守る面からもとても重要である。

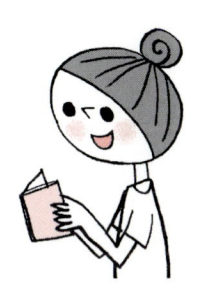

## ❷ 得た情報の整理とアセスメント

| | 情 報 |
|---|---|
| | **健康知覚－健康管理パターン** |
| 感染リスクが高い疾患のお子さんが入院しているので、定期接種の他に任意接種の水痘、流行性耳下腺炎なども行っているか情報をとりましょう。 | O：・DPT（ジフテリア、百日咳、破傷風）、BCG、ポリオ、MR（麻疹・風疹）などの予防接種は済んでいる。<br>・痛みやいやなことに対しては「イヤ」と首を振る。<br>・手洗い・うがいに関する情報はない。<br>・入院前は母親と一緒に毎日お風呂に入っていた。<br>S：母「検査や治療が痛そうでかわいそう」 |
| | **栄養－代謝パターン** |
| 小児の場合の身長・体重は治療薬の量を計算するのにも重要です。 | O：・食事はすべて母親が介助している。<br>・食事摂取量：朝　ごはん（ほぼ完食）、みそ汁（完食）<br>　　　　　　　　昼　病院食は食べない。おやつのヨーグルト1個<br>　　　　　　　　夕　病院食は食べない。おやつのボーロ5個<br>・野菜嫌い、麺類好き。<br>・身長78.2cm、体重9.5kg、TP：5.7g/dL、Alb：4.2g/dL、Hb：2.5g/dL |
| | **排泄パターン** |
| 経過を見るときは、表などを活用するとよいですね。 | O：おむつ着用<br><br>\|　　\|6/5\|6/6\|6/7\|6/7\|6/8\|<br>\|---\|---\|---\|---\|---\|---\|<br>\|便\|4回\|5回\|4回\|4回\|7回\|<br>\|尿\|8回\|9回\|5回\|7回\|4回\|<br><br>・昼間に下痢2回、夜間に下痢2回あり、ビオスリー内服となる。<br>・肛門周囲に軽度発赤あり、アズノール軟膏を使用している。 |
| | **活動－運動パターン** |
| | O：・ベッド上をハイハイで動き回る。抱っこした後に足を押さえて立たせようとしても、踏ん張ることができない。<br>・座位を保持することはできるが、機嫌が悪いと座位保持は不安定。<br>・毎日入浴か清拭・座浴を行っている。衣服の着脱も全面介助が必要である。<br>・プレイルームへの移動は抱っこしている。 |
| | **睡眠－休息パターン** |
| | O：・夜間は眠れている（22時〜6時）。午睡は1時間程度とれている。<br>・母親が抱っこで寝かしつけてからベッドに移動している。 |
| | **認知－知覚パターン** |
| | O：・母親との会話ではうなずくか、首を振るだけでほとんど発語がみられない。<br>・医療者がそばに行くと「イヤ」と首を何回も振る。 |
| 親子の関係性が、子どもの自己概念の形成に影響するので、情報が必要ですね。 | **自己知覚－自己概念パターン**<br>O：母親の姿が見えないと啼泣するが、母親に抱っこされると泣き止む。 |

## アセスメント

- 化学療法の副作用として骨髄抑制が起こってくる。貧血や出血傾向に対しては、輸血などの対処が必要となる。
- また、白血球の減少に伴い感染の危険性が高くなる。
- 感染による発熱は敗血症を引き起こし死に至ることもあるので十分に注意が必要である。

---

- TPは基準値が幼児で7～8 g/dLであることから、栄養状態が不良である。これは、貧血・易感染から倦怠感につながり、食欲不振となりTPの低値につながったと考える。
- アルブミン値は、通常4.0前後であり基準範囲内で脱水徴候もみられない。

> 食欲不振は抗がん剤の副作用で悪心・嘔吐でもありますね。いろいろな方面からアセスメントしてみましょう。

---

- 幼児期前期の排便回数は約1～3回/日であるが、E君の場合は、排便回数の多い。これはビンクリスチン（オンコビン）の副作用と考えられる。本日より整腸薬であるラクトミン（ビオスリー）が処方となった。継続的な観察が必要である。
- 肛門周囲の発赤は以前からあるが、下痢によって発赤が広がったり、びらんなど悪化する場合もあり、そこから感染の危険もあるため頻回に観察していくことが必要である。

> 白血球が減少してきています。口内炎や肛門周囲炎など予測される問題もアセスメントし、予防していきましょう。

---

- E君は、入院前は正常な発達であったが、現在は抗がん剤の副作用や長期臥床による筋力低下により、自力での立位保持が困難な状況である。
- 筋力増進のためにOTリハビリを行っているが、今後も継続していく必要があると考える。歩行は難しいがベッド上では、ハイハイなどで動き回ることもあるのでベッド柵が下がっていると転落の危険がある。

> 歩行に関しては退行がみられますが、他の発達状況はいかがでしょうか。

---

- 子どもの睡眠時間は1歳6か月～3歳では約12時間であるので、E君の場合は、午睡を合わせて9時間くらいなので少ない。
- 睡眠は疲労回復や組織損傷の修復、脳の活動低下に伴う精神機能の回復の効果があるので、十分な睡眠がとれるよう配慮していくことが必要である。

---

- E君は「イヤ」と首を振って表現しているが、何が嫌なのか情報をとっていく必要がある。

---

- 母親との愛着・信頼関係が築けているため、E君の心の安全基地となっている。

| 情　報 |
|---|
| **役割－関係パターン**<br>O：・父・母・E君の3人家族。母親は専業主婦。父親は会社員。<br>　　・母親が毎日朝8時頃からE君が夜寝るまで面会に来ている。<br>　　・父親も仕事が休みのときは面会に来る。父親が来ると父親に抱っこされている。<br>S：父親「なかなか来られないから心配で……」 |
| **セクシュアリティ－生殖パターン**<br>情報なし。 |
| **コーピング－ストレス耐性パターン**<br>S：「えーん」<br>S：母「ここ（ベッドサイド）を離れることはほとんどないです。すぐ、ぐずるし……」「明日、髄注があるのよね…。1回目のとき、すごく泣いていた」「何もしてあげられないのがつらい」「かわいそう……。なんでうちの子が……。」<br>O：医師からの病状説明のとき、両親とも涙を流していた。 |
| **価値－信念パターン**<br>情報なし。 |

※ 母親は食事やトイレのときはどうしているのでしょう。

※ とくに宗教関係は親の精神的な支えになるので、情報をとっておくとよいでしょう。

## ❸ 全体像と全体関連図

### 寛解導入治療時のE君の全体像

　骨髄検査で白血病の診断がつき、最初に行われる化学療法を寛解導入療法という。抗がん剤などを多剤併用投与して白血病細胞の死滅を目的とする治療の1つである腰椎穿刺を行い、抗がん剤を髄腔内に注入（髄注）する治療を行っている。痛みや苦痛を伴う検査も定期的に行われ心身ともにダメージの大きい時期である。

　痛みの緩和のため、セデーション薬（麻薬・劇薬）を使用する。呼吸抑制が起こりやすくなるため、急変時の観察や臨機応変な対応がとれるように準備することが大切である。薬によって出現する副作用も異なってくる。投与日に出現しやすい副作用としては、アレルギー反応、悪心・嘔吐、血管痛、発熱、血圧低下など出現する可能性がある。

　また、化学療法の副作用として骨髄抑制が起こってくる。貧血や出血傾向に対しては輸血などで対処していくが、白血球の減少による易感染状態では感染の危険性が高くなっている。感染による発熱は敗血症を引き起こし、死に至ることもある。十分に注意が必要である。また、発熱時の対処など医師の指示の確認も大切である。易感染状態になると個室に清潔隔離が必要となり、子どもの生活範囲が狭まることとなる。それに伴いストレスも増大する。遊びなどをとおしてストレス発散の工夫が大切となってくる。

　家族も入院生活や治療・処置時の子どもの反応に対応できるように、事前の説明が重要になってくる。

## アセスメント

・母親はE君と離れるのは初めての体験であり、不安は大きいと考える。
・母親は毎日面会に来ているし、父親も仕事が休みのときは面会に来ているので、両親ともE君のことが心配で、病気や治療のことを理解しようと努力がみられる。

―

・E君にとって初めて母親と離れる体験であり、母子分離不安を起こしていると考える。
・母親は毎日1時間かけて自宅から通い、夜遅くまで付きっきりでE君の面倒をみている。身体的負担が大きいと考えられる。
・また、髄注に対し、E君が泣くことはつらいが母親は何もできないと無力を感じていると考える。

―

> 母親の頑張りが評価できます。白血病の治療は長期入院が必要となります。この状態が続くと何が問題となるか考えましょう。

> 髄注は処置室で行うので、母親の目が届かないということでの不安もあります。母親の髄注に関する理解はどうですか。

### 看護問題

#6　不安・苦痛
#7　感染のリスク状態
#8　活動耐性低下
#9　身体損傷リスク状態
#10　母子分離不安
#11　家族介護者役割緊張リスク状態

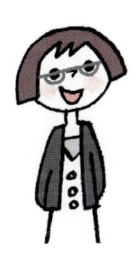

```
リンパ節への浸潤
歯肉腫脹
肝臓・脾臓肥大
皮下腫瘍
中枢神経への浸潤
生殖器への浸潤
骨組腫瘤
白血病細胞の全身臓器への浸潤
```

#11. 家族介護者役割緊張リスク状態

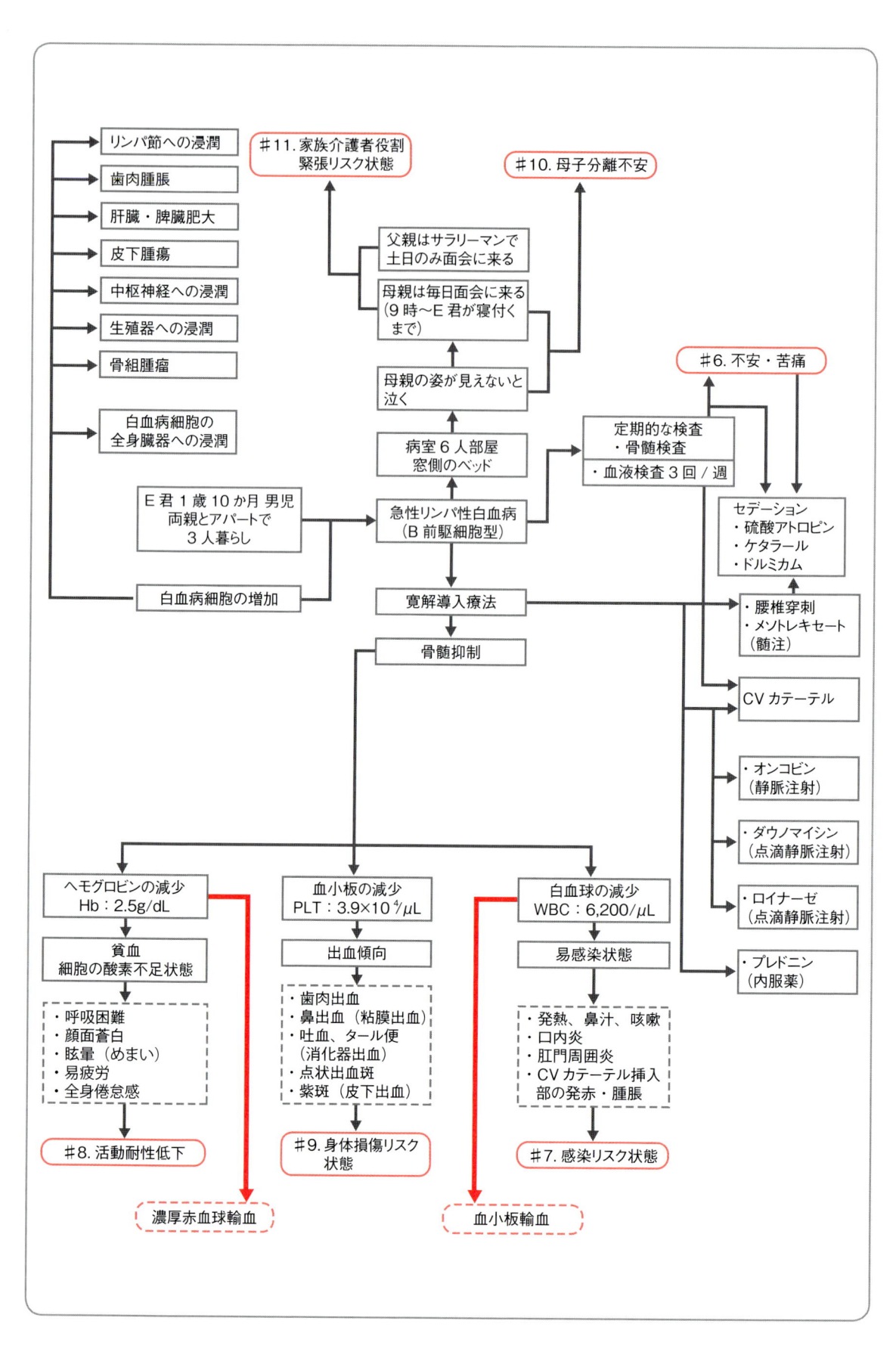

#10. 母子分離不安

父親はサラリーマンで土日のみ面会に来る
母親は毎日面会に来る（9時～E君が寝付くまで）
母親の姿が見えないと泣く

病室6人部屋 窓側のベッド

E君 1歳10か月 男児 両親とアパートで3人暮らし

急性リンパ性白血病（B前駆細胞型）

白血病細胞の増加

定期的な検査
・骨髄検査
・血液検査3回/週

#6. 不安・苦痛

セデーション
・硫酸アトロピン
・ケタラール
・ドルミカム

寛解導入療法

・腰椎穿刺
・メソトレキセート（髄注）

骨髄抑制

CVカテーテル

・オンコビン（静脈注射）
・ダウノマイシン（点滴静脈注射）
・ロイナーゼ（点滴静脈注射）
・プレドニン（内服薬）

ヘモグロビンの減少 Hb：2.5g/dL
貧血 細胞の酸素不足状態
・呼吸困難
・顔面蒼白
・眩暈（めまい）
・易疲労
・全身倦怠感
#8. 活動耐性低下

血小板の減少 PLT：3.9×10⁴/μL
出血傾向
・歯肉出血
・鼻出血（粘膜出血）
・吐血、タール便（消化器出血）
・点状出血斑
・紫斑（皮下出血）
#9. 身体損傷リスク状態

白血球の減少 WBC：6,200/μL
易感染状態
・発熱、鼻汁、咳嗽
・口内炎
・肛門周囲炎
・CVカテーテル挿入部の発赤・腫脹
#7. 感染リスク状態

濃厚赤血球輸血

血小板輸血

## ❹ 看護計画

### ♯6　不安・苦痛

◆看護目標
1．安全・安楽に検査を受けることができる。
2．検査・処置の不安が軽減できる。

**看護計画**

OP
　①体温、脈拍、血圧
　②呼吸数・呼吸状態・SpO₂値
　③意識状態、機嫌
　④悪心・嘔吐、食欲不振、下痢
　⑤疼痛の程度、機嫌、体動、倦怠感
　⑥薬のアレルギー反応

TP
　①処置室で行う。
　②母親にはE君が薬で寝るまでそばについていてもらう。
　②常に声をかけて説明していく。
　③できたことは認め、ほめる。
　④急変時の対応
　　呼吸抑制が起こった場合は、医師の指示で酸素を投与する。

EP
　①検査・処置の説明を行う。
　②E君と母親に行う。
　　プレパレーション（紙芝居E君用、母親用を作成）を準備する
　　・検査前は禁飲食
　　・検査の目的、方法（検査前から終了後までタイムスケジュール）
　　・検査後の安静
　③検査・処置のある前日に行う。

> E君に疼痛の程度を確認するのは難しいので機嫌に注意し、いつ、どのようなときに機嫌が悪くなるのか、体動の観察が重要になります。

> 入院中のベッドの上は、生活の場であるので、検査や処置を行うところは別の場所で行うようにします。

> 子どもは自分の頑張りを認められるとうれしく感じ、次も頑張ろうと思える。

> セデーションとして、硫酸アトロピン（アトロピン、硫酸アトロピン）、ケタミン塩酸塩（ケタラール）、ミダゾラム（ドルミカム）を使用予定です。呼吸抑制が起こりやすいので酸素（ジャクソンリース）、吸引器、SpO₂モニター、血圧計、聴診器などを準備し、異常の早期発見に努めましょう。

> プレパレーションの紙芝居に用いる絵は、子どもの好きなキャラクターを取り入れると興味を示してくれます。

## ❺ 実施

### ♯6　不安・苦痛

◆看護目標
1．安全・安楽に検査を受けることができる。
2．検査・処置の不安が軽減できる。

〈場面〉　腰椎穿刺・髄注を実施する。
9：30　E君は母親に抱かれて処置室に入ってくる。母親に抱っこされたまま、SpO₂モニターを左拇趾に装着する。E君は「いや！」といって母親にしがみついた。医師がCVカテーテルより硫酸アトロピン（アトロピン、硫酸アトロピン）、ケタミン塩酸塩（ケタラール）、ミダゾ

|  |  |
|---|---|
| | ラム（ドルミカム）を注入する。E君はぐったりとして意識がなくなった。看護師が母親よりE君をお預かりし、母親は処置室の外で待機となった。 |
| 9：40 | 左側臥位で頭を腹部につけるように丸くなる体位をとる。<br>$SpO_2$ 95％となり、酸素3Lでマスクからの吹流しで開始する。 |
| 9：45 | $SpO_2$ 100％　腰椎穿刺・髄注実施する。 |
| 9：55 | 抜針後はガーゼを当てて圧迫固定する。 |
| 10：00 | 検査終了後、看護師に"抱っこ"されて病室のベッドに戻る。E君は寝ている。<br>看護師「お母さん、終わりましたよ」<br>母親は心配そうに「大丈夫でしたか？」と看護師に聞いてきた。<br>体温36.8℃、脈拍92回/分、呼吸24回/分 |

〈経過記録〉

| | | |
|---|---|---|
| 9：30 | O： | 髄注のため、母親に抱っこされて処置室に入室する。<br>体温37.0℃、脈拍120回/分、呼吸30回/分、$SpO_2$ 100％ |
| | S： | 「いや！」 |
| | O： | CVカテーテルより硫酸アトロピン（アトロピン、硫酸アトロピン）、ケタミン塩酸塩（ケタラール）、ミダゾラム（ドルミカム）をB医師が注入する。<br>意識消失。母親よりお預かりし、処置台に左側臥位をとる。 |
| 9：40 | O： | 左側臥位で頭を腹部につけるように丸くなる体位をとる。<br>$SpO_2$ 95％となり、医師の指示により酸素3Lでマスクからの吹流しで開始する。 |
| 9：45 | O： | $SpO_2$ 100％　腰椎穿刺・髄注実施する。 |
| 9：55 | O： | 抜針後はガーゼを当てて圧迫固定する。 |
| 10：00 | O： | 髄注終了後、帰室する。<br>体温36.8℃、脈拍92回/分、呼吸24回/分、$SpO_2$ 99％　入眠中、呼名に対し体動が見られる。<br>仰臥位で下肢はバスタオルで挙上する。母親には12：30までこのまま安静を保つよう説明する。 |
| | S： | 母親「うちの子、大丈夫でしたか」 |
| | A： | E君はセデーションの影響で入眠していると考える。バイタルサインの異常および呼吸抑制はみられない。覚醒まで$SpO_2$モニターで経過観察とする。母親は、髄注の際は処置室の外にいたので、どんな様子だったのか心配している。髄注の間は、薬が効いて寝ていたことを母親に説明していくことが必要である。異常がみられたらナースコールを押すように母親に指導する。 |

## ❻ 評価

| | | |
|---|---|---|
| 9：30 | O： | 髄注のため、<mark>母親に抱っこされて処置室に入室</mark>する。<br>体温37.0℃、脈拍120回/分、呼吸30回/分、$SpO_2$100％ |
| | S： | 「いや！」 |

　　　　O：CVカテーテルより硫酸アトロピン（アトロピン、硫酸アトロピン）をB医師が注入する。
　　　　　意識消失。母親よりお預かりし、処置台に左側臥位をとる。

9：40　O：左側臥位で頭を腹部につけるように丸くなるように体位をとる。
　　　　　SpO₂ 95％となり医師の指示により酸素3Lでマスクからの吹流しで開始する。

9：45　O：SpO₂ 100％　腰椎穿刺・髄注実施する。

9：55　O：抜針後はガーゼを当てて圧迫固定する。

10：00　O：髄注終了後、帰室する。
　　　　　体温36.8℃、脈拍92回／分、呼吸24回／分、SpO₂ 99％　入眠中、呼名に対し体動がみられる。
　　　　　仰臥位で下肢はバスタオルで挙上する。母親には、12：30までこのまま安静を保つよう説明する。
　　　　S：母「うちの子、大丈夫でしたか？」
　　　　A：E君はセデーションの影響で入眠していると考える。バイタルサインの異常および呼吸抑制はみられない。覚醒までSpO₂モニターで経過観察とする。母親は、髄注の際は処置室の外にいたので、どんな様子だったのか心配している。髄注の間は、薬が効いて寝ていたことを母親に説明していくことが必要である。異常がみられたらナースコールを押すように母親に指導する。

P：追加　TP-①母親がいないときのE君の様子を伝える。

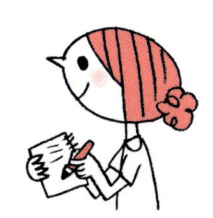

## 3．支持療法時の場面

### (1) 場面の紹介

　7月19日、骨髄検査の結果、完全寛解となる。7月20日から支持療法開始となった。

　7月29日の血液検査の結果は、WBC：1,500／μL、RBC：2.07×10⁶／μL、Hb：5.7g/dL、Plt：2.2×10⁴／μL、RP：1.4mg/dLであった。また、3日前より口内炎ができ食事を摂ると痛みがあり、ほとんど病院食は食べられない状況である。母親は毎日面会に来ているが、E君の傍を離れるとぐずるため、トイレのとき以外は子どもの傍を離れない。母親からは疲労感が感じられた。

　化学療法の副作用で骨髄抑制（白血球減少、貧血、血小板減少）が起こり、濃厚赤血球や血小板の輸血が行われた。排便回数は昨日より6回／日見られ、便の性状は泥状〜水様便となった。

　本日、体温37.1℃、脈拍110回／分、呼吸36回／分、血圧105/60mmHgであった。その後のおむつ交換時に、肛門周囲の発赤が見られたため坐浴を実施することにした。

➡ それでは、この場面のイラストをみて、看護計画を立案するための情報収集のポイント（気づきのポイント）を考えてみよう。

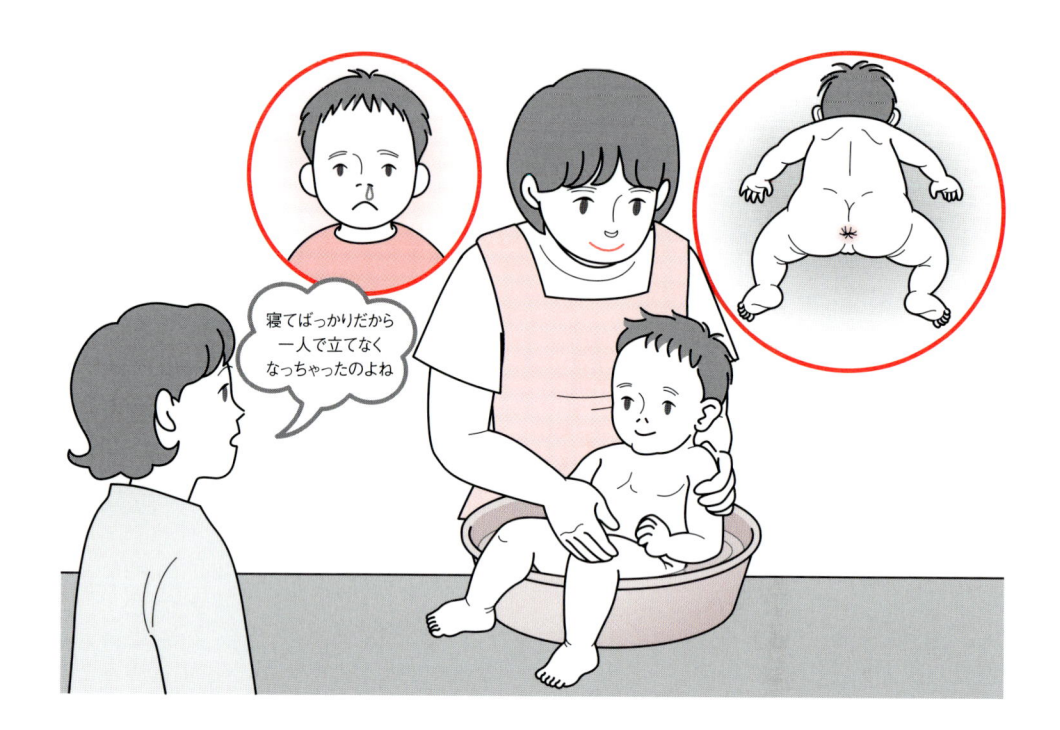

## (2) この場面での気づきのポイント

- 鼻水が出ているのはなぜだろうか
- なぜ歩けなくなったのだろうか
- 肛門周囲が赤くなっているのはなぜだろう
- E君は、どのような思いでいるのだろうか

## (3) 実施の事例展開

### ❶ 解説

　支持療法が始まり、化学療法の副作用では骨髄抑制や粘膜障害が出現してくる時期である。好中球の減少時の感染は死に至ることもあり、感染徴候の早期発見や予防は重要である。また、入院生活も約2か月となり、入院当初と異なった問題が見えてくる時期でもあり、計画の見直しが必要となってくる。この時期の看護の視点について解説する。

〈**感染予防**(スタンダートプリコーション、口腔ケア、坐浴)〉
　抗がん剤は白血病細胞を死滅させるが、同じく増殖能の高い血球に対して強い産生抑制を引き起こし、骨髄抑制の状態になる。白血球中の好中球は、体内に侵入した細菌や真菌類に遊走して集まり、貪食し感染予防に重要な役割を担っている。
　好中球減少による易感染状態のときに38.3℃以上の発熱、あるいは1時間以上継続する38.0℃以上の発熱が生じている状態を発熱性好中球減少(febrile neutropenia：FN)といい、急激に進行するため、ただちに広域抗菌薬の投与を開始することが重要である。E君は現在、易感染状態であるため、鼻汁、咳嗽などの感染徴候を観察することは大切である。今後、悪化する可能性があるため、医師の指示を確認しておくことは必要である。

〈口腔ケア〉
　健康な皮膚や粘膜、口腔や腸管にある正常細菌叢は、病原体の侵入を防ぐバリア機能があるが、抗がん剤による活性酸素の発生により粘膜障害が出現する可能性が高くなる。粘膜障害が起こると病原体の侵入が容易になり感染を起こす。とくに口内炎は発生しやすく、通常の抗がん剤使用時期で40％といわれている。口内炎を引き起こす危険因子としては、齲歯の有無や栄養状態、口腔内の乾燥が大きくかかわってくる。
　E君は1歳10か月で、上下の第一乳臼歯の噛み合わせが完成する時期である。発達段階からもぶくぶくうがいができ、歯ブラシに興味をもつ時期であるため、齲歯の予防もかねて口腔ケアは大切である。そのため、入院時に歯磨きの自立状況や齲歯の有無などの情報収集が必要である。
　子どもと家族にも口腔ケアの必要性を理解してもらい、継続できるように、口腔内観察シートや歯磨き・うがいのチェック表を作成していくなど工夫が必要である。

〈入浴・清拭・坐浴〉
　下痢は抗がん剤やその代謝物に起因した腸粘膜の障害や好中球の減少により、腸内細菌叢の減少による感染、不安など心因性ストレスにより容易に発症しやすい。下痢は脱水、電解質の異常、低栄養など重篤な障害を引き起こす。それに伴い肛門・殿部の皮膚障害も発生しやすい。乳幼児期はまだ排泄の自立ができていないため、おむつを使用している時期であり、肛門周囲の炎症が発症しやすく早期に発赤、びらん、潰瘍へと進行する。
　肛門周囲炎の予防として身体の清潔ケアは重要である。1日1回は入浴し、ぬるめのお湯で、皮脂を洗い流さないように洗浄するとよい。また、持続点滴を行っている場合や入浴が困難や場合は、清拭・坐浴を行うようにする。おむつを使用している場合は、殿部・陰部を湿潤な環境に置かないように、こまめにチェックするなどの予防対策が必要である。

〈遊びの援助〉
　子どもにとっては、遊びが生活そのもので、成長・発達を促す重要な役割をもっている。
　身体的・運動的役割としては、全身的・あるいは部分的な筋肉・骨格などの成長や運動能力の発達は、活発な身体活動を伴う遊びによるところが大きい。心身のエネルギーの健全な発散も活動的な遊びによるところが大きい。身体的な活動を含む遊びが不足すると、身体や運動機能の発達が遅れる恐れがある。
　知的な役割としては、子どもの知的な学習においては、自発的な活動（遊び）が重要である。子どもは遊びをとおして、自己のまわりの物事や事象についていろいろな知識を得、理解を深めることができる。
　社会的な役割としては、子どもが自己と他者との関係について学ぶ大切な機会となる。対人関係の作り方、その関係がもたらす問題の対処の仕方などを学習する。
　道徳的な役割としては、遊びの仲間の一員として受容されるために、公正、誠実、正直などの道徳性を身につけていく。遊びの場面において規則を守るようになる。子どもは遊びにより、社会が要求する行動を自然と獲得していく。
　性格的役割では、子どもは遊びながら自分や他者の能力や特性を知る。他者との比較をとおして明確で現実的な自己を形成する。仲間との集団的な遊びに興ずる過程で、自己統制力が養われ、性格の中核となる自我が着実に構成されていく。
　治療的役割では、うっ積した情緒的な緊張が社会的に受け入れられる形で開放される。他の方法では満たされにくい要求や願望の充足が可能である（カタルシス理論による遊戯療法）などがある。E君は苦痛を伴う検査・処置が多い。また、環境からの刺激が少なく発語も少なくなっている。カタルシス効果を期待した遊びを用いることは大切である。
　E君は白血病による慣れない入院環境や抗がん剤の副作用で活動量が低下し、歩行困難となっていた。歩行を促す方法としてリハビリテーションの実施、併行して、乳幼児期は遊びを促すことによって身体・運動的役割を担うことができる。子どもの年齢や発達に合わせて遊びを触発していくことが大切である。

## ❷ 得た情報の整理とアセスメント

| 情　報 |
|---|

**健康知識－健康管理パターン**
O：・CVカテーテル挿入部の消毒のときは泣き出すが、暴れることはない。
　　・薬の服用に関しては、嫌な顔をするが飲めている。
　　・入浴は浴室でベビーバスを使用し介助で毎日入る。入浴時は終始啼泣している。清潔・衣類の着脱は全面介助が必要である。
　　・==食事の前におしぼりを使用し手を拭いている。==
　　・食後の歯磨きはイヤイヤして行わない。
　　・鼻汁少量、咳嗽ときどき見られる。
　　・体温37.2℃、CRP：1.4mg/dL、WBC：1500/μL（好中球30%）

> 母親は感染予防としての手洗いやうがいをどうとらえているのでしょう。母親と共同してかかわれるといいですね。

**栄養－代謝パターン**
O：・食事は母親が食べさせている。おやつのボーロは手にもって自分で食べる。病院食はほとんど食べない。持ち込み食のそうめん、うどんが好き。おやつのヨーグルトやアイスは好きで全部食べられる。
　　・==口内炎があり、口唇乾燥・裂傷がみられる。==
　　・身長79cm、体重8.5kg、RBC：$2.5×10^6/μL$、Hb：5.7g/dL、Ht：30.7%、TP：5.6g/dL、Alb：3.9g/dL

> 口内炎や肛門周囲の炎症はよくみられる副作用です。骨髄抑制が起こり悪化しやすい時期なのでOPを密に立てて観察していきましょう。

**排泄パターン**
O：・おむつ着用。排便回数6回/日　軟便〜水様便。排尿回数：5回
　　・肛門周囲と陰茎の裏に発赤あり。アズレン（アズノール）軟膏処方となる。
　　・Na：137mEq/L、K：3.77mEq/L、Cl：100mg/dL、BUN：21mg/dL
S：母親「うんちが緩くて、おむつからはみ出しちゃう。もうお尻が赤くなっちゃった…」

**活動－運動パターン**
O：・日中はほとんど母親に抱っこされている。
　　・ベッドの柵につかまり立ちやつたい歩きをしているがすぐに座り込む。
　　・上着は自分から袖を通そうとした動きがみられる。
　　・プレイルームでは母親と絵本を読んだりしている。
　　・ベッドではポータブルのDVDを見ている。
S：母親より「昨日、頭をぶつけてしまった」
O：・右前頭部発赤あり

**睡眠－休息パターン**
O：・夜間ときどき啼泣するが、おむつ交換後、再入眠する。
　　・6時起床、1人でDVDを見て機嫌よい。
　　・午睡はトラのぬいぐるみと一緒にバスタオルを掛けてトントンすると入眠する。

**認知－知覚パターン**
O：・学生の話に対し、うなずきがみられる。
　　・学生が体温を測定することを話すと腕をあげて協力してくれる。

> 抗がん剤の副作用により言語の発達に影響を与える可能性が高いので、言語発達の情報も大切ですね。

**自己知覚－自己概念パターン**
O：・絵本や電車の玩具は自分で取ろうとする。

## アセスメント

- 抗がん剤の副作用による骨髄抑制が強く、感染リスクが高くなっている。
- 体温は微熱があり、鼻汁・咳嗽がときどきあり、上気道感染の徴候が見られる。
- 食事の前の手洗いやうがいを徹底していく必要があると考える。
- E君は入浴が嫌いで、入浴中は終始啼泣している。とくに頭を洗うのを嫌がるので、工夫が必要である。

> 入浴は皮膚の清潔を保ち、全身の観察もできるよい機会なので、楽しく入れるよう好きな玩具を使用するなど工夫してみましょう。

- 白血病、抗がん剤の副作用により骨髄抑制が起こり貧血傾向にあると考える。今後、Hb値が低いと濃厚赤血球の輸血、Pltが低いと血小板輸血を行う可能性がある。栄養状態は検査値から不良であると考える。
- また、口内炎、口唇裂傷も起こっているので、病院食はほとんど食べられない。母親と持ち込み食の内容を相談し、少しでもE君が食べられるようにしていく必要がある。

> 栄養状態が不良であると抵抗力も低下し、感染しやすくなります。また、成長・発達にも悪影響しますね。

- 抗がん剤の副作用で下痢があり、肛門周囲と陰茎の裏に発赤がみられている。骨髄抑制があるため悪化する可能性が高い。
- 抗がん剤により破壊された腫瘍細胞や薬剤は尿によって排泄されるため、尿酸血症からの腎不全を起こす可能性がある。

- 入院したことで、E君の行動範囲はベッド上で過ごすことがほとんどで、行動範囲が狭くなっている。入院前は1人で歩行ができていたが、貧血や筋力低下により歩けなくなり発達の遅れがみられると考える。また、病室の環境はE君にとって興味のあるものではないので、遊びをとおして発達を促していく必要があると考える。

> 病室の壁に絵を貼ったり、楽しい環境づくりができるとよいですね。病棟の保育士さんと相談し、遊びをとおして発達を促す計画を立てていきましょう。

- 午睡のときにE君のそばにいると入眠できるので、入院生活にもだいぶ慣れてきたと考える。

- 学生に対して協力をすることができる。よい行動を行ったときはほめて主体性を育てるかかわりをすることが必要であると考える。

- 幼児期は生活そのものが遊びであり、遊びをとおして成長・発達する時期なので、E君が興味や関心をもてる遊びや玩具の工夫をしていくことが必要である。

| 情　報 |
|---|
| **役割－関係パターン**<br>O：・母親が倒れちゃうからと父方の祖母が午前中（9時〜）面会に来る。<br>　　・母親は午後（1〜2時頃）から面会に来る。<br>S：祖母「E君が頑張っているから…」 |
| **セクシュアリティ－生殖パターン**<br>　情報なし。 |
| **コーピング－ストレス耐性パターン**<br>O：・母親は毎日面会に来るが、ベッドサイドのいすに座り、寝ていることがある。母親は疲労がみられる。<br>S：母親「大丈夫です」<br>O：・祖母は家から2時間かけて来ている。 |
| **価値－信念パターン**<br>　情報なし。 |

## ❸ 全体像と全体関連図

### 支持療法時のE君の全体像

　寛解導入療法が終了し骨髄検査の結果、完全寛解となったため、引き続き支持療法が開始となった。E君は、入院生活や病院スタッフに徐々に慣れてきて、顔を見るだけで泣くことはなくなった。

　しかし、体調不良のためかベッドで寝ているか、起きているときは母親に抱かれている状態が続いている。E君の自発的な活動がほとんどみられないため、下肢の筋力低下や退行がみられ、日常生活はほぼ介助が必要となっている。

　医療者には大分慣れてきて、問いかけにうなずきや、首を振って反応している。機嫌がよいときは学生の「お熱測ってもいいかな」の問いかけに対し、うなずき、体温計を腋窩に挟めるよう腕を上げてくれる動作がみられる。

　幼児期は遊びをとおして成長・発達する時期であるので、E君の興味のあるキャラクターや遊びを入院生活に取り入れていくことが大切である。プレイルームを活用したり、保育士が在中するところは、協同して援助計画を立てていくとよい。

　また、抗がん剤の副作用も強く出現してくる時期で、とくに白血球が減少してきており、感染予防が重要である。鼻汁・咳嗽、肛門周囲炎もみられるため悪化しないように注意が必要である。E君の手洗い・含嗽などスタンダード・プリコーションを行うことが大切である。口内炎・消化器症状から、食欲低下が考えられ、低栄養状態である。味覚異常が起こっている可能性もあるので、いままでと好き嫌いが違って味の濃いものを好むようになる。小児の入院生活は、治療や他の入院している子どもへの影響から持ち込み食は禁止している施設が多いが、E君が少しでも食べられるように持ち込み食の検討も大切である。

### アセスメント

・母親はE君が頑張っているからと自分の大変さを表出できずにいる。
・白血病の原因は不明だが、母親としての自責の念をもっていると考える。
・メンタル面でのサポートをしてくれる人がいるのか確認し、対応を考えていく必要がある。

—

・母親はE君のためにと頑張っているが、かなり疲労が蓄積している。祖母の協力を得ることができたが、父親は仕事があるため協力は難しい。長期入院が必要であるため、今後の生活を見直していく必要があると考える。

> 子どもの入院という生活の変化に家族の協力体制の見直しが必要ですね。今後、経済面での不安なども出てくる可能性があるので、情報の確認が必要となってきます。

—

### 看護問題

#12　感染のリスク状態
#13　不安・苦痛
#14　活動耐性低下
#15　身体損傷リスク状態
#16　成長・発達遅延
#17　家族機能破綻
#18　家族介護者役割緊張リスク状態

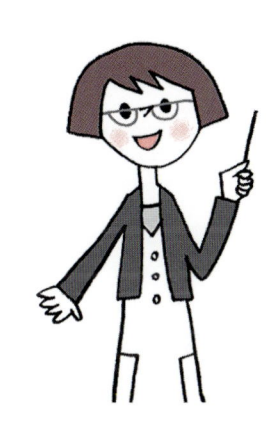

```
┌─────────────────────────────────────────────────────────────────────────────────┐
│                                                        ロイケリン（内服）         │
│                                                        副作用                     │
│                                                        ・骨髄抑制                  │
│  ┌──────────────┐                                      ・肝障害、血尿、乏尿、      │
│  │ E君 1歳10か月 男児│                                    胃腸障害、過敏性脱毛     │
│  │ 両親とアパートで │                                                               │
│  │   3人暮らし    │                                      ・プレドニン（内服薬）    │
│  └──────┬───────┘                                                                 │
│         │          ┌──────────────┐                                                │
│         │          │父親はサラリーマンで│  ┌─────────────────┐                      │
│         │      ┌──→│土日のみ面会に来る│→│♯17. 家族機能破綻│                      │
│         │      │   └──────────────┘   └─────────────────┘   ┌─────────────┐       │
│         │      │                                              │セデーション  │       │
│         │   ┌──┴──────────────┐  ┌─────────────────┐         │・硫酸アトロピン│       │
│         │   │母親は入院から約1か│  │♯18. 家族介護者役割│        │・ケタラール   │       │
│         │   │月間毎日面会に来る（9│→│  緊張リスク状態  │        │・ドルミカム   │       │
│         │   │時～E君が寝付くまで）│  └─────────────────┘        └──────┬──────┘      │
│         │   └──┬──────────────┘                     ┌─────────────┐    │            │
│         ↓      │        ┌──────────────┐            │♯13. 不安・苦痛│←──┘            │
│  ┌──────────────┐      │定期的な検査   │─────────→│             │                │
│  │急性リンパ性白血病│─→│・骨髄検査     │            └──────┬──────┘                │
│  │（B前駆細胞型） │      │・血液検査3回/週│──────┐           │                       │
│  └──────┬───────┘      └──────────────┘      │   ┌─────────────────┐             │
│         │                                      └→│ CVカテーテル     │             │
│         │              ┌──────────────┐           │キロサイト（点滴静脈注射）│       │
│         └─────────────→│・腰椎穿刺     │           │副作用            │             │
│  ┌──────────────┐     │・メソトレキセート│         │・骨髄機能抑制、消化器障害、│     │
│  │  支持療法    │────→│  （髄注）     │           │ 急性呼吸促拍症候群，間質性肺│    │
│  └──────┬───────┘     └──────────────┘           │ 炎、急性心膜炎、心のう液貯留│    │
│         │                                          │・悪心・嘔吐、食欲不振、腹痛、下痢、│
│  ┌──────────────┐                                  │ 頭痛、倦怠感、発熱、肝障害  │   │
│  │骨髄抑制・副作用│                                  └─────────┬──────────┘         │
│  └──┬────┬────┬─┘                                              │                    │
│     │    │    │                                                │                    │
│  ┌──┴───┐ │  ┌─┴──────────┐  ┌─────────────┐                  │                    │
│  │血小板の減少│ │白血球（好中球）│  │食欲不振     │←─────────────┘                   │
│  │PLT：2.2×10⁴/μL│ │の減少      │  │病院食は手を付けず、│                              │
│  └──┬───────┘ │WBC：1,500/μL│  │持ち込み食のコーン│                              │
│     │         │好中球：1,000/μL│ │スープ、うどん5口│                              │
│  ┌──┴───┐    │CPP         │  └──────┬──────┘                                   │
│  │出血傾向│    └──┬──────────┘         │                                         │
│  └──┬───┘       │                    ┌──┴──────┐                                  │
│     │         ┌──┴──────────┐       │TP：5.6g/dL│                                  │
│ ┌───┴─────────┐│・発熱、鼻汁、咳嗽│     │Alb：3.9g/dL│                                │
│ │・歯肉出血    ││・口内炎        │     │BUN：21mg/dL│                                │
│ │・鼻出血（粘膜出血）│・肛門周囲炎    │     └──────┬──────┘                          │
│ │・吐血、タール便│└──┬──────────┘           │                                     │
│ │  （消化器出血）│   │                   ┌──┴──┐                                   │
│ │・点状出血斑  │  ┌──┴───┐              │低栄養│                                   │
│ │・紫斑（皮下出血）││易感染状態│             └──┬──┘                                   │
│ └───┬─────────┘└──┬───┘                 │                                        │
│     │               │                      │                                        │
│ ┌───┴─────────┐  ┌──┴─────────┐     ┌──┴─────────┐                                │
│ │♯15.身体損傷リスク状態│ │♯12. 感染リスク状態│  │♯16. 成長・発達遅延│                    │
│ └─────────────┘  └───────────┘     └─────────────┘                              │
│     │                                                                            │
│  ┌──┴─────┐                                                                       │
│  │血小板輸血│                                                                     │
│  └────────┘                                                                      │
│                                                                                   │
│  ┌──────────────┐     ┌─────────────┐                                              │
│  │ヘモグロビンの減少│──→│濃厚赤血球輸血│                                              │
│  │Hb：5.7g/dL   │     └─────────────┘                                              │
│  └──┬───────┘                                                                      │
│     │                                                                            │
│  ┌──┴──────────┐                                             ┌───────────────┐    │
│  │  貧血         │                                             │腫瘍細胞の破壊更新│    │
│  │細胞の酸素不足状態│                                             │細胞内酵素上昇  │    │
│  └──┬──────────┘                                             └────────┬──────┘    │
│     │                                                                 │           │
│  ┌──┴────┐                                                         ┌──┴─────┐     │
│  │・顔面蒼白│     ┌─────────────┐                                   │尿酸値上昇│     │
│  │・易疲労 │────→│♯14. 活動耐性低下│                                  └────┬────┘     │
│  │・全身倦怠感│    └─────────────┘                                        │          │
│  └────────┘                                                           ┌──┴───┐      │
│                                                                       │腎障害│      │
│                                                                       └──────┘      │
└─────────────────────────────────────────────────────────────────────────────────┘
```

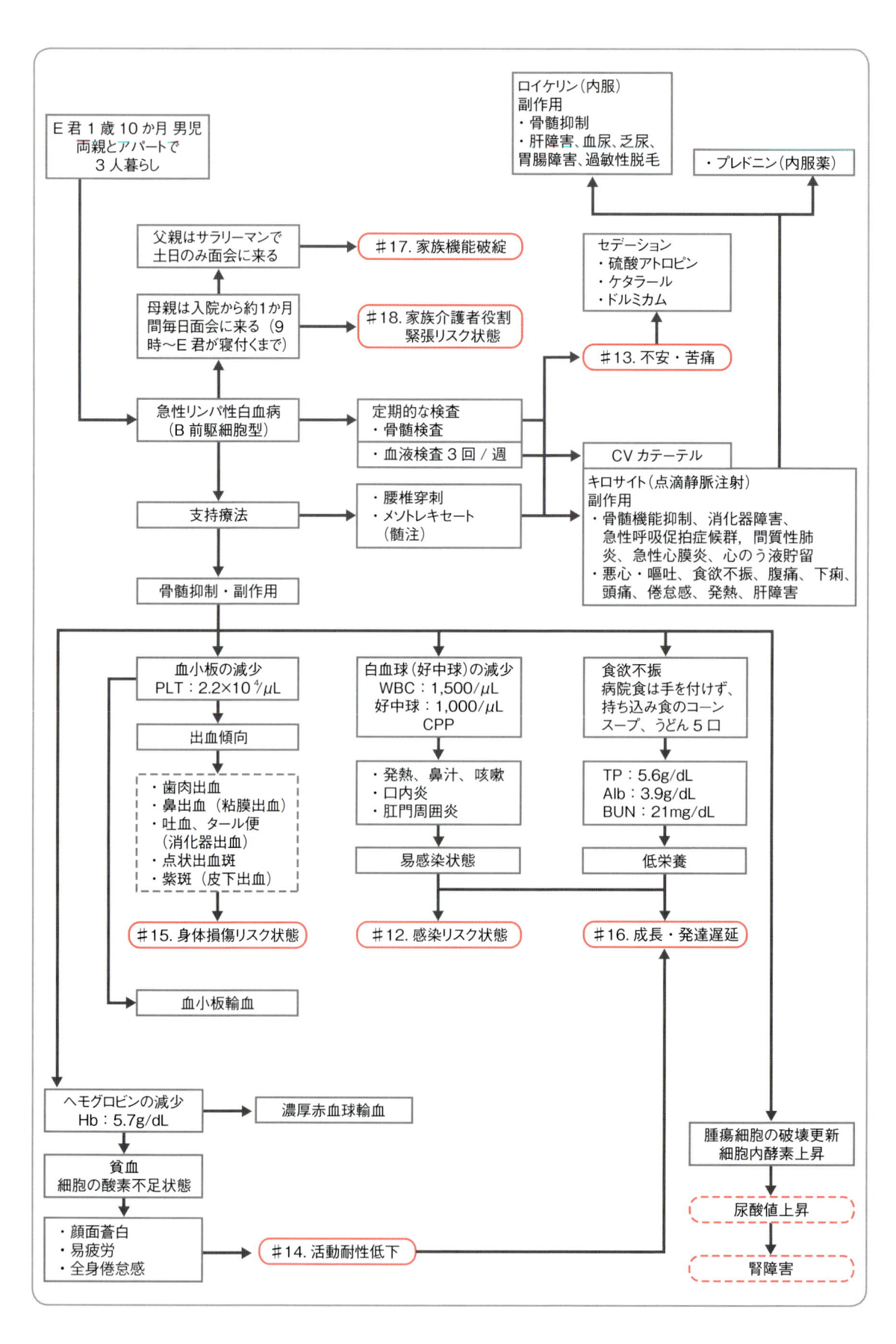

## ❹ 看護計画

### ♯12 感染のリスク状態

◆ **看護目標**
1．感染徴候の早期発見・予防ができる。
2．口内炎・肛門周囲炎が軽減できる。

**看護計画**

OP
　①体温、脈拍、呼吸、血圧
　②呼吸器：鼻汁、咳嗽、喀痰、喘鳴、呼吸音、咽頭痛
　③皮膚：CVカテーテルの挿入部、発赤、腫脹、びらん、滲出液
　④粘膜：口腔粘膜の炎症症状、肛門周囲の炎症症状
　⑤消化器：腹痛、腹部膨満感、悪心・嘔吐、胃痛
　⑥尿路感染：排尿痛、血尿
　⑦検査データ：白血球数、好中球数、CRP
　⑧排便回数

> 栄養状態も感染リスクの要因となるので、食事の摂取量と内容を確認しましょう。

TP
　①環境整備
　　・午前、午後の2回行う。
　　・アルコール入り清浄布を使用する。
　　・ベッド柵、床頭台、オーバーテーブルなど
　②手洗い・うがい、歯磨き
　　・食事の前に洗面所にて手洗いを行う。
　　・食後は歯磨き、うがいを行う。
　③清潔ケア
　　・入浴1回/日
　　・持続点滴施行時は全身清拭・坐浴を行う。
　　・排便時はすみやかにおむつ交換する。
　　・適時、アズレン（アズノール）軟膏を塗布する。

EP
　①清潔ケアの必要性を説明する。
　②手洗い、歯磨きのポスターを作成し、実施した箇所にシールを張れるようにする。

> 計画はだれが見ても同じように実施できるように、5W1H（何時、どこで、何を、誰が、どのように）を意識して書きましょう。

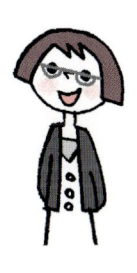

## ❺ 実施

> **♯12　感染のリスク状態**
>
> ◆**看護目標**
> 1．感染徴候の早期発見・予防ができる。
> 2．口内炎・肛門周囲炎が軽減できる。
>
> 〈場面〉　下痢が頻回にあり、肛門周囲の発赤が見られた。CVカテーテルより持続点滴中のため、清拭と坐浴を行うことにした。
>
> 10：30　E君のベッドサイドで全身清拭と坐浴を行うため、必要物品を準備し訪室した。
> 　　　　E君にとって坐浴は初めてであり、表情が少しこわばっていた。母親にもE君の様子を見てもらうため、一緒に実施することにした。
> 　　　　上半身を着脱し、温湯清拭を行う。その後、ベースンにお湯を張った中に殿部を入れるため、一度立たせようとするが、E君は立とうとせずイヤイヤと首を振る。
> 　　　　母親「ほとんど動かないから……。前は歩けていたのにね……」
>
> 〈経過記録〉
> 10：00　O：体温37.2℃、脈拍118回/分、呼吸28回/分、血圧100/58mmHg
> 　　　　　　鼻汁少量あり、咳嗽ときどき聞かれる。喘鳴・肺雑音なし。悪心・嘔吐なし。
> 　　　　S：「便が緩くて、おむつからはみ出しちゃって……。もうお尻が赤くなって痛そうなんです」
> 10：30　O：清拭・坐浴を実施する。
> 　　　　　　肛門周囲の発赤あり、坐浴後にアズノール軟膏を塗布する。
> 　　　　S：母親「ほとんど動かないから……。前は歩けていたのにね……」
> 　　　　A：抗がん剤の副作用による下痢と考える。アズレン（アズノール）軟膏を塗布し様子を観察する。
> 　　　　　　母親はE君が歩行できなくなったことを気にしている。入院生活により筋力低下が起こっていると考える。母親に抱っこされていることが多いので、プレイルームで遊びを促していくことが必要である。

## ❻ 評価

> 10：00　O：体温37.2℃、脈拍118回/分、呼吸28回/分、血圧100/58mmHg
> 　　　　　　鼻汁少量あり、咳嗽ときどき聞かれる。喘鳴・肺雑音なし。悪心・嘔吐なし。
> 　　　　S：「便が緩くて、おむつからはみ出しちゃって……。もうお尻が赤くなって痛そうなんです」
> 10：30　O：清拭・坐浴を実施する。
> 　　　　　　肛門周囲の発赤あり、坐浴後にアズレン（アズノール）軟膏を塗布する。

> 肛門周囲炎の軽減のために、寒くないよう保温に注意し、短時間で行うことが大切ですね。

S：母親「ほとんど動かないから……。前は歩けていたのにね……」
　　A：抗がん剤の副作用による下痢と考える。アズレン（アズノール）軟膏を塗布し、様子を観察する。
　　　母親はE君が歩行できなくなったことを気にしている。入院生活により筋力低下が起こっていると考える。母親に抱っこしていることが多いので、プレイルームで遊びを促していくことが必要である。

> 抗がん剤の副作用で四肢のしびれや麻痺が出現することもあるので観察が重要ですね。

　P：追加　OP－①歩行の状態
　　　　　　TP－①プレイルームで遊びを促す。

> 状態によってリハビリテーションも必要となってきます。医師と相談または、カンファレンスにかけるのもよいですね。

## 3 サマリー

| | |
|---|---|
| 氏名：E君 | 年齢：1歳10か月 |
| 病名：急性リンパ性白血病（B前駆細胞型） | 入院期間：6月5日～約2か月経過 |
| 手術：6月12日　手術室にてCVカテーテル挿入 | アレルギー：なし |

〈場面1〉
　今年4月頃から徐々に体重減少、食欲不振がみられた。6月5日入院。入院時の体温37.0℃、脈拍130回/分、呼吸28回/分。母親に抱っこされていて、ベッドに下ろそうとするが離れようとしない。顔色不良、活気なく、機嫌悪い。血液検査の結果は、WBC：62,100/μL、RBC：2.7×10⁶/μL、Hb：6.5g/dL、Plt：3.0×10⁴/μL、CRP：0.16mg/dLであった。入院後、骨髄検査を行い急性リンパ性白血病（ALL）と診断された。

#2　母子分離不安
　入院時、E君は環境の変化や夜間の母親の付き添いがないことなどから母子分離不安を起こしていた。母親はE君の病名の告知後、ショックと自責の念で落ち込んでいた。母親と一緒にE君の日常生活の援助を行いながら、母親の話に傾聴・共感・受容的態度でかかわった。また、夜間など母親がいないときのE君の様子を母親に伝えるようにしたことで、母親は徐々に受容できるようになり積極的にE君にかかわることができるようになった。

〈場面2〉
　入院7日目に手術室にてCVカテーテル挿入を行い、入院10日目より寛解導入療法が開始となった。治療内容は、**プレドニン（内服）**毎日、**オンコビン（静脈注射）**1回/週、**ロイナーゼ（点滴静脈注射）**2回/週、**メソトレキセート（髄腔内注射）**2回/週行っていく計画である。CVカテーテルより採血を3回/週行い、骨髄抑制の状態などをチェックした。治療開始より15日目。昨日の血液検査結果は、WBC：6,200/μL、RBC：3.07×10⁶/μL、Hb：2.5g/dL、Plt：3.9×10⁴/μLであった。貧血があるため、濃厚赤血球輸血が行われた。

#1　骨髄穿刺、髄注に対する不安・苦痛
　事前にE君のお気に入りのぬいぐるみを使ってプレパレーションを行った。眠っているので大丈夫であることが徐々に理解できてきたようである。CVカテーテルよりセデーションの注射を行うときに「じっとしていてね」と声をかけると、少しの間は動かずにいることができるようになった。

〈場面3〉
　7月19日、骨髄検査の結果、完全寛解となる。7月20日から支持療法開始となった。
　7月29日の血液検査結果は、WBC：1,500/μL、RBC：2.07×10⁶/μL、Hb：5.7g/dL、Plt：2.2×10⁴/μL、CRP：1.4mg/dLであった。また、3日前より口内炎ができ食事を摂ると痛みがあり、ほとんど病院食は食べられない状況である。母親は毎日面会に来ているが、E君の側を離れるとぐずるため、トイレのとき以外は子どもの側を離れない。母親からは疲労感が感じられた。化学療法の副作用で骨髄抑制（白血球減少、貧血、血小板減少）が起こり、濃厚赤血球や血小板の輸血が行われた。排便回数は昨日より6回/日みられ、便の性状は泥状～水様便となった。

#2 感染リスク状態

　抗がん剤を開始し2週目頃より、骨髄抑制がみられた。易感染リスク状態となり、感染徴候の早期発見と手洗い・含嗽・歯磨きの実施・確認を行った。母親にも感染予防の重要性を説明し協力を得た。キャラクターのカレンダーを作成し、手洗い・含嗽などが実施できたらシールを貼るようにしたところ、E君はシールを気に入って貼っていた。支持療法が開始になると抗がん剤の副作用で下痢が頻回となり、肛門周囲炎の出現がみられた。皮膚・粘膜の保護のため、入浴を毎日実施し、持続点滴で入浴が困難なときは清拭・坐浴を行い、清潔を保つ援助を行っている。現在も易感染リスク状態は継続している。

●日常生活習慣の自立度
・食事：入院前は、大人と同じ内容の食事。スプーン、フォークを握って使うことができる。
・排泄：おむつ使用。トイレットトレーニングはまだ行っていない。
・睡眠：入院前は十分にとれていた。現在、トラのぬいぐるみと一緒に寝ている。
・清潔：母親が介助して入浴を毎日している。手洗い・含嗽・歯磨きは母親の見守りがあるとできる。
・衣類：更衣時、手を通そうとする動作がみられる。他は介助。

●既往歴
　なし。

●E君と家族の支援者
　祖母が病院より2時間のところに住んでおり、午前中は母親の代わりに付き添いに通ってきている。E君も祖母にはなついている。

---

●参考文献
1）茎津智子編：発達段階を考えたアセスメントにもとづく小児看護過程．医歯薬出版、2012．
2）岡田洋子、茎津智子、井上由紀子、草薙美穂著：小児看護学1．第2版、小児と家族への系統的アプローチ、医歯薬出版、2010．
3）中野綾美編：小児看護学①小児の発達と看護．第4版、ナーシング・グラフィカ、メディカル出版、2013．
4）松尾宣武、濱中喜代編：新体系看護学全書　小児看護学①小児看護学概論・小児保健．第4版、メヂカルフレンド社、2012．
5）水島　裕：今日の治療薬．第31版、南江堂、2013
6）CLベッツ、LAリンダ（石黒彩子、山田知子監訳）：小児看護ハンドブック——病態生理と看護診断．第2版、医学書院、2007
7）日本小児血液学会編：小児白血病・リンパ腫の診療ガイドライン．金原出版、2011
8）中野綾美監：小児看護技術．メディカ出版、2006
9）内田雅代監修：子どもの白血病．小児看護、(36)：8、2013

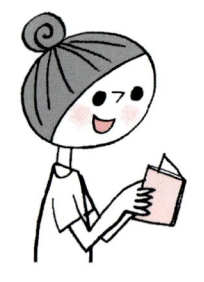

第Ⅱ章 3 小児看護学

# 第Ⅱ章 4 老年看護学
## 実習記録の書き方

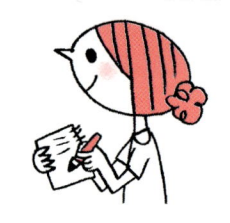

　老年期とは、人生の最終段階であり、老化現象が顕著となり、死によって人生を完結させる時期である。ここでいう老化(ageing、senescence)とは、加齢に伴う生理的・精神的機能の減退をいう。加齢(ageing)とは、単に年をとる過程のことであるが、老化という場合には、年齢を重ねることにより、心身の諸機能が衰退していくことを意味する。

　老化がなぜ起こるのか、ということについては種々の説があるが、プログラム説と環境因子説に大別される。プログラム説とは、老化は遺伝子に組み込まれているというものであり、環境因子説とは、紫外線や活性酸素などによって細胞やDNAが損傷を受け生じるというものである。Strehlerは、老化の基本的特徴として、以下の4つがあると述べた。

表1　老化の基本的特徴(Strehler)

| | |
|---|---|
| 普遍性(universality) | 老化は生体にとって不可避のもの |
| 内在性(intrinsically) | 老化は環境因子によって影響を受けるが、基本的には遺伝子的機序によって規定されている過程 |
| 進行性(progressiveness) | 老化は時間の過程とともに起こり、しかも一度起こると不可逆的 |
| 有害性(deleteriousness) | 老化によって起こってくる変化は機能の低下を伴うものであり、それは生体にとって有害なもの |

## 1 よく用いられるアセスメントの枠組み

### 1．老年期のとらえ方

#### 1) 老年期の発達課題

　E.エリクソンは、老年期の発達課題の解決をめぐる葛藤は、「統合(integrity)」対「絶望(despair)」であるとし、発達課題の達成で生まれる「徳(virtues)」として「英知」(wisdom)をあげた。

　また、C.ユングは人生後半期における人格発達に着目し、人生後半の仕事は、自己の内的欲求を実現していく過程(個性化)であるとした。

#### 2) 発達の意味

　E.エリクソンもC.ユングも、人格は生涯をとおして発達し続けると考えた。ここでの発達とはどのような意味だろうか。一般的に考えると、発達とは規模が大きくなっていくこと、あるいは機能がより高度になっていくことなどがイメージされる。広辞苑によると、「発達とは、個体が時間的経過に伴ってその身体的・精神的機能を変えてゆく過程」とある。

　「身体的・精神的機能を変えていく過程」であって、「成長」とか「成熟」とはいっていないことに注意したい。マーサE．ロジャーズは、「加齢の過程は発達の過程とされているが、それだけではなく、場のパターンと秩序の多様性の増大を目指す創造的な過程ともされている。それは衰退の過程ではないのである」と指摘している。老年期と聞くと、諸機能が衰退していく時期、さまざまな事柄が喪失していく時期ととらえやすいが、これらを含めて「発達」という視点でとらえていくことが重要であろう。

#### 3) 文化による相違

　国や時代が異なれば、老いのとらえ方が変わってくるのは当然である。わが国にあっても地域が異なれば、老いのとらえ方が異なることに注意が必要である。これは国や個々の地域の文化のありようによるものである。老いを排除せず、受け入れるような文化のもとでは、高齢者ばかりではなく、すべての人が生きやすいのではないかと思う。あるお寺に掲げられていたという、次の言葉を見てほしい。
「子ども叱るな来た道だもの、年寄り笑うな行く道だもの」(永六輔「大往生」)

ここには、子どもや高齢者を自分とは異なる存在として対象化することなく、いずれ自分も老いていく存在である、という視点があり、温かなまなざしが感じられる。

## 2．加齢に伴う心身の変化

### 1）老化に伴う身体的変化

表2に加齢に伴う身体的変化の概要をまとめた。詳細は専門書を参照してほしい。

### 2）老化に伴う精神的変化

最も研究が進んでいる知能の変化について簡潔に述べる。知能は、「流動性知能」と「結晶性知能」に大別される。

流動性知能とは、新しい事柄、情報を学習し従来とは異なった行動様式を身につける能力のことをいい、年齢とともに衰える。これに対し結晶性知能とは、総合的に物事を考えていく能力であり、高齢になっても維持されることがわかっている。

また、知能のうち記憶については、単語の意味や事実・概念に関する記憶である「意味記憶」は失われやすいが、生活上の出来事に関する記憶の「エピソード記憶」や、身体にしみこんだ「手続き記憶」はよく保持される。

表2　老化に伴う身体的変化

|  | 具体的な内容 |
|---|---|
| 生理的変化 | 体液量の変化、呼吸・循環機能、消化・吸収機能、排泄機能、感覚機能、運動機能、カルシウム代謝、中枢神経系の変化など |
| 外見的な変化 | しわ、剛毛（硬く長い眉毛）、ほくろやいぼ、下顎の突出、老人環など |
| 構造的な変化 | 脊柱の湾曲（程度が強くなると円背という） |
| 形態的な変化 | 臓器の萎縮（心臓を除いて重量は減少する）、細胞の減数 |

## 3．まとめ

老化に伴い、心身諸機能が低下していくことは避けられない。しかし、老いることによってみえてくること、老いることによってしかわからないことがあるのも事実である。人は死のそのときまで発達し続ける存在であり、一足先を生きている高齢者から学ぶことが重要である。

# 2 パーキンソン病と認知症の合併のある高齢者の、誤嚥性肺炎を発症からリハビリテーション期までの経過に沿った看護過程の展開

## 1．肺炎のために急性期病院に入院した場面

### (1) 場面の紹介

A氏は84歳の男性。10年前にパーキンソン病と診断されており、月に1回通院して内服治療を継続中である。本日、長男に付き添われて病院を受診し、誤嚥性肺炎と診断されて入院になった。長男から病歴をうかがったところ、「数日前から少し元気がなく、咳をするようになった。風邪をひいたかなと思って自宅で様子をみていた。今日の朝から38.0℃の熱が出て、自分で動くことができなくなったのでびっくりしてしまった」と話された。また、「最近は食事に時間がかかって、いつまでたっても食事が終わらないんですよね」とのことである。

呼吸28回/分、脈拍90回/分、酸素飽和度89％、経鼻カテーテルで酸素吸入0.5L/分を行っている。閉眼して、声かけに返事がない。

➡ それでは、この場面のイラストをみて、看護計画を立案するための情報収集のポイント（気づきのポイント）を考えてみよう。

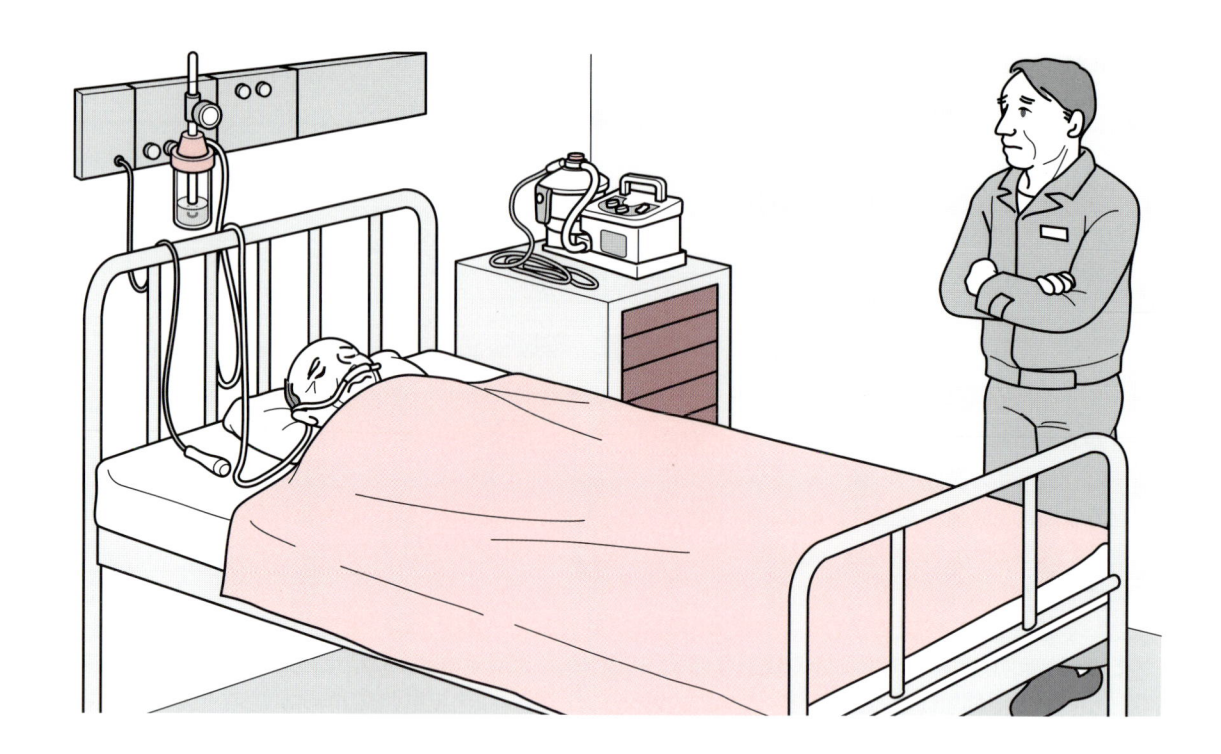

## (2) この場面での気づきのポイント

- A氏は苦しいだろうか？
- 肺炎の症状や活動への影響はどの程度か？
- 気道・肺の状態（呼吸音、肺雑音、痰）はどうなのか？
- 呼吸機能の状態（末梢血の酸素飽和度、末梢の冷感、チアノーゼ）はどうなのか？
- パーキンソン病の症状の程度は？
- どのような日常生活を送っているのか？
- 家族は高齢者の生活の支援や介護を行っているのか？
- 家族は何人だろうか？
- 家族はパーキンソン病、誤嚥性肺炎をどのように理解しているのだろうか？

## (3) 実際の事例展開

### ❶ 解説

〈高齢者の日常生活の自立度の把握〉

まずは基本的なことであるが、肺炎の回復と現状における安全安楽を保持する援助を行うために、病状に関するアセスメントが大切である。

定期的に、または異常を察知したときに末梢血液の酸素飽和度、末梢の冷感、チアノーゼの有無を観察し、その結果をもとに生命維持に必要なガス交換ができているかを判断する。状態の悪化（呼吸不全）が認められれば、対処（補助呼吸の開始、酸素吸入量の増量など）しなければならず、すみやかに医師に報告する。また、胸部X線などを参考にしつつ肺野を聴診して、肺雑音（ラ音）によって痰が貯留していないかを判断する。痰が貯留していれば、体位ドレナージなどを行い痰の排出を促す。

次に、A氏は誤嚥性肺炎と診断されており、嚥下機能が低下しているといえる。その背景は、年齢から推察できる加齢変化とパーキンソン病による症状の2つの要因が考えられる。嚥下障害がある患者の食事介助は十分に注意する必要がある。

また、唾液などを知らず知らずのうちに誤嚥している（不顕性誤嚥）ことも考えられるので、口腔内の清潔を保つことは肺炎予防のために重要である。

A氏は高齢であり、パーキンソン病のため通院している。パーキンソン病の症状には運動機能障害がある。いまは肺炎のために自分で動けなくなっているが、肺炎が発症する前はどのように日常生活を送っていたのだろうか。日常生活のさまざまな動作（たとえば、外出や入浴など）をすべて自分でできたであろうか、介助を必要とする動作はなかったのだろうか。

その他にも、歩行機能障害や姿勢反射障害といった症状のために転倒しやすくなっている可能性がある。これまでに転倒したことがあったかどうかを尋ねることは、今後のリスクを判断するうえで重要である。さらに嚥下障害も生じやすい。嚥下機能の低下は少しずつ始まっていたとも考えられる。肺炎は今回が初めてだろうか。構音障害によってコミュニケーションもとりにくくなる。また病気が進行すると、認知機能が低下することも多くあるので認知症の症状の有無を観察する必要がある。

以上のように、既往歴や現病歴、年齢から症状の有無、日常生活の自立度について知ることが必要であるということに気づいてほしい。そして、日常生活の自立度が低下していたり日常生活に支援や介護が必要な場合、なぜ自立度の低下が生じているかをアセスメントする。それは、加齢変化やパーキンソン病の病態から考えられることをもとにして、推理を行っていく作業である。アセスメントするうえでは、加齢変化、疾患の病態についての知識は必要不可欠である。

このような情報収集が必要な理由は、A氏の日常生活援助における援助内容を判断するためである。ふだんの生活における自立度を知っておくことで、A氏に必要な援助内容がわかる。また、できる動作を知っておくことで、A氏自身の力を活かして援助することで廃用症候群を予防することができる。

〈高齢者と家族の生活の把握〉

次に、A氏はふだんから支援や介護を必要としていたと予測されるので、家族の状況についてもこの時点で知っておくとよい。まずは主介護者を把握することである。家族は、A氏が肺炎になったことで、生命や生活の自立度の低下を心配している可能性がある。もしかしたら、誤嚥性肺炎を発症した要因に家族の介護方法があるかもしれない。

この段階では、家族からA氏の状態について把握していくと同時に、家族がA氏の状況をどこまで理解しているかをとらえていくことになる。実際の方法としては、まずはパーキンソン病の症状はどの程度なのか、どのような薬を飲んでいるのかを尋ね、その次に、パーキンソン病が発症した頃からの話を聞いてみるのもよい。たとえば発症する10年前（A氏が74歳のとき）以前は、どのような生活をしていたのだろうか。その頃は、自立して日常生活動作ができており、自分なりにどのような生活をするかを決めて実践していたと思う。そういった基本的な生活が、パーキンソン病の発症や進行とともにどのように変化しているのかを読み取る。

そして、これらの質問に対して、家族はスムースに答えられるだろうか。家族にも仕事等の都合があり、高齢者のことを全部把握しているとはかぎらない。長期経過のなかで忘れることもあると思う。家族はどのように理解しているかを読み取っていこう。

このように、パーキンソン病から予測されるさまざまな症状について、嚥下機能障害や誤嚥性肺炎について、家族はどのような知識をもっているかということも念頭に置きながら、自宅での生活の様子を聞いてみよう。

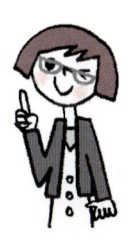

## ❷ 得た情報の整理とアセスメント

| 情 報 |
|---|
| **健康知覚－健康管理パターン**<br>O：10年前にパーキンソン病と診断されており、現在も1回/月通院している。介護認定で要介護1と認定されている。通所介護を週に2回利用し、その際に入浴していた。入院後は、声かけに返事がない。 |
| **栄養－代謝パターン**<br>O：食事形態は粥食。長男の妻が用意して、自力で食べていた。全量は自力で摂取できない。ときどき、食事中にむせることがあった。入院後は絶食。24時間持続点滴、電解質維持液1500mL/日。 |
| **排泄パターン**<br>O：自宅では、自分でトイレに行っていた。入院後は、おむつをあてている。入院後、一度おむつに排尿があった。 |
| **活動－運動パターン**<br>O：自宅のなかでは、家具や壁に手をつきながらゆっくり歩いていた。外出するときは杖を使用する。通院は、長男が車で病院の送迎していた。以前に転倒したことがあり、本人は転倒しないように注意して歩いていた。入院後は、ベッド上で座位の保持ができない。呼吸28回/分、脈拍90回/分、酸素飽和度90％、酸素吸入0.5L/分経鼻カテーテル。 |
| **睡眠－休息パターン**<br>O：夜間はよく休んでいました。 |
| **認知－知覚パターン**<br>S：薬を飲んだかどうか忘れることが多かったです。以前に、身体の動きがとても悪くなったときがあり、そのとき、父の部屋には薬がたくさん余っていました。医師に相談すると、認知症の症状が出始めていると言われました。それからは、妻が薬を管理するようにしました。 |
| **自己知覚－自己概念パターン**<br>S：妻が「薬を預かるようにするときに『自分はしっかりしているのにどうしてそういうことをするのか！』と怒ったことがありました。いまは、怒ることはありません。妻に薬を管理してもらうことに慣れてきたようです」 |
| **役割－関係パターン**<br>O：A氏と長男、長男の妻の3人暮らし。金属加工工場を経営していた。パーキンソン病発症を機に引退し、長男に委譲した。妻は5年前に他界。掃除や食事の準備は、長男の妻が行っている。 |
| **セクシュアリティ－生殖パターン**<br>O：子どもは長男と長女の2人。 |

> 飲水については、どうだったのでしょうか。水はむせやすいものの1つです。

> このような自宅における生活の詳しい様子を知っておくことは今後のリハビリテーションの目標を考えるうえでとても有益です。

> どのような状況だったのかも確認しておく必要があります。

## アセスメント

- 要介護1と認定されていることから、日常生活に何らかの支援が必要とわかります。いまのところ、パーキンソン病の症状と加齢に伴う身体機能の変化が、日常生活動作能力の低下をもたらしているのではないかと推察できる。肺炎のために、意識が低下していると考えられます。

> 高齢者の肺炎の特徴に、症状が非定型的であることがあります。意識障害は生じやすい症状の1つです。

- 粥食であることから、「常食を咀嚼して食塊形成することができにくい」と推察できる。
- また、食事中にむせることからは、誤嚥していることと、その背景に嚥下機能障害があることが考えられる。
- 嚥下障害が生じる理由としては、パーキンソン病による不随意運動や運動障害、加齢に伴う筋力低下や知覚鈍麻などによって、摂食嚥下のさまざまな運動ができなくなっていることが考えられる。

> パーキンソン病の症状や加齢変化の、知識をもっていないと、アセスメントできません。
> ここでは、摂食嚥下の過程についての知識が必要です。それとパーキンソン病と加齢変化の知識を合わせて判断します。

- 自分でトイレに行っていたことからは、尿意を知覚してトイレに移動し、排泄に伴う衣服の着脱動作ができていたということがわかる。
- 入院後はおむつに排尿したことは、意識障害によって、排尿をつかさどる神経機能が障害されて尿漏れしていると考えられる。

> ここでは、排泄のメカニズムについての知識が必要です。そのどこが障害されているか、パーキンソン病と加齢変化の知識を合わせて判断します。

- 歩くことに手すりや杖が必要で、動作がゆっくりである理由はパーキンソン病の症状の運動機能障害（無動・寡動）のためと考えられる。また、加齢変化による筋力低下も要因の1つと考えられる。さらに、姿勢反射障害によって転倒しやすくなっているといえる。現在は、意識混濁もあって、座位保持が不可能になっている。酸素飽和度が低下していることから、肺炎に伴う低酸素血症があり、そのために呼吸数や脈拍が増加していると考えられる。

> 転倒によって頭部外傷や骨折が生じると、寝たきり状態となる危険があります。生活機能を維持するためには転倒を防ぐことは重要です。

- 入院前に、睡眠状態には問題はなかったと言える。

- 認知症が生じており、薬の自己管理が困難になっている。

- 薬の自己管理が困難になっていることを自分で認識していなかったと考えられる。現在は、本人が自分の記憶障害をどのように認識しているかは不明である。

> パーキンソン病の病気が長くなると、認知症になりえます。また、認知症の記憶障害は、経験したことの細かな内容ではなく、出来事自体を忘れます。それによって、周囲の方とのかかわりが困難になることが多いです。

- 仕事に対する気がかりは、いまのところないと思われる。
- A氏が長男の妻に支援をしてもらうことについてどのように感じているか、長男の妻がA氏の支援を行うことをどのように感じているかは不明である。

> 自分は管理できていると思っていましたから、薬を管理してもらうことを納得できているかどうか不明です。我慢して、人の世話を受け入れている可能性もあります。

| 情 報 |
|---|
| **コーピングーストレス耐性パターン**<br>O：仕事一筋で、遊びに行くことはほとんどなかった。引退後は、自宅で過ごすことが多くなった。 |
| **価値−信念パターン**<br>O：自分には従業員の生活を守る責任があると言って、いつも工場のことばかり考えていた。 |
| **家族の思い**<br>S：数日前までは元気だったのに、急にこんな状態になってしまった。 |

## ❸ 全体像と全体関連図

### 入院時のA氏の全体像

　A氏は84歳の男性。長男とその妻と3人暮らしをしている。10年前にパーキンソン病を発症し、服薬治療を継続している。排泄や食事は自分でできるが、歩行には杖や手すりを必要とし、入浴には介助が必要となっていた。また、1人で外出することが困難なために、自宅で何もせずに過ごす時間が多くなっていた。そのため、要介護認定を受けて通所介護を利用していた。

　最近、食事に時間がかかり、ときどきむせていた。本日の朝になって、発熱、呼吸困難、意識障害の症状が現れ、誤嚥性肺炎と診断されて入院となった。現在は呼吸不全があり、酸素吸入をしているが酸素飽和度が90％である。意識レベルが低下しており、周囲の状況を理解することや身体を動かすことができないことや、尿失禁もみられる。今後、同様な状態が続くと、筋力低下・関節拘縮などの廃用症候群や、褥瘡や尿路感染といった二次的障害を発症する危険がある。

　意識が改善した場合でも、もともと認知機能が低下しているために周囲の状況を理解することができないことや、点滴や酸素吸入用の鼻カニューレを使用していることから、せん妄を発症することが考えられる。また家族は、高齢者の現在の状態の他に、今後の心身機能の変化に対しても、不安を感じていると考えられる。

　そこで、現在の看護の方向性としては、低酸素血症による苦痛の緩和を行いつつ早期の回復をめざすことと、治療中の安静に伴う廃用症候群や二次的障害を予防して、肺炎になる前の心身機能をできるだけ維持することが大切である。それとともに、家族の不安に配慮し、入院前の生活に戻るための支援が必要と考える。

### 看護問題

#1 加齢およびパーキンソン病に伴う嚥下および呼吸排痰機能低下に伴う、呼吸不全の可能性

#2 意識障害および治療のための活動量減少に関連した廃用症候群が生じる可能性

## アセスメント

- A氏が、現在の生活のなかでどのようなことを「生きがい」や「楽しみ」にしているのかは不明である。

- 自分が、立場に伴う役割を担うことや、他者に対する責任を果たすことに、こだわりをもっていることが考えられる。

- 長男は父親（A氏）の意識障害や呼吸困難の様子から、今後の病状に不安を感じている。急に状態悪化しているととらえていることから、食事のときのむせや少し元気がないことが、肺炎の兆候とは意識していなかったと思われる。

> A氏が長い時間をかけて培った価値観や楽しみを見出すことができれば、受け入れられやすい援助に結びつく可能性があります。

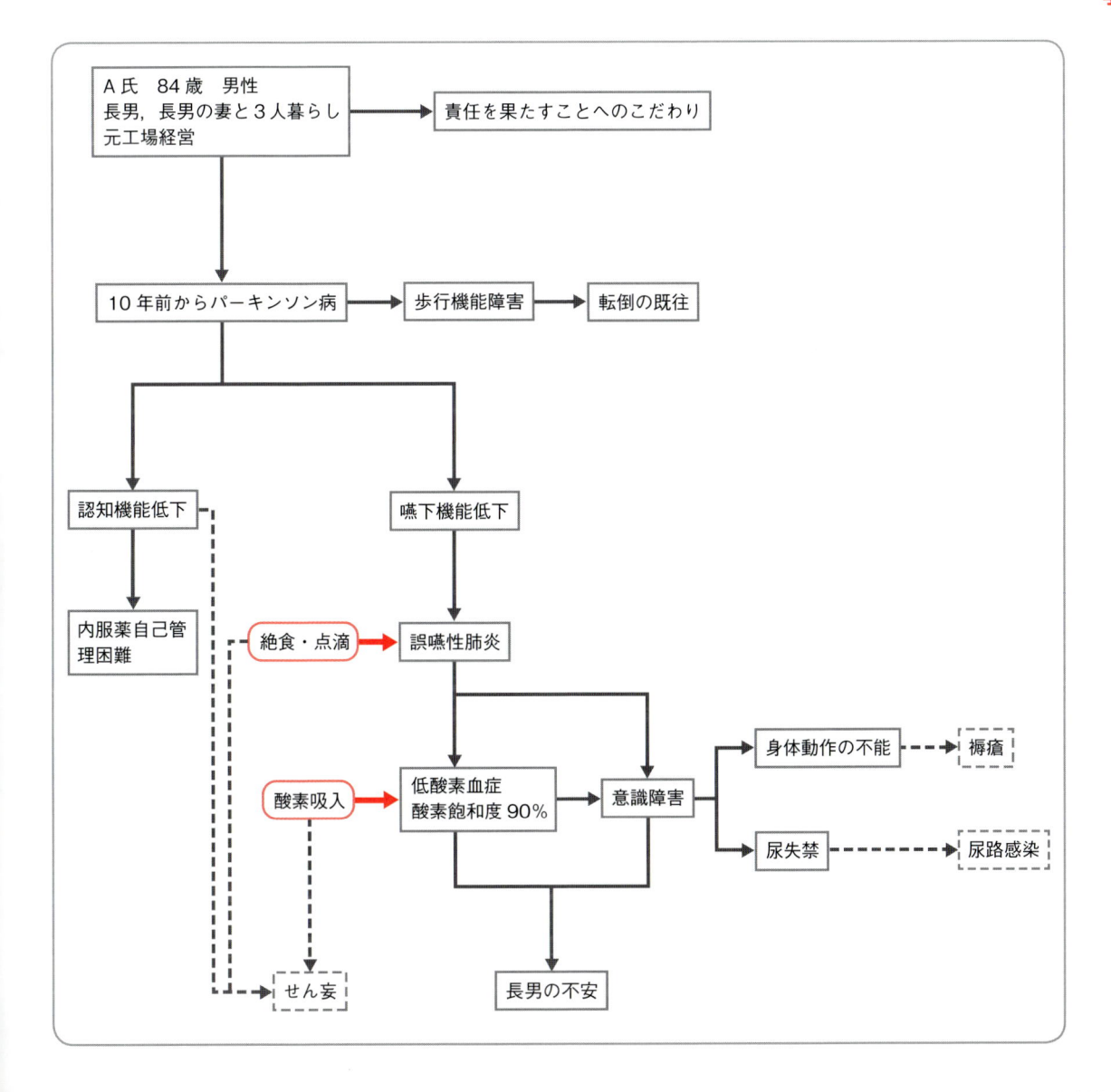

---

A氏　84歳　男性
長男，長男の妻と3人暮らし
元工場経営
→ 責任を果たすことへのこだわり

↓

10年前からパーキンソン病 → 歩行機能障害 → 転倒の既往

↓

- 認知機能低下 → 内服薬自己管理困難
- 嚥下機能低下 → 誤嚥性肺炎（絶食・点滴）
  → 低酸素血症　酸素飽和度90%（酸素吸入）
  → 意識障害
    - 身体動作の不能 --→ 褥瘡
    - 尿失禁 --→ 尿路感染
  → 長男の不安
  --→ せん妄

第Ⅱ章 4 老年看護学

131

## ❹ 看護計画

### #1 加齢およびパーキンソン病に伴う嚥下および呼吸排痰機能低下に伴う、呼吸不全の可能性

◆**看護目標**
重篤な呼吸不全に陥らない。気道内の痰が排出され低酸素血症が改善する。

#### 看護計画

OP
　①体温、脈拍、意識レベル
　②呼吸数、酸素飽和度（SpO$_2$）、末梢冷感、チアノーゼ
　③喘鳴、呼吸音
　④喀痰の量と性状
　⑤検査データ（血液、胸部X線、痰培養）
TP
　①酸素吸入の管理
　　SpO$_2$の変化による酸素流量調整のあらかじめの指示あり。
　　3L/分でSpO$_2$ 89％以下の場合は医師に報告する。
　②ネブライザー（蒸留水）、体位ドレナージ（9時、14時）
　③口腔ケア（9時、14時、19時）

> 排痰を促すための体位ドレナージやネブライザーを行い、痰の喀出後に口腔ケアを行うとよいでしょう。

---

### #2 意識障害および治療のための活動量減少に関連した廃用症候群が生じる可能性

◆**看護目標**
肺炎治癒後に廃用症候群が生じない（最小限になる）。

#### 看護計画

OP
　①身体動作能力（四肢の筋力、関節可動域、体位変換および起居動作）
　②見当識および理解力の程度
TP
　①2時間ごとの体位変換
　②四肢のマッサージ、他動運動（11時、16時）
　③処置の際は自動運動を促す声かけを行う。
　④（意識レベルの回復に応じた）車いすへの移乗

> 治療期間が長くなれば、心身機能の低下が避けられないかもしれません。その予測は困難なため、具体的な評価基準は設定しにくいと思います。しかし、最も好ましい状態を設定して、それをめざす姿勢も大切だと思います。また、廃用症候群には筋萎縮、褥瘡、心肺機能の低下などさまざまなものがあります。心身の状態によってどのような廃用症候群が問題になるかは異なります。病状の変化にあわせて、目標や計画を修正することが必要です。

> 体位ドレナージや運動は、呼吸機能低下に伴う活動に伴う活動耐性に配慮して、活動時間と休息時間の時間配分に留意します。活動－休息のバランスが重要です。

## ❺ 実施

　＃1の呼吸不全に対するかかわりとしては、観察と状態把握を密に行うことが大切である。痰は、重力の影響を受けて肺のなかの低い部位に貯留しやすい。仰臥位で過ごすことが多ければ、痰が背側に貯留すると考えられるので、そのこと念頭に置いて呼吸音の聴診をする。

　胸部X線写真や呼吸音などで分泌物の貯留が確認できたら、その部位の痰を体位ドレナージによって太い気管支へ誘導する。その際、ネブライザーを実施すると痰がやわらかくなり、誘導や喀出がしやすくなると期待できる。痰が喀出されたら、呼吸音や酸素飽和度を再度観察し、効果を判断したい。そのためには呼吸状態や痰の喀出が何時で、体位ドレナージやネブライザーの前か後かがわかるように記録される必要がある。記録されなければ、計画が効果的かどうかを評価できない。

　＃2の運動機能の廃用性の低下に対するかかわりとしては、過度な安静を避けることが大切である。身体を動かさないことは、筋萎縮や関節拘縮、褥瘡、起立性低血圧、精神的合併症など、全身のさまざまな機能を低下させることにつながる。したがって、病状に応じた範囲で可能なかぎり身体を動かすことが必要となる。

　重症なときでも、体位変換は不可欠である。体位を変えることは、長時間にわたって局所にかかる体圧を分散させるとともに、関節を動かす機会となる。また、重力が血液や肺に与える影響を変化させることや、患者に見える景色を変えることにもつながる。このようなさまざまな効果を意識しよう。

　さらに、病状が回復して意識状態が改善してきたら、自分で身体を動かすように働きかけることも重要である。体位変換の際にはベッド柵を握って身体を起こす、おむつ交換の際には殿部を拳上することも、些細なことであるがなるべく行ってもらうようにする。座位がとれるようになれば、積極的に座位姿勢を取ってもらうようにする。臥位と座位では、自律神経による循環調整機能や体幹の筋力を使うことや、バランス感覚を必要とすることなど、身体に与える影響が大きく異なる。

　以上のように、病状の回復に応じて、可能なかぎりの活動を促して、廃用症候群を予防する。

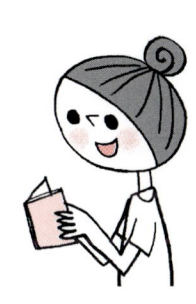

## ❻ 評価

### ＃1の評価

9：30　S：体温36.7℃、脈拍78回/分、呼吸20回/分、SpO₂ 93％、喘鳴あり。ネブライザーを実施後、抱き枕を使用してうつ伏せに近い左側臥位を20分実施。

10：00　O：咳嗽あり。吸引にて黄色粘調痰中等量あり。脈拍80回/分。呼吸20回/分。SpO₂ 94％。右下葉の湿性ラ音軽減。

　　　　A：右肺下葉に分泌物貯留があり、体位ドレナージにて排出できたと考えられる。しかし、分泌物は、ネブライザーを実施しても粘調である。痰の粘稠度をやわらかくすることで、喀出しやすくならないだろうか。医師に分泌物の性状を報告し、去痰薬の使用について相談する。

　　　　P：計画続行。体位ドレナージの実施は20分間とすることを追加。

### ＃2の評価

○月○日（入院当日）

21：30　体位変換実施

　　　　O：入院後、ずっと目を閉じている。声かけに一時的に開眼するが、すぐに目を閉じる。寝返りするように声をかけるが、自動運動はみられない。仙骨部に軽度発赤あり。すぐ消失した。

　　　　A：意識レベルが低下しており、自分で体位変換することは困難なため、褥瘡発生の危険がある。

　　　　P：計画続行

○月△日（入院の2日後）

14：30　病院の中庭へ散歩に行こうと誘った場面。散歩には気乗りしない様子。

　　　　O：開眼しており、声かけに返答あり。意識レベル清明。体温36.0℃、脈拍68回/分。呼吸16回/分。SpO₂ 99％。四肢末梢冷感なし。喘鳴なし。
ベッドから起き上がることを促すが、自力で起座位になることはできず、介助必要。ベッド上で端座位姿勢になると、自分でベッド柵を持って自力の座位姿勢保持可能。座位になった後も脈拍68回/分。呼吸17回/分。

　　　　S：起き上がったときは少しふらふらするね。でももう大丈夫だよ。（5分程経過すると、）もう横になりたい。

　　　　A：入院後初めて座位姿勢となった。軽度のふらつきあり、起立性低血圧が生じている可能性があり、注意が必要。入院時に比べて、バイタルサインや呼吸状態が改善しており、今後少しずつ座位になる回数と時間を増やすことが可能と考えられた。また、今後の病状の回復に応じて、車いすに移乗可能な時期を見定めていくことも必要である。

　　　　P：座位姿勢をとることを計画に追加。実施は、午前、午後、夕方の家族の面会時の計3回で、各回5分以上とする。本人の状態に合わせて徐々に回数や時間を増やしていく。呼吸状態が悪化した場合は、すぐに臥位姿勢を戻す。1日間実施し、明日、頻度および時間について再評価する。

## 2．急性期病院から療養病床に転棟してきた場面

### (1) 場面の紹介

　A氏は1週間絶食だったが、2日前より意識清明となり解熱したため食事開始となった。しかし、口に食べ物を入れると、しばらく咀嚼した後にむせ込んでしまった。後日、嚥下造影では、「食べ物の送り込み（舌の運動）が弱い」「嚥下反射が起きにくい（惹起性の低下）こと」「飲み込む力（喉頭挙上運動）が弱いこと」が確認でき「必要な食事量を摂ることは困難であり、誤嚥性肺炎の再発の危険性が高い」と判断された。そこで、本人と長男の同意のもとで胃瘻が造設された。

　また、ベッドからの起立時に介助が必要になり、自力での歩行ができなくなったことから、車いすで移動することになった。そのため、在宅での介護ができる見通しが立たないために、リハビリテーション目的で療養病床に転棟になった。

　長男は「父は、入院している間に身のまわりのことを1人でできなくなりましたし、せめて歩けるようにならないと家に戻るのは無理です。これから、父が自分でどこまでできるかによって、家で介護できるか考えたいと思っています」と話した。

　ベッドから車いすに移乗するために、看護師が立ち上がりの介助をするが、A氏は腰が引けた姿勢で、立ち上がりが困難で立位も不安定だった。自ら動こうとする様子がない。息子は、少し離れてその様子を眺めながら、「お父さん、しっかりリハビリテーションしてね」「歩けるようにならないと家に帰れないよ」と声を掛ける。しかし、A氏の反応はない。

> ➡ それでは、この場面のイラストをみて、看護計画を立案するための情報収集のポイント（気づきのポイント）を考えてみよう。

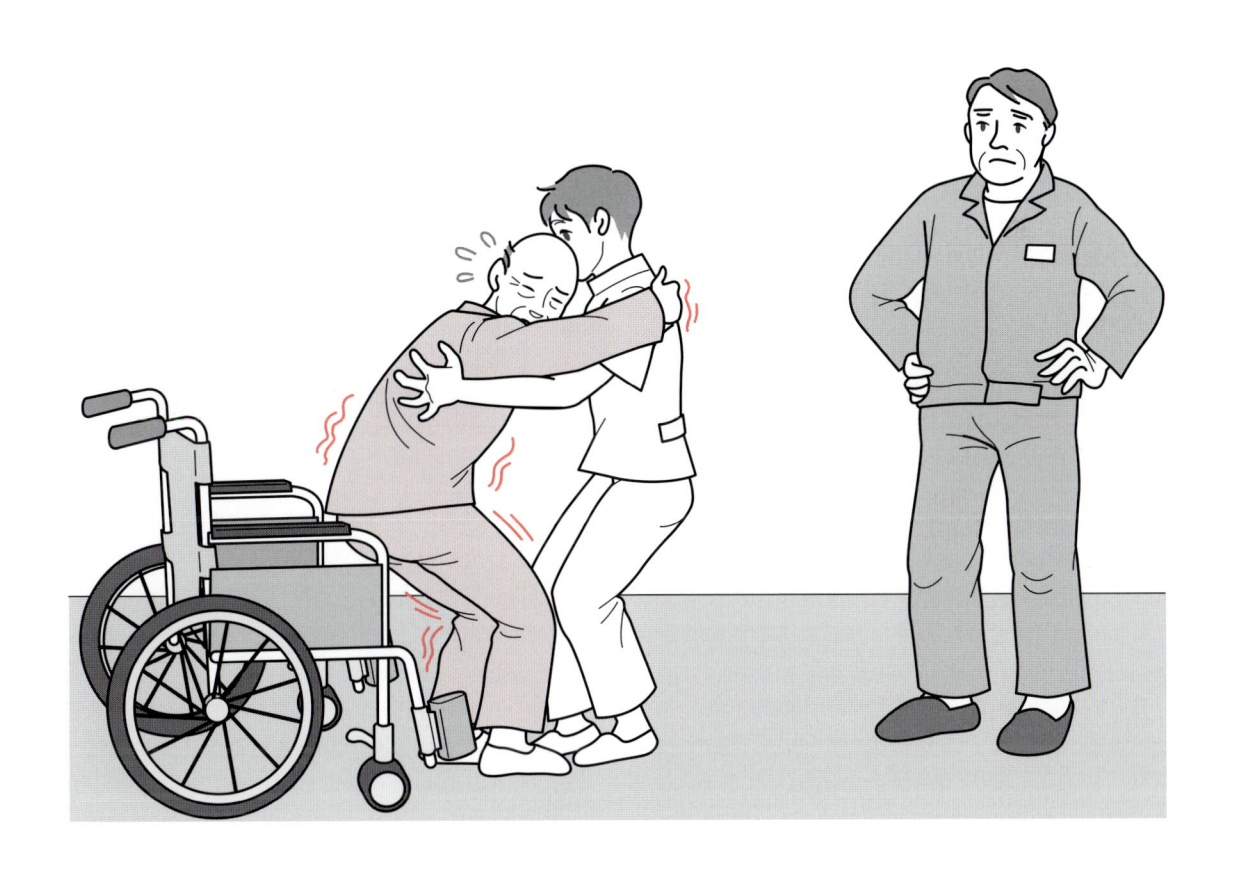

## (2) この場面での気づきのポイント

- 肺炎の発症前と比べて、立ち上がり、立位保持の能力が低下していないだろうか？
- 前の病棟でのリハビリテーションの状況はどうだったか？
- 移動による疲労が大きいのだろうか？
- 長男は、A氏の現在の身体機能をどうとらえているのだろうか？
- 長男は、A氏の今後の生活の見とおしをどうとらえているだろうか？
- A氏は、「お父さん、しっかりリハビリテーションしてね」「歩けるようにならないと家に帰れないよ」と言われることをどうとらえているだろう？

## (3) 実際の事例展開

### ❶ 解説

A氏は、肺炎の治療のために入院していた一般病床から療養病床に転棟した。療養病床とは、長期にわたり療養を必要とする患者が入院するための病床で、医学的管理下での介護や機能回復訓練などが行われる。

A氏は、肺炎は治癒したが、入院期間中に日常生活の自立度が低下した。そのため、自宅での生活が困難になり、今後の療養先について病院の医療ソーシャルワーカーに相談した結果、リハビリテーション目的で療養病床に転棟することになった。

身体機能を回復させるためのリハビリテーションを行い、その回復状態を踏まえて、今後、どのように生活していくのかを、本人と家族が病院スタッフとともに考える予定である。

〈A氏の状況〉

A氏は、肺炎は治癒して病状は安定しているが、入院前より介護の必要度が増している。いまの状態では訪問看護などの介護サービスを利用するにしても、排泄や経管栄養など、家族はこれまでよりも多くの介護を行う必要がある。そのため、家族は現時点では自宅退院を希望していない。

もともとの生活は、パーキンソン病のために無動・寡働、筋固縮、姿勢反射障害といった障害があり、日常生活動作が全般的に低下していたが、杖を使ってなんとか歩行できていた。食事や更衣などの生活動作はほぼ自立しており、食事の準備や掃除、外出の補助といった支援を受けることで、自宅での生活を維持することができていた。

しかし、誤嚥性肺炎を発症しその治療のための安静により、自力で立つことさえできなくなった。また、嚥下障害はさらに重度になったため、胃瘻を造設して経管栄養となった。

入院前に比べて立位保持能力や嚥下機能が低下したのは、廃用症候群によるものであると判断できる。今後はリハビリテーションによってある程度は機能回復することが期待できるだろう。

リハビリテーションでは、A氏はどうしたら自宅に退院できるかを考えることが重要である。自宅での生活における排泄や移動などのさまざまな日常生活動作のなかで、どの動作が自立することが必要かは、段差などの居住環境や、利用する介護サービスによって異なる。A氏と家族に自宅の環境を確認し、介護サービスの利用を含めて退院後の生活を具体的にイメージしながら、リハビリテーションを行うことが大切である。そのためソーシャルワーカーからは自宅の状況に関する情報、リハビリテーションスタッフからは身体機能の現状や変化について情報を得て、病棟にいてもリハビリテーションの効果が上がるための工夫や配慮が必要である。

また、A氏自身が積極的にリハビリテーションに取り組むことが重要である。ただし、A氏には認知症があり、理解力が低下していると考えられる。とくに、パーキンソン病による認知機能低下は、記憶障害や見当識障害に加え、アパシーと言われる無気力な様子や抑うつといった精神症状がみられることが多い。A氏自身がリハビリテーションの意義や内容、家族の状況をどのように理解

しているのか、そういったことについてもアセスメントする必要がある。

### 〈家族の状況〉

長男とその妻は、A氏やA氏の介護に対して、どのような気持ちを抱いているだろうか。もともと、家族は、A氏と暮らしており、直接的な介護は行っていないが、身のまわりの支援は行っていた。今後もその程度の支援は行うことができると考える。しかしA氏のいまの状態では、これまでよりも多くの介護が必要である。

長男は「歩けるようにならないと退院は無理」と言っており、そのことをA氏にも伝えている。では、なぜ「歩けるようにならないと退院は無理」と考えているのだろうか。A氏の、食事、排泄、更衣、洗面、睡眠など、家での生活を具体的に想像して、歩くことが重要であると考えているのだろうか。それとも、なんとなく歩けるようになれば自分で生活できるだろうと思っているのだろうか。または、リハビリテーションを頑張って欲しいという激励の意味だろうか。自分には難しい介護はできそうもないという気持ちを表したのだろうか。家族にとって、これまでに行ったことがない介護は、どういうことをするのかが想像できないために不安である。

今後は、A氏が自宅へ退院することを視野に入れ、家族がA氏の生活支援を安心してできるようになっていくことを目標にして、看護を行っていくとよい。そのためには、家族がA氏の心身の状態を細かくとらえることが必要である。細かくとらえることで、家族がA氏に適切な援助を見出すことができる。また、機能回復が実感できると、自宅に退院させようという気持ちになるのではないだろうか。A氏の機能が思うように回復しなかったり、または回復しても自宅への退院が無理であったとしても、家族がA氏の生活を再構築するためのリハビリテーションに取り組むことは、家族とA氏の結びつきを強めることにもなる。

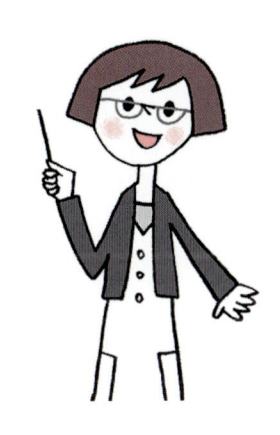

## ❷ 得た情報の整理とアセスメント

| 情 報 |
|---|
| **健康知覚−健康管理パターン**<br>O：四肢の不随意運動あり。内服薬（胃瘻から注入）レボドパ＋ベンゼラジド（イーシー・ドパール配合錠）100mg 3錠3回（朝・昼・夕）、セレギリン塩酸塩（エフピーOD錠）2.5mg 1錠1回（朝）、ペルゴリドメシル酸塩（ペルマックス）250μg 2錠2回（朝・昼）。安静時振戦、無動・寡動、歩行障害は朝食や昼食の前に症状が強い。 |
| **栄養−代謝パターン**<br>O：胃瘻より濃厚流動食品（ハイネゼリー：商品名）300gと白湯150mLを1日に4回注入している。 |
| **排泄パターン**<br>S：面会の際、長男に「おしっこはトイレに行ってしている」と話す。<br>O：尿意があると、すぐに車いすでトイレに誘導するが、移動までの間に漏れることが多いため、尿パッドを当てている。2日間排便がない場合に、ピコスルファートナトリウム水和物（ラキソベロン）を5滴服用すると、翌朝に排便がある。 |
| **活動−運動パターン**<br>O：自力で車いすから起立することができない。理学療法では、筋力向上訓練、車いす移乗訓練、平行棒内歩行を実施している。しかし、歩行機能はほとんど向上していない。理学療法士は、「このままでは本当に歩けなくなる。どうにかならないか……」と話している。 |
| **睡眠−休息パターン**<br>S：「夜は眠れないから、眠い」と話す。<br>O：夜間帯、よく眠っている。 |
| **認知−知覚パターン**<br>S：家族に「トイレは行こうと思えば行ける。看護師が危険だと言うから行かない」<br>O：改訂版長谷川式簡易知能スケールで12点。 |
| **自己知覚−自己概念パターン**<br>S：リハビリテーションの時間以外にも、立ち上がる機会を増やしましょうと伝えると「1日中寝ていてもしかたないね」と言うが、散歩に促すと「いいよ」と言い、動かない。 |
| **役割−関係パターン**<br>O：毎日、長男が着替えなどを持って来る。面会時間は10分程度。ときどき長女が面会に来る。長女が来たときは笑顔がみられる。 |

［排泄パターン欄外］排尿の状況はわかりますか。いつ、何回くらい排尿があるかについても情報収集しましょう。

［活動−運動パターン欄外］もう少し具体的に。立とうとする気持ちはあるか、少しはお尻が浮くかなど、どこまでできて、どこからできないかをとらえましょう。

［認知−知覚パターン欄外］HDS-Rは、認識機能障害のレベルを示しますが、これだけで生活上の問題をとらえることはできません。具体的にどのような障害があるか、日常生活の不都合はないかという具体的な情報をとらえることが大切です。

## アセスメント

- 朝食前や昼食前に振戦などの症状が強く現れていることには、抗パーキンソン病薬の内服前の時間帯であることが理由として考えられる。症状を経時的に観察して、運動機能がよい状態の時間帯に活動を行うなど、1日の過ごし方を工夫すると残存機能を効果的に発揮できると考えられる。

> 抗パーキンソン病薬は服用が長期間にわたると、内服後の時間経過とともに薬効が漸減する現象（ウェアリング・オフ現象）が現れやすい

- 経管栄養の食品に半固形タイプのものが用いられている。半固形タイプは、胃から食道への逆流が生じにくいために選択されている。

> 経管栄養に用いられる流動食（栄養剤）にはさまざまなタイプがあり、病態に応じて選択します。高齢者のなかには、食道胃接合部の括約機構の働きが低下して、胃内容物が食道に逆流しやすくなっている人がいます。その人は、その逆流物を誤嚥する危険がある。半固形タイプは、逆流しにくいため、そういった人の誤嚥の予防につながります。

- パーキンソン病の症状によって、排尿障害（蓄尿障害・切迫性尿失禁）が生じている可能性があり、また歩行障害のために移動に時間がかかるために我慢できないこと（機能性尿失禁）も考えられる。運動量が少ないことによる腸の蠕動運動低下や、腹圧がかけられないことによる排便困難があり、便秘になっていると考えられる。

> 尿失禁は、その原因別にさまざまなタイプに分けられる。パーキンソン病では、自律神経障害による症状（便秘、起立性低血圧、排尿障害）が生じやすい。

- 肺炎の発症前からパーキンソン病のために、歩行機能障害があったことに加え、肺炎の治療期間の安静によって、歩行および起立動作ができなくなったと考えられる。この廃用症候群によって低下した筋力を回復し、入院前のように活動できるようにするため、車いす移乗訓練、歩行訓練を行っている。

> もともと、歩行機能が低下していた人では、肺炎をきっかけに寝たきりになることもあります。歩行に関する予備力が低下していたことの現れです。

- 高齢者の睡眠パターンは、睡眠が浅くなり多相性になることから、夜間よく眠っていても、昼の時間帯においても眠いときがあると考えられる。ただし、そのまま長時間眠ってしまうと、夜間不眠の原因になりうると考えられる。

> 日中に昼寝をすること自体は適切なことですが、長時間になりすぎないように注意しましょう。

- 認知症のために、看護師の説明を十分に理解できていないことも考えられるが、自宅に退院したいという気持ちが、長男に自分の身のまわりのことはできると訴えることにつながっていると考えられる。

- 活動を促しても、本人の意欲がない理由としては、パーキンソン病に伴う認知機能低下によって、無気力になっていることや、自分では活動できていると認識していることが考えられる。また、家族から「歩けるようにならないと帰れない」と言われたことで、退院を諦めていることも考えられる。
- 活動を行うかどうかについて、すべて本人の意向に沿って判断すると、1日中ほとんど活動しない状態になり、さらに廃用症候群が進む可能性がある。

> パーキンソン病による認知機能低下は、アパシーといわれる無気力状態を生じる事がある。

- 長男は毎日面会しており、A氏の介護をしようとする意思があると思われるが、面会が短時間なことから、時間にかぎりがあると考えられる。

| 情報 |
|---|
| **セクシュアリティ－生殖パターン**<br>　情報なし。 |
| **コーピング－ストレス耐性パターン**<br>S：「長男は今後のことについて自分には何も言わない。家に帰られるどうかは、自分ではどうすることもできない」 |
| **価値－信念パターン**<br>　情報なし。 |

> A氏の今後の生活は本人の希望だけでなく、家族の状況との関連のなかで方針が決まると思います。A氏個人の本当の思いはどうなのか、今後詳しくとらえられるとよいと思います。

## ❸ 全体像と全体関連図

### 転院時のA氏の全体像

　A氏は誤嚥性肺炎を発症し、入院して治療を行った。もともとパーキンソン病があり、筋固縮や動作が緩慢などの症状のために動作能力が低下していたことに加えて、治療期間中の身体不動による廃用症候群のために筋力が低下し、起立動作や立位保持、歩行ができなくなった。長男は、排泄の介助に不安があることと、仕事のために介護の時間が確保できないことから、A氏が歩けるようにならないと自宅退院は無理と考えている。そのために、リハビリテーションを行って、歩行機能が向上することを期待している。

　しかしA氏は、認知機能低下による無気力状態であることや、自分の努力で回復できるという気持ちをもつことができないため、リハビリテーションを行う意欲が減退している。また、加齢変化や疾患の進行もあるために、このままではさらに身体機能が低下する可能性がある。

　そこで、現在の看護の方向性としては、少しずつでも活動を促し、無気力ななかでも活動の喜びを感じることや自発的に動こうとする気持ちを引き出すことである。それによってリハビリテーションに対する意欲が向上し、身体機能の改善および維持をはかることが期待できる。その一方で、家族に対してリハビリテーションの状況や心身機能の変化について情報提供することで、家族が現状を詳細に把握でき、可能なかぎりA氏が望む生活を送ることができるように考えることを働きかけることとする。

---

**看護問題**

#1　自力での移動能力の低下、退院の目途が立たないこと、認知機能低下に伴う無気力状態に関連したリハビリテーションへの意欲低下

#2　高齢者の日常生活動作能力の低下に関連した介護に対する家族の不安

## アセスメント

- 「長男は自分には何も言わない」という発言からは、今後のことが明確にならないこと、自分に相談がないことに対する不満感があるのではないかと考えられる。
- また、「自分ではどうすることもできない」という発言からは、自分の努力によって回復できるという実感をもつことができていないと考えられる。

> リハビリテーションが効果を上げるには、本人の意欲が必要で、そこには回復したい、回復できるという気持ちをもつことが重要です。

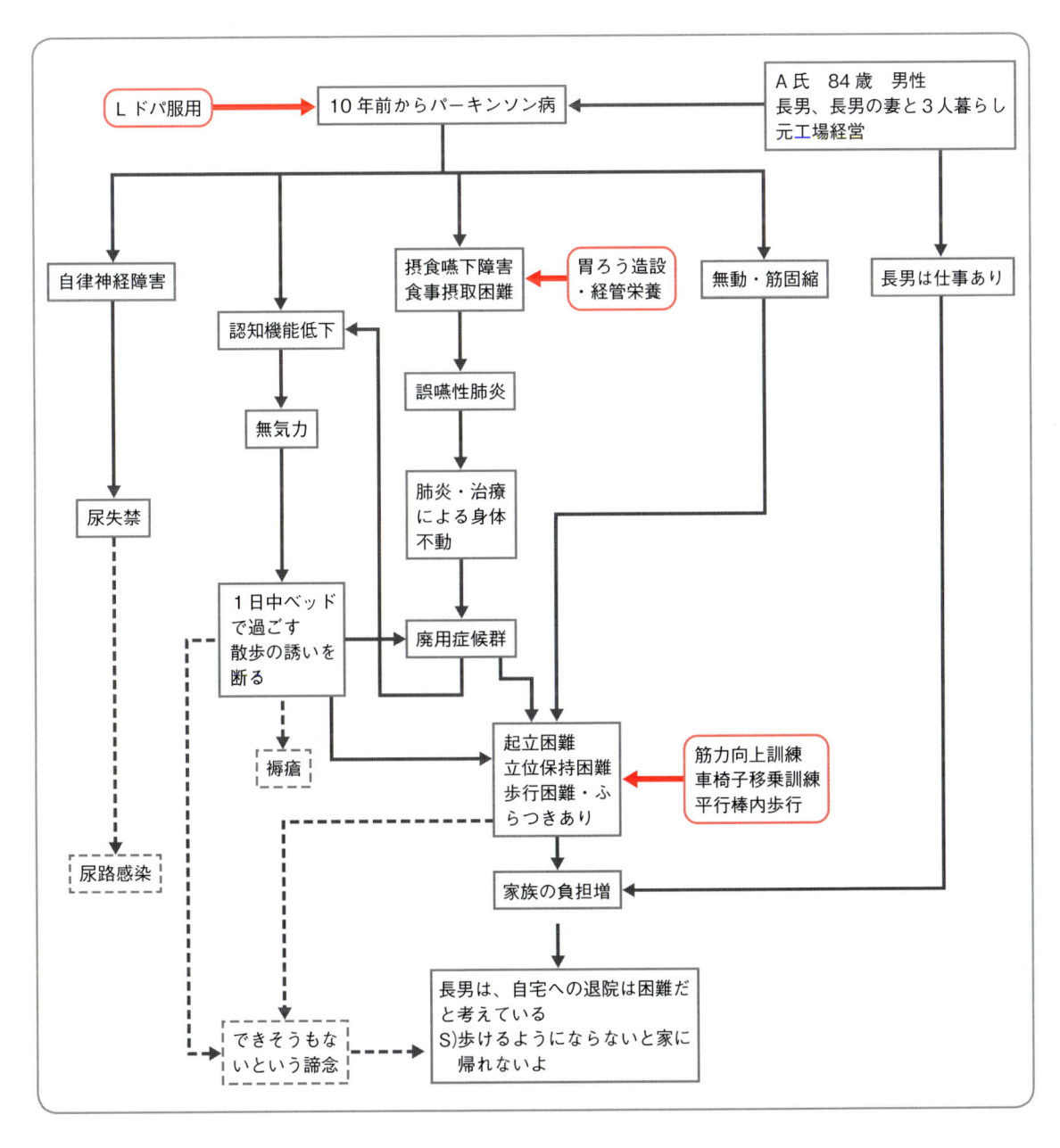

第Ⅱ章 4 老年看護学

```
Lドパ服用 → 10年前からパーキンソン病 ← A氏 84歳 男性
                                    長男、長男の妻と3人暮らし
                                    元工場経営
```

- 自律神経障害
  - 尿失禁
    - 尿路感染
- 摂食嚥下障害 食事摂取困難 — 胃ろう造設・経管栄養
  - 誤嚥性肺炎
  - 肺炎・治療による身体不動
- 認知機能低下
  - 無気力
  - 1日中ベッドで過ごす 散歩の誘いを断る
    - 褥瘡
- 無動・筋固縮
- 長男は仕事あり

廃用症候群

起立困難 立位保持困難 歩行困難・ふらつきあり ← 筋力向上訓練 車椅子移乗訓練 平行棒内歩行

家族の負担増

長男は、自宅への退院は困難だと考えている
S)歩けるようにならないと家に帰れないよ

できそうもないという諦念

141

## ❹ 看護計画

### ＃1 自力での移動能力の低下、退院の目途が立たないこと、認知機能低下に伴う無気力状態に関連したリハビリテーションへの意欲低下

◆**看護目標**

日常生活のなかで、トイレ、散歩など移動する機会が増えるとともに、リハビリテーションへの意欲が向上する。

#### 看護計画

OP
　①トイレや散歩、本人の好きな活動への誘導に対する反応
　②現在の自分の歩行機能の受け止め方
　③トイレ移動動作回数・散歩の実施回数
　④起立動作の自立度、歩行の自立度、ふらつき

TP
　①トイレ誘導する。
　　　6時　9時　12時　13時　16時　19時　21時
　②本人の生活歴（職業、立場、趣味活動など）をもとにした活動を促す。
　③散歩または談話室でテレビを見る活動を誘導する。（14時）

EP
　①散歩や活動によるリハビリテーション効果を説明する。
　②機能回復したことを、ベッドから見える場所に記録する。
　③廃用症候群で歩行機能低下後に、リハビリテーションによって回復した事例の紹介

> 食事やリハビリテーションの時間にあわせて、その人の生活リズムに相応しい時間を設定します。

> 生活歴をもとに、A氏の得意なことを題材として、それを活かして人の役に立つというような活動ができればよいと思います。

> 認知症があるために、忘れてしまうこともあります。回復していることがすぐわかるようにしておくとよいと思います。

### ＃2 高齢者の日常生活動作能力の低下に関連した介護に対する家族の不安

◆**看護目標**

A氏の今後の生活に対して、家族がどのような不安をもっているかが明らかになる。家族が、A氏の身体機能について理解して受け止めることができる。

#### 看護計画

OP
　①家族のA氏の今後の生活に対する認識
　②今後の生活に対する家族の思い・不安

TP
　①面会時に、家族にねぎらいの声かけを行う。
　②今後の生活に対する家族の思い・不安を傾聴する。

EP
　①面会時にその日のA氏の様子を伝える。

> 不安なことは何か、今後の生活をどのようにとらえているのか確認してみましょう。

## ❺ 実施

　ここでは、今後のどのような生活を送るかを見据えて、患者と家族双方の思いに焦点を当てて計画を立案しているが、この他にも、運動機能低下による転倒や誤嚥性肺炎、おむつ使用に伴う尿路感染といった、さまざまなリスクが考えられる。こういったリスクに対して、予防のためのケアを行うことは必要である。

　#1の高齢者の意欲に対する働きかけとしては、回復したいという思いをもつこと、そして自分も回復できるだろうという気持ちをもつことが重要である。回復したいという気持ちは、高齢者が長い生活史のなかで培ってきた強みを重視し、本人にとってやりがいのあることを見出せるとよい。看護者としても、高齢者のそういった側面を尊重し、敬意をもって接することで、高齢者のもつ力が発揮されやすくなる。また、積極的に働きかけて、関心がもてる活動はないかを探す姿勢も大切である。些細なことでも、「できるようになった」体験があることや、「同じ境遇の人が回復できた」という話を聞くことなどが、自分も回復できるという自己効力感の向上につながる。

　#2の家族の不安への働きかけとしては、具体的に何がどのような不安になっているのかをとらえるとともに、A氏が日常生活動作のなかで何ができて、何ができないのか、必要な自助具や福祉用具は何か、どのように介助するとよいかなど、家族が想像できない点について、適時に情報伝達していくことが必要となる。家族は、このような具体的なイメージをもつことができないことで、漠然と不安を感じ、「高齢者の日常生活のすべてを介護しなければならない」とか、「自分には介護は無理」などの思い込みをもつこともある。

　退院後の生活については、リハビリテーションの過程を経て、高齢者および家族が納得のいく方針を決めることが重要である。そのためにも、医師やリハビリテーション技師、ソーシャルワーカーなどと、医療チームのなかで本人の状況と家族の意向に関する情報を共有しておく必要がある。

　看護師は、家族に出会う機会が医療チームのなかで最も多い。家族の面会の際にはできるだけ声をかけ、忙しい時間の合間を縫って面会に来る家族を労って関係を深め、自宅環境や家族の仕事の状況と、今後の生活に対する思いを引き出すことが必要である。このようなかかわりは、看護実習生だけでなく、病棟の看護師長や主任などと連携して行うことで効果があがる。

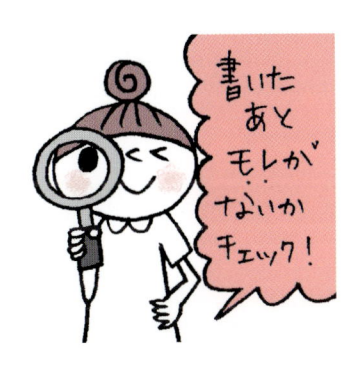

## ❻ 評価

### #1の評価

○月○日
14：30　病院の中庭へ散歩に行こうと誘った場面。散歩には気乗りしない様子。
　　　　S：何をするの？いいよ。
　　　　O：表情に変化なし。

○月×日
14：30　家族から「書道が趣味だった」と聞いたため、筆ペンと紙を用意する。
　　　　S：これで何かを書くの？うまく持てないからいいよ。
　　　　O：不機嫌な表情になる。

○月△日
14：30　家族に、A氏が以前に入選した書道展のプログラムを持って来てもらい、ベッドサイドに飾る。
　　　　S：これは、私が以前に書いたんだ。書いてある文の意味はね……。この印も自分で彫ったものだよ。
　　　　O：表情は明るい。
　　　　A：リハビリテーションへの意欲が高まってはいないが、A氏の気分転換になったと考えられる。少しでも活動を引き出すため談話室で作品集を鑑賞することを促してはどうか。
　　　　P：計画追加
　　　　　　14時30分に談話室のテーブルで書道の作品集を鑑賞することを促す。
　　　　　　鑑賞しているときに、作品についての解説（どのような言葉が書かれているのか、どういった点がよいと思うかなど）をお願いする。活動耐性に応じて談話室で過ごす時間を決めるため、活動中の疲労の程度、呼吸状態を観察する。それをもとに、どの程度の時間を談話室で過ごすことができるかを判断する。

### #2の評価

○月○日
長男の面会時に、A氏が活動に消極的であり生活が不活発になっていることを伝え、A氏の関心を引く活動はないかと相談した。
　　　　S：そうですか、それではどんどん歩けなくなってしまいますよね。父は、書道が好きです。会社を退職した後は、自宅や地域の教室で多くの生徒さんに教えていました。若いころは毎週日曜日になると、電車で3時間もかけて書道の先生のところに通っていたらしいです。
　　　　O：熱心に話している。
　　　　A：長男は、A氏の現状や、今後予想される問題を理解して受け止めることができていると考えられる。今後は、今後の生活を具体的にどのようにとらえているかを明らかにしていく必要がある。
　　　　P：プランは続行。
　　　　T－P追加：A氏の作品など、書道に関するもので病室に持って来ることができるものを家族に持ってきてもらい、病室に飾ってもらう。

○月△日
長男の面会時に、看護師と一緒に書道展のプログラムを見たときのA氏の様子と、今後のリハビリテーションへの働きかけの計画を伝える。

- S：父の気持ちが少しでも明るくなったようで、うれしいです。リハビリテーションにも前向きになってくれるといいですね。また何かできることがあったら言ってください。
- O：笑顔で話す。
- A：長男は、A氏の無気力状態が一時的にでも改善したことに安心しており、日頃はA氏の無気力に対して大きい不安を感じていると考えられる。また、長男は、高齢者が意欲的になることを願っており、そのために協力したいという気持ちをもっていると考えられる。
- P：プランはすべて続行。
- T-P追加：家族に対して、これまでの生活習慣や好きだったことを尋ね、なじみの生活や活動を入院生活のなかに取り入れていく。
- E-P追加：談話室へと移動して活動範囲を広げていく計画とともに、家族の協力によって得られた情報を、援助に活用した場面について、そのときの反応について細かく家族に伝える。

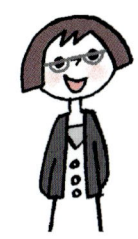

## ❼ サマリー

Aさん：84歳、男性。パーキンソン病、認知症、誤嚥性肺炎

10年前にパーキンソン病と診断された。長男家族と同居し、身のまわりのことは自分でできていた。○月○日に、肺炎のために入院し、一時的に絶食となった。○月△日、肺炎症状が軽快したため食事が開始になったが、嚥下障害があったために経口摂取中止した。その後、嚥下造影検査を行ったところ、嚥下機能障害と誤嚥が確認された。必要な栄養と水分を経口的に摂取することは困難との判断によって、本人と長男の希望のもとで胃瘻が造設された。

また、この入院期間中に、移動能力低下したため、この時点での自宅への退院が困難なため、当院の療養病床に転棟しリハビリテーションを行うことになった。

転棟当初は、生活全般に意欲低下しておりリハビリテーションの効果が上がらなかったが、現在は趣味活動を日常生活のなかに取り入れることで、徐々に活動の範囲が広がるとともに、少しずつリハビリテーションにも意欲的に取り組むことができるようになってきている。

**バイタルサイン**：体温36.1度、脈拍68回/分、呼吸14回/分、血圧140/86mmHg
**栄養・水分**：胃ろうからの経管栄養
**排泄**：おむつ使用
**移動**：ベッドからの移乗は全介助、車いす自操駆動
**コミュニケーション**：コミュニケーションはとれるが、時間と場所の見当識と記憶の障害あり。

〈今後の方針〉
・生活を活性化とリハビリテーションによって、移動能力の向上をはかる。
・病院の医療チームおよび家族と連携して、本人および家族の納得が得られる退院先を決定できるようにする。

〈現在の問題点〉
・安静加療による廃用症候群およびリハビリ意欲の低下に関連した移動動作の自立度低下
・嚥下機能障害および口腔ケアのセルフケア困難に関連した誤嚥性肺炎のリスク状態
・心身機能低下に伴って介護が必要になることに関連した家族の不安

# 母性看護学 実習記録の書き方

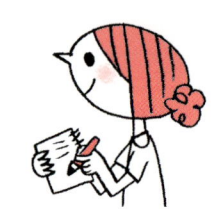

第Ⅱ章 5

母性看護学では、女性が「リプロダクティブ・ヘルス／ライツ」の保証のもと、次世代を健全に育むことができるための支援、母性の健康維持・増進、疾病予防を目的とした看護を学ぶ。女性のライフサイクルにおける看護を広く学ぶが、母性看護学実習においては、周産期における母子の看護が中心となることが多い。とくに受け持ちの看護過程の展開は、正常経過の褥婦および新生児を受け持ち、母子とその家族への看護実践がスタンダードである。そこで、ここでは正常経過の褥婦の事例をもとに、褥婦のアセスメントについて学習する。

## 1 よく用いられるアセスメントの枠組み

### 1）周産期における看護

周産期とは、妊娠22週から生後満7日未満までの期間をいう。女性の身体は妊娠や分娩により、著しい生理的変化が起きる。妊娠・分娩に伴う身体的な生理的変化をふまえ、妊娠の異常、合併症妊娠、分娩の異常、新生児の異常の可能性がないか、正常な経過であるか、アセスメントしていく。

また、女性は妊娠・分娩に伴う身体的変化を経験するだけでなく、家族における関係性や役割の変化、仕事の調整等の社会的変化、妊娠・分娩・育児に関連した不安や母親役割獲得していく過程における心理的変化も経験する。女性がこれらの変化にあわせてセルフケアできるように援助していくことが重要となる。周産期における母親の身体的・心理的・社会的変化の特性、胎児や新生児の発育と健康状態について理解し、よりよい健康状態をめざした看護を展開する必要がある。

### 2）ウェルネス（Wellness）の考え方

母性看護学実習における看護過程の展開に用いられるアセスメントの枠組みはさまざまである。学生が受け持つ対象の多くが正常経過の妊婦・産婦・褥婦、新生児であることから、よりよい状態をめざすウェルネス看護診断やセルフケアに注目するドロセア E.オレムの看護論などが使われる。

オレムは、セルフケアについて「成熟した人が、自分自身の生命と健康な機能、持続的な個人的成長、および安寧を維持するために必要な意図的・目的的行動に対する自らの持続的要求を知り、充足する複合的・後天的な能力」とし、このセルフケアを空気・水分・食物摂取などの普遍的セルフケア要件、発達過程などに関連する発達的セルフケア要件、健康逸脱に対するセルフケア要件の3つのタイプに区分している[1]。これらの3つのセルフケア要件において、対象のセルフケアの状態やセルフケアする能力を明らかにし、必要な看護援助を提供していく。

ウェルネスとは、より高いレベルの生活機能に向けた絶えまない変革のプロセスである[2]。NANDAにおけるウェルネス看護診断は、「個人・家族・地域社会のウェルネス（健康）のレベルに対する人間の反応を記述するものである」[3]と定義されている。

妊娠・分娩・産褥の変化は生理的変化であり、正常な過程をたどることが多い。問題志向型でとらえると、問題がない場合は看護問題をあげにくいが、ウェルネス看護診断では、正常な過程であることを診断したり、また母親役割などの発達課題に対する診断をしたりすることができる。

看護診断の構成は「症状や徴候」の「原因」に関連した「診断ラベル」といった三部構成であるが、ウェルネス看護診断の場合は健康上の問題となる「症状や徴候」を除いた二部構成か一部構成が適している[3]。

| 二部構成の例 | 一部構成の例 |
| --- | --- |
| 母乳育児の開始に関連して、愛着形成が始まっている | 子宮復古が順調である。産褥日数に応じた乳汁分泌状態である。児の対外生活への適応は順調である。 |

## 2 正常褥婦（初産婦）における産褥1日の看護過程の展開

### (1) 場面の紹介

　A氏は30歳、初妊初産である。身長160cm、妊娠前体重52kg（妊娠中の増加量11kg）、既往歴、現病歴は無く、家族的な遺伝疾患も無い。妊娠経過は良好であった。妊娠36週時のHb11.0g/dl．

　仕事は事務職、1年間育児休暇をとる予定である。結婚は2年前、夫は32歳、会社員、健康である。現在は夫と2LDKのマンションに二人暮らしであり、退院後は自宅へ戻る予定。自宅から徒歩10分のところに実家があり、実家の両親が育児を手伝ってくれる予定である。

　妊娠40週2日、朝5時に陣痛が発来し、同日18時24分3010gの男児を正常分娩した。新生児のアプガールスコアは1分後9点／5分後10点であり、異常所見はみられなかった。

　分娩所要時間13時間24分。分娩時出血量230g。卵膜・胎盤の遺残はない。

　分娩2時間後、バイタルサインT＝37.0℃、P＝84/分、BP＝112/70mmHg、子宮底臍下2横指、硬度良好、出血32g、会陰の左側に切開後縫合部があるが発赤・腫脹などなし。自尿あり。歩行にて病室へ帰室した。

〈産褥1日〉

　バイタルサインT＝36.4℃、P＝78/分、BP＝108/68mmHg、子宮高臍下2横指、硬度良好、赤色悪露がパットに中等量あり。会陰縫合部の発赤・腫脹・血腫等なし。痔核なし。排便無し、腹部膨満感なし。排尿は尿意が緩慢なため、3～4時間おきに排尿している。残尿感はない。乳房タイプⅡ型、左右の乳頭はやや硬め、乳管は左右1～2本ずつ開通している。乳房緊満なし。

　夜間は新生児室で児を預かっていたが、昨夜21時と今朝6時の授乳を行っている。授乳時は児の扱いに不慣れな様子があり、助産師の介助が必要である。児は吸い付くまでに時間を要するが吸啜は良好である。「入院する前があまり眠れてなかったので、昨日はよく眠れました」「できれば母乳で育てたいと思っています。今日から母児同室と聞いて、楽しみです」と述べる。

➡ それでは、この場面のイラストをみて、看護計画を立案するための情報収集のポイント（気づきのポイント）を考えてみよう。

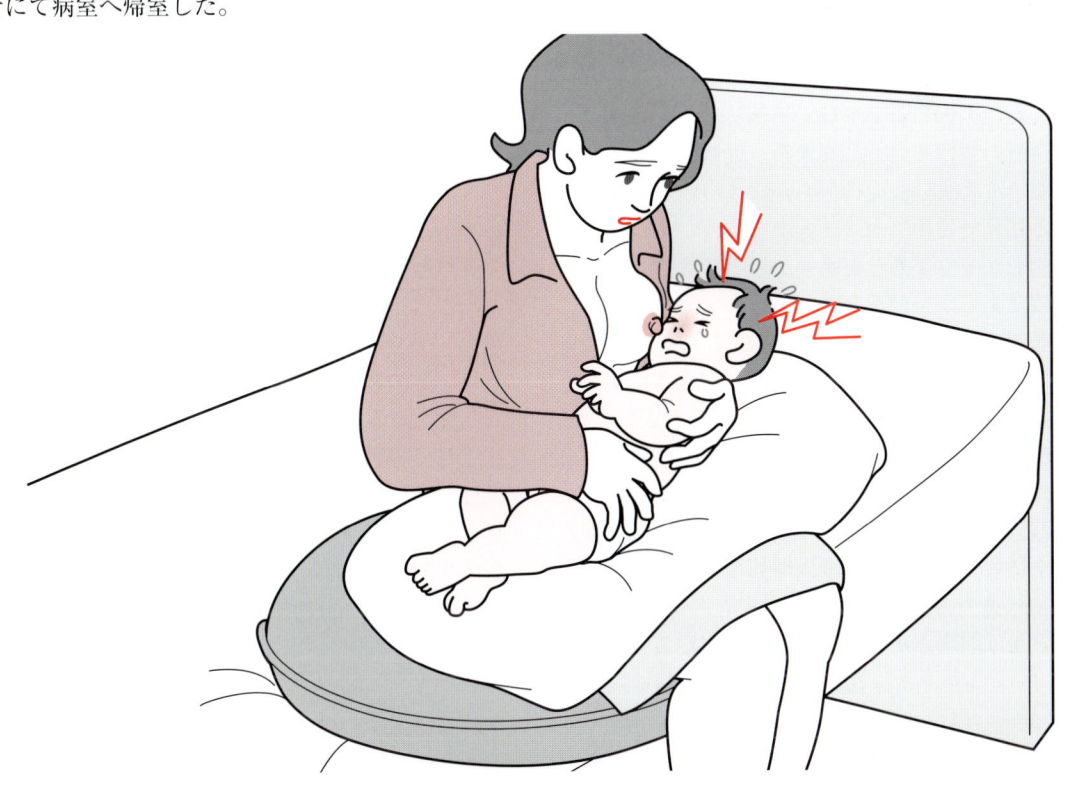

## (2) この場面での気づきのポイント

- あかちゃんは泣いているのに、なぜ乳頭に吸い付かないのかな？
- あかちゃんがおかあさんの胸の方を向いてないし、おかあさんも緊張が強いみたい。抱っこがうまくいってないのかな？
- あかちゃんが吸いやすい乳頭のやわらかさなのかな？
- おかあさんは母乳育児を希望なのかな？妊娠中から何か準備はされていたのかな？
- おかあさん、昨日お産したばかりで身体は大丈夫かな。疲れてないのかなあ。

## (3) 実際の事例展開

### ❶ 得た情報の整理とアセスメント

　本邦における経腟分娩の入院は、分娩当日を産褥0日として産褥5〜6日には退院するのが一般的である。看護学生は産褥0日や1日目の母親を受け持つことができれば理想的であるが、産褥3日目や4日目から受け持ち開始となることも珍しくはない。受け持ち日数が3〜5日間という短期間に、アセスメント、看護計画立案、実施・評価を展開していくこととなる。

　したがって、初期アセスメントや看護計画が速やかにできることは、看護計画に基づいた看護実践において重要なポイントとなる。そのため、事前に正常褥婦の看護過程を展開することは、産褥早期における母子のイメージをつかむのに役立つ。また、実習においては、事例による標準的な看護過程の展開をいかしながら、受け持ちの看護展開を行うとよい。受け持ちが決まり次第、もっている情報で初期アセスメントを行う。不足している情報が多くても、何を目的にどのような情報が必要であるかを記載しておこう。

　情報はカルテからの情報収集はもちろんのこと、母親の授乳場面や育児場面などに入ることで多くの情報が得られる。母親がどのような表情で、仕草で、児に接しているのか、児の様子はどうか、母親はいまの状態をどのように感じているのかなどと観察したり、母親の話に耳を傾けたりしながら得た情報をもとに、看護展開していく。

　正常経過の褥婦の初期アセスメントにおいて、看護学生は問題点がないことに困惑することがある。異常なデータや疾患が見当たらないため、看護問題として捉えようとすると難しいようである。

　産褥期における看護は、母親の身体的心理的変化が正常に経過し、母親役割の獲得および家族関係の再構成が円滑に進むことをめざし、褥婦のセルフケアを伸ばす看護を展開していく。正常に経過するための課題は何か、よりよい状態にするには何が必要か、母親とその家族の発達課題は何か、という視点で褥婦のもつ「課題」として考える方がわかりやすいだろう。

　また、褥婦のアセスメントは、産褥期における身体面・心理面・社会面の特徴的な変化をふまえる必要がある。そのためアセスメント項目は、1）母体の健康状態が良好であるか、2）退行性変化は良好であるか、3）進行性変化は良好であるか、4）母親役割獲得過程が順調であるか、5）家族の役割変化が良好で、母親が必要なサポート得られるか、の5つ視点が主な柱となる。

　各アセスメント項目について、診断指標と照らしながら正常な経過であるか否か、その状態を促進する因子は何か、抑制する因子は何か、母親のセルフケア能力の程度はどうかを判断し、看護の方向性を導き、診断名をつけていく。

　それでは、正常褥婦（初産婦）における産褥1日目の初期アセスメントについて、ウェルネス診断を用い、5つのアセスメント項目に沿ってアセスメントしてみよう。看護計画、実施・評価については、母乳育児に関する課題の1つを取り上げて解説する。

## アセスメント項目1　母体の健康状態

| 診断項目 | 診断指標 |
|---|---|
| 体温の変化 | 分娩時に0.5℃程度の上昇がみられることがあるが、24時間以内に平熱となる。乳房緊満により、体温が高くなることがある。38.0℃以上は感染症を疑う。 |
| 循環器系の変化 | 産褥2～3週間で循環血液量、血圧ともに非妊時に戻る。赤血球数および血色素量の減少が産褥5日までにみとめられる。貧血はHb：11.0g/dL未満。 |
| 腎泌尿器系の変化 | 産褥0～1日は尿量が1,500～2,000mL/日と一時的に増加する。 |
| 消化器系 | 産褥2～3日は会陰の創部や脱肛があることに対する恐怖や疼痛、食事摂取および水分摂取不足、腹壁の緊張低下などから便秘に傾きやすい。 |
| 心理状態の変化 | 分娩後24～48時間は褥婦の関心は自身の基本的欲求に向けられ、依存的な傾向が強い受容期、出産後2・3～10日は依存的な状態から自立的な状態に移行していく保持期、その後母親としての課題を果たす解放期を経て、母親としての適応過程をふむ（Rubin, R）。また、産後3～5日に一過性に生じる軽い抑うつ気分や涙もろさをマタニティブルーズという。 |
| 全身の回復に影響する因子 | ①年齢、既往妊娠・分娩、全身疾患、栄養状態<br>②妊娠中の異常（妊娠高血圧症候群、糖代謝異常合併妊娠、貧血など）<br>③分娩時の異常（分娩所要時間、分娩様式、出血量（正常500mL未満）、会陰切開・裂傷の程度など）<br>④セルフケア行動（食事、排泄、休息、清潔など） |

### Aさんの情報

- 身長160cm、妊娠前体重52kg（妊娠中の増加量11kg）
- 既往歴（－）、現病歴（－）、家族的な遺伝疾患（－）
- 妊娠経過良好
- 妊娠36週時のHb：11.0g/dL
- 分娩所要時間13時間24分、分娩時出血量230g
- 分娩2時間後のバイタルサイン体温37.0℃、脈拍84回/分、血圧112/70mmHg
- 会陰の左側に切開あり
- 産褥1日目のバイタルサイン体温36.4℃、脈拍78回/分、血圧108/68mmHg
- 会陰縫合部の発赤・腫脹・血腫等なし。痔核（－）
- 排便（－）、腹部膨満感（－）、尿意緩慢、3～4時間おきに排尿、残尿感（－）

### アセスメント

- 分娩後2時間、産褥1日ともに、体温、脈拍、血圧は正常範囲で経過している。
- 出産年齢に問題なく、妊娠前のBMI：20.3と標準、妊娠中の体重増加も正常範囲内、妊娠中の貧血もなく、栄養状態は良好である。また、分娩所要時間も正常範囲内、日中の分娩であり、睡眠もとれており、分娩の疲労回復を阻害する要因はみられていない。
- 妊娠36週時のHb：11.0g/dL、分娩時出血量230gといずれも正常範囲内である。貧血の可能性は低いが産後の血液検査結果を確認する。

> 初期アセスメントでは、分娩後から（妊娠高血圧症候群など妊娠中に異常があった場合は妊娠中から）の経過をアセスメントしましょう。

> 産後の健康状態に影響する因子について妊娠前のBMI、妊娠中の体重増加や貧血の有無などのデータから栄養状態を判断します。また、分娩所用時間など分娩経過において、産後に影響することがないかを確認していきます。

> 一般的に、産後2～3日に血液検査を行います。貧血可能性が低いと考えられる場合でも、正常範囲であることをきちんと確認することが大切です。

- 分娩後の初回歩行時に自然排尿がみられたが、尿意は緩慢である。産褥早期は分娩時の児頭による末梢神経や尿道括約筋の圧迫により尿意の減少をきたすことがあるため、経過をみる。3〜4時間おきに排尿し、セルフケアできている。排便はみられていないが、==最終排便や妊娠中の排便に関する情報がない==ので情報収集する。産褥1日目であり、腹部膨満感もないことから現時点では問題ない。
- 睡眠も良好で、==分娩当日より授乳に取り組んでおり、心理面は良好である。==

> 情報がないことを明らかにすることもアセスメントのうち。情報収集の目的と内容を明確にしていきましょう。

> 夜間の授乳のために、産後の睡眠は細切れとなります。母親の表情や姿勢、話しぶりなどから、疲労の程度や心理面への影響を考えていきましょう。

### 診断

健康状態は良好である

## アセスメント項目2　退行性変化

| 診断項目 | 診断指標 ||||||
|---|---|---|---|---|---|---|
| 子宮復古の変化 | 分娩直後 | 分娩12時間 | 産褥1〜2日 | 産褥3日 | 産褥4日 | 産褥5日 |
| 子宮底高 | 臍下2〜3横指 | 臍高から臍上1横指 | 臍下1〜2横指 | 臍下2〜3横指 | 臍恥中央 | 恥骨結合上縁上3横指 |
| 子宮底長 (cm) | 11〜12 | 15 | 12〜13 | 10〜12 | 9〜10 | 8〜10 |
| 硬さ | 良好 |||||||
| 悪露の色 | 赤色〜暗赤色 ||| 赤褐色〜褐色 |||
| 悪露の量 | 分娩後2時間50mL／時間以下、産後4日までに全量の7〜8割排出 |||||
| 悪露の混入物 | 凝血塊や胎盤片・卵膜の混入物がない |||||
| 後陣痛 | 産褥3日過ぎても強い痛みを訴えるときは、胎盤・卵膜の遺残、子宮内感染を疑う。 |||||
| 子宮復古に影響する因子 | 1）促進因子<br>　①全身状態良好である。<br>　②適度な活動ができている。<br>　③児の吸啜刺激がある（乳頭刺激によりオキシトシンが分泌され、子宮収縮を促す）。<br>　④産褥体操<br>　⑤子宮復古を促進するセルフケアができている。<br>2）阻害因子<br>　①胎盤・卵膜の遺残<br>　②子宮内感染<br>　③子宮筋の過度の伸展（多胎妊娠、巨大児、多産など）<br>　④遷延分娩（分娩所要時間初産婦30時間・経産婦15時間以上）など、子宮筋の疲労<br>　⑤便秘、膀胱充満<br>　⑥全身状態の不良<br>　⑦過度の安静 |||||

## Aさんの情報

- 30歳、初妊初産
- 妊娠40週2日、3010gの男児分娩、分娩所要時間13時間24分、分娩時出血量230g、卵膜・胎盤遺残（−）、会陰の左側に切開あり
- 分娩2時間後：体温37.0℃、脈拍84回/分、血圧112/70mmHg、子宮底臍下2横指、硬度良好、出血32g、自尿あり、歩行にて帰室
- 産褥1日目：体温36.4℃、脈拍78回/分、血圧108/68mmHg、子宮高臍下2横指、硬度良好、赤色悪露がパットに中等量あり、会陰縫合部の発赤・腫脹・血腫などなし。痔核（−）
- 排便（−）、腹部膨満感（−）、尿意緩慢、3～4時間おきに排尿、残尿感（−）
- 昨夜21時と今朝6時に授乳

## アセスメント

- 児は単胎で在胎期間に見合った出生体重のAFD児であり、妊娠中の子宮筋の過度な伸展はない。また分娩所要時間は正常範囲であり子宮筋の疲労のリスクは低い。卵膜・胎盤遺残はなく、分娩直後の子宮復古は良好であった。これらより、子宮復古に影響する分娩時の所見はない。
- 産褥1日の子宮復古の状態は、子宮高臍下2横指、硬度良好、後陣痛自制内、赤色悪露がパットに中等量であり、いずれも日数に応じた良好な変化である。
- 左側の会陰縫合部の発赤・腫脹・血腫などなく、座位時に円座を使用して対処できている。
- A氏は尿意緩慢である。産褥早期は分娩時の児頭による末梢神経や尿道括約筋の圧迫により尿意の減少をきたすことがある。一方尿量は増加する。膀胱充満は子宮収縮を妨げるため、定期的な排尿を試みる。現在A氏は3～4時間ごとに排尿できており、セルフケアできている。排便に関しては、最終排便の情報がないが、腹部膨満感もないため様子をみる。分娩後は腹壁緊張の低下や創部痛などにより排便しづらくなるため便秘に注意する。最終排便、日頃の排便の状態や対処方法など聴取する。全身の状態も良好でいまのところ子宮復古を阻害する因子はみられない。
- 早期離床できており、これから母児同室が始まることで授乳による乳頭刺激が期待され、子宮復古を促すと考える。

> 妊娠・分娩において、子宮復古に影響する要因がないか、確認していきます。

> 子宮復古の状態については、子宮底高、硬度、悪露の量・色、後陣痛の有無の状態から総合的に判断します。

> 分娩後に尿意緩慢の訴えは多いので、その機序をおさえておきましょう。

> 必要なセルフケアができているか、日頃のセルフケア方法はあるかをふまえ、指導の必要性と内容を考えていきます。

> 便秘は子宮復古を妨げる可能性があります。産褥3日までに排便がみられないときは何らかの対応をしていくことが多いです。その対応は、妊娠前・妊娠中の排便リズム、便秘の際の対応方法、最後の排便の状況によって考えていきましょう。

> 阻害因子と促進因子の両側面をとらえていきます。

## 診断

生殖器の復古は順調である

## アセスメント項目3　進行性変化と授乳状況

| 診断項目 | 診断指標 |
| --- | --- |
| 母乳栄養への意欲 | 母乳育児に対する思いを確認する。妊娠中の乳頭の手入れの有無を確認する。 |
| 乳房および乳頭の形態 | ・乳房の形態、乳腺の発達の状態<br>・乳輪の直径（中3～5cm）、伸展<br>・乳頭の大きさ、やわらかさ<br>・乳頭の突出の程度<br>　＊直接授乳には乳頭の直径は1.5cm前後、長さは1cm以上が適している。<br>・乳頭の発赤・亀裂・疼痛の有無<br>・乳房緊満の程度<br>・乳房の発赤・腫脹・硬結・熱感・圧痛の有無 |

a. 正常な乳頭

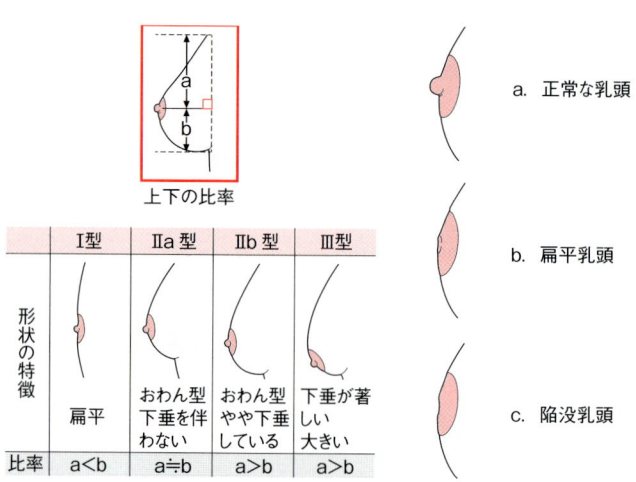

b. 扁平乳頭

c. 陥没乳頭

上下の比率

| | I型 | IIa型 | IIb型 | III型 |
|---|---|---|---|---|
| 形状の特徴 | 扁平 | おわん型下垂を伴わない | おわん型やや下垂している | 下垂が著しい大きい |
| 比率 | a<b | a≒b | a>b | a>b |

森 恵美ほか：母性看護学各論、第12版、系統看護学講座専門分野II、母性看護学[2]、p.308、医学書院、2012より改変

## 乳汁の分泌

表1 乳汁量と性状の経日的変化

| 産褥日数 | 乳汁量(mL) | 呼称 | 色 | 性状 | 味 | におい | 乳房緊密 |
|---|---|---|---|---|---|---|---|
| 0～1日 | 5～20mL | 初乳 | 透明水様 | 蜜のように | | | (−) |
| 2日 | 50～70 | | | やや粘調 | | | (±) |
| 3日 | 140～250 | | 帯黄色 | 粘調液性 | 甘味薄 | 独特の強いかおり | (+) |
| 4日 | 230～310 | | | | 砂糖の少ない | | (+) |
| 5日 | 270～400 | 移行乳 | クリーム色 | 粘調性やや弱 | ミルクセーキ様 | | (±) |
| 6日 | 290～450 | | | | 甘味やや薄 | | (±) |
| 7日 | 320～ | | うすクリーム色 | | | | (−) |
| 8～14日 | 500～ | 成乳 | 乳白色 | 不透明 | | | (−) |
| 15～28日 | 700～ | | 帯青白色 | さらさらしている | 甘味少しあり | 母乳様のかすかに甘いかおり | (−) |
| 28日～ | 800～ | | | | | | (−) |

(前原澄子編：母性II、新看護観察のキーポイント．p37、中央法規出版、2011より改変)

## 乳汁の産生に影響する因子

1) 促進因子
   ①全身状態が良好である。
   ②早期接触・早期授乳
   ③乳頭マッサージ
   ④適切なポジショニングとラッチオン（児の吸啜刺激が得られる）
   ⑤母乳育児への自信
   ⑥温める（乳房、背中、全身を温め、血流やリンパの流れを促す）
2) 阻害因子
   ①扁平および陥没、短乳頭、硬い乳頭、乳頭乳輪の伸展性が悪いなど吸啜しづらい乳頭
   ②乳頭および乳房の疼痛
   ③創部痛、後陣痛が強い
   ④母親の疲労
   ⑤授乳に対する意欲の低下
   ⑥児の哺乳欲が低い
   ⑦母児分離

## 授乳行動

1) 授乳前に児が乳頭を吸啜しやすい乳頭の状態を確認し、乳頭の手入れを行っているか。

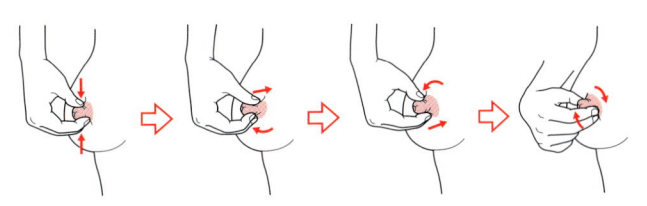

① 圧迫する　② 縦方向にも　③ 逆方向に　④ 同様に横方向
　　　　　もみずらす　　　行う　　　　も行う

森　恵美ほか：母性看護学各論、第12版、系統看護学講座専門分野Ⅱ、母性看護学
[2]、p.325、医学書院、2012より改変

2) 適切な児の抱き方(ポジショニング)、くわえさせ方(ラッチオン)ができているか。

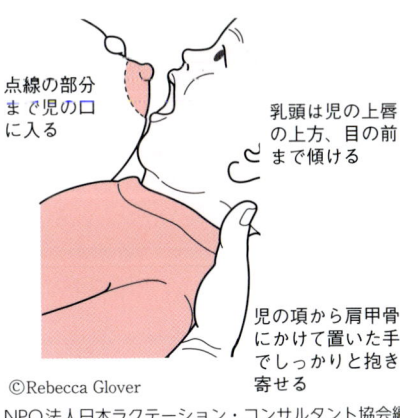

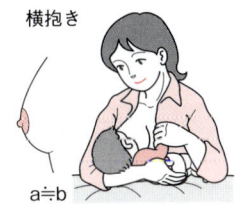

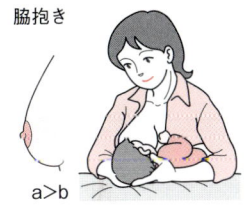

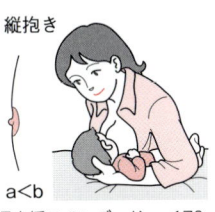

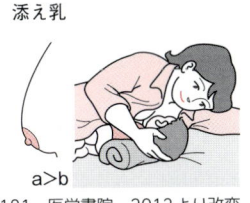

児の下唇が最初に触れる部分は、乳頭の下方3〜4cmに位置する

点線の部分まで児の口に入る

乳頭は児の上唇の上方、目の前まで傾ける

児の項から肩甲骨にかけて置いた手でしっかりと抱き寄せる

©Rebecca Glover

横抱き　a≒b
脇抱き　a>b
縦抱き　a<b
添え乳　a>b

NPO法人日本ラクテーション・コンサルタント協会編：母乳育児支援スタンダード．p178、181、医学書院、2012より改変

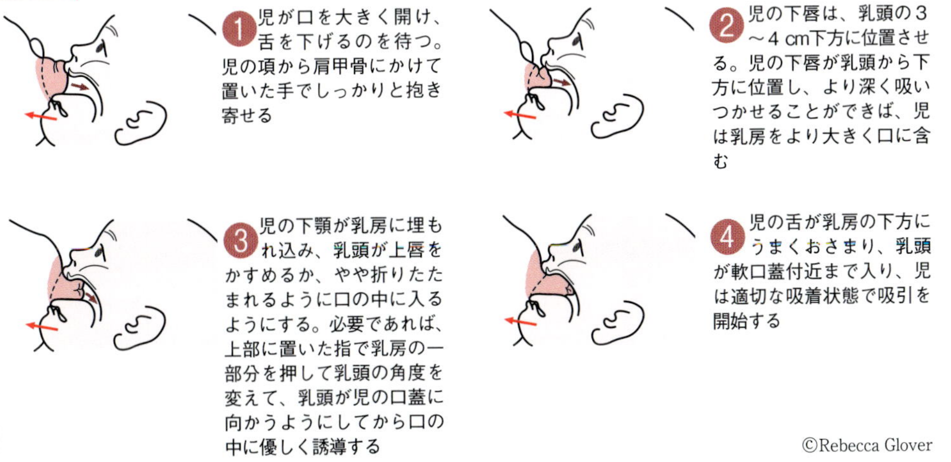

❶ 児が口を大きく開け、舌を下げるのを待つ。児の項から肩甲骨にかけて置いた手でしっかりと抱き寄せる

❷ 児の下唇は、乳頭の3〜4cm下方に位置させる。児の下唇が乳頭から下方に位置し、より深く吸いつかせることができれば、児は乳房をより大きく口に含む

❸ 児の下顎が乳房に埋もれ込み、乳頭が上唇をかすめるか、やや折りたたまれるように口の中に入るようにする。必要であれば、上部に置いた指で乳房の一部分を押して乳頭の角度を変えて、乳頭が児の口蓋に向かうようにしてから口の中に優しく誘導する

❹ 児の舌が乳房の下方にうまくおさまり、乳頭が軟口蓋付近まで入り、児は適切な吸着状態で吸引を開始する

©Rebecca Glover

NPO法人日本ラクテーション・コンサルタント協会編：母乳育児支援スタンダード．p181〜183、医学書院、2012より改変

**不適切なラッチオンのサイン**
・口を開けなかったり、おちょぼ口をする
・唇を巻き込んでいる
・児の舌が見えない
・頬がぴんと張っている、またはくぼみがある
・早い吸啜しかしない

・舌打ちするような、舌を鳴らすような音が聞こえる
・授乳終了直後の乳頭が平らになったりすじができていたりする
・授乳中や授乳後に痛みを感じる
・乳房から母乳が十分飲みとれず、乳房が張りすぎることがある

**母乳が飲まれているという児側のサイン**
・ときどき休止しながらリズミカルな吸啜・嚥下パターンを続けている
・嚥下音がする
・腕と手はリラックスしている
・口が湿っている
・授乳後は満足している

## Aさんの情報

- 30歳、初妊初産
- 妊娠経過良好
- 分娩所有時間13時間24分、分娩時出血量230g、会陰の左側に切開あり
- 産褥1日のバイタルサイン体温36.4℃、脈拍78回/分、血圧108/68mmHg
- 乳房タイプⅡ型、両乳頭やや硬め、乳管は左右1〜2本ずつ開通、乳房緊満なし。
- 昨夜21時と今朝6時に授乳。授乳時は児の扱いに不慣れな様子があり、助産師の介助にて授乳。児は乳頭に付くまでに時間を要するが吸啜は良好である。
- 「できれば母乳で育てたいと思っています。今日から母児同室と聞いて、楽しみです」と述べる。

## アセスメント

- A氏は母乳育児希望である。乳房タイプⅡ型で発育がよく、乳頭はやや硬めなるも突出しており、乳輪の伸展性がよいことから授乳に適している。
- 乳管開通が左右1〜2本、乳房緊満はまだみられていない。乳中分泌および乳房緊満は産後2〜3日頃より増加する。今後母児同室が開始となり、吸啜刺激が増えることから、乳汁分泌の増加が期待できる。しかし、はじめての授乳であり、児を乳頭に深く吸着させることや適切な抱き方については不慣れであり、介助が必要である。
- 乳輪の伸展性はよいが乳頭がやや硬めであることから、授乳前の乳頭マッサージを促していく。乳頭をやわらかくすることで、乳頭痛や乳頭損傷の予防、児の効果的な吸着が期待できる。
- 授乳の前に乳頭マッサージを実施していない際は声かけをし、乳頭マッサージ前後の乳頭のやわらかさを一緒に確認していく。
- 授乳時の児の抱き方は、母親の乳房がⅡ型で、乳頭突出していることから、横抱きや交差抱きが適している。A氏は横抱きで行っている。児の扱いが不慣れで、児と母の胸が向かいあわないまま、児が乳頭を探せない様子がみられた。児の身体と乳房の角度を調整しやすい交差抱きを試し、枕やタオルなどを使用し、効果的で楽な授乳姿勢が保てるように援助していく必要がある。
- 授乳に対して意欲があり、児への愛着行動および母親役割獲得が進んでいる。これから夜間の授乳も増え、睡眠不足による疲労が蓄積する可能性があるため、活動と休息のバランスに注意する必要がある。

## 診断

乳頭がやや硬めであるが、乳頭の形、乳輪の伸展は授乳に適している。
母乳育児に必要な知識と技術の獲得が始まっている。

---

母乳育児については、基本的に母親の意思を尊重します。場合によっては、母乳育児に関する知識不足のために、母乳育児への意欲が低いことがあります。知識や意欲、妊娠中のセルフケアの程度を確認していきましょう。

乳房のタイプにより、授乳時の児の抱き方や乳房緊満の程度を予測します。

乳頭の硬さは、やわらかい⇒口唇様、中⇒小指球様、硬い⇒鼻翼様を目安にするとよいでしょう。
児がしっかりと母乳を吸うには、乳頭に深く吸着できることが大切です。そのためには、乳頭・乳輪部がやわらかい方が適しています。児の吸着が浅いと、乳頭の発赤や亀裂などのトラブルの原因となります。乳頭・乳輪部が硬いときは、授乳前の乳頭マッサージが効果的です。

授乳時の児の抱き方が適しているかどうかをみるときは、ポジショニングの観察項目で確認しましょう。また、児が吸着できているかどうかをみるときは、ラッチオンの観察項目で確認するとよいでしょう。

## アセスメント項目4　母親役割獲得過程と家族の役割調整

| 診断項目 | 診断指標 |
| --- | --- |
| 心理状態の変化 | （アセスメント項目1の母体の健康状態の心理状態の変化を参照） |
| 児への愛着 | ・児の誕生を喜んでいるか。<br>・子どもの世話を喜んで行っているか。<br>・児を見つめたり、声をかけたり、触れたりしているか |
| 親役割行動 | ・授乳行動（アセスメント3の進行性変化と授乳状態を参照）<br>・児の健康状態を観察できる。<br>・おむつ交換や沐浴などの育児技術の習得に積極的である。<br>・児の欲求に応じて、授乳やおむつ交換ができている。<br>・相談や受診が必要な児の状態を理解している。 |
| 育児環境 | ・適切な室温、換気、騒音など適切な育児環境が理解できている。<br>・児の衣類、寝具などの育児用品が準備できている。 |
| 家族間の役割調整 | ・パートナーとの役割調整ができている。<br>・パートナー以外の家族間の役割調整ができている。 |
| 育児支援の体制 | ・気軽に相談できる人や助けを求められる人がいる。<br>・地域における子育て支援や民間の子育てに関するサービスなど知っている。 |

### Aさんの情報

- 30歳、初妊初産
- 仕事は事務職、1年間育児休暇をとる予定
- 結婚は2年前、夫は32歳、会社員、健康である。
- 現在は夫と2LDKのマンションに二人暮らし
- 退院後は自宅へ戻る予定。自宅から徒歩10分のところに実家があり、実家の両親が育児を手伝ってくれる予定である。
- 授乳時は児の扱いに不慣れな様子がある。
- 「入院する前があまり眠れてなかったので、昨日はよく眠れました」「今日から母児同室と聞いて楽しみです」と述べる。

### アセスメント

妊娠・分娩の経過は順調である。分娩後の睡眠はとれており、会陰の縫合部痛は自制内であり、過度な身体的苦痛はみられていない。まだ授乳に不慣れな様子がみられるが、乳頭の手入れや抱き方に慣れることで習得できると考える。母乳育児への意欲があり、母児同室を楽しみにしている様子がみられ、母親役割の獲得が始まっている。今後、育児に関する知識や技術の習得状況、育児用品の準備状況を確認し、必要時指導していく。
退院後は実家の両親のサポートが得られるようであるが、具体的にどのようなサポートが得られるのか確認していく。父親の役割獲得の状況についても情報をとっていく。

> 退院後のサポートについては、産褥の経過により必要な支援が明確となることも少なくありません。また産後1日では情報収集が十分でないことも多いので、沐浴指導や退院指導、授乳など関わりながら情報収集し、必要なケアを考えていくのもよいでしょう。

### 診断

母親役割の獲得が始まっている。
家族で新しい家族を迎える準備を始めている。

## ❷ 看護計画

**課題：母乳育児に必要な知識と技術の獲得が始まっている** (乳頭がやや硬めであるが、乳頭の形、乳輪の伸展は授乳に適している)

### ◆看護目標
1．日数に応じた乳汁分泌の増加がみられる。
2．正しい姿勢で、安楽な児の抱き方 (ポジショニング) ができる。
3．有効な吸着ができる (ラッチオン)。
4．乳頭・乳房の状態に応じてセルフケアできる。
5．母乳育児の意欲を維持できる。
6．児の授乳に合わせて、活動と休息のバランスをとることができる。

### 看護計画

OP
①母乳育児に対する意欲
②乳房・乳頭の形態、乳頭・乳輪部の伸展性
③乳頭のやわらかさ、発赤・亀裂・疼痛の有無
④乳房緊満の程度、乳房の発赤・腫脹・硬結・熱感・圧痛の有無
⑤乳汁の性状と分泌量
⑥適切な授乳時の抱き方ができているか (基本的なポジショニングの型、吸着開始時の児の位置)。
⑦効果的な吸着ができているか (ラッチオンのテクニック、不適切なラッチオンのサイン、母乳が飲まれている児側のサイン)。乳頭から適切に外せているか。
⑧授乳前の乳頭マッサージを行っているか。
⑨適切な育児行動が行えているか。
⑩母親の表情・言動
⑪母親の疲労の程度、睡眠時間
⑫児の哺乳意欲、活気
⑬授乳回数

TP
①授乳前の乳頭マッサージを促す。乳頭マッサージ前後の乳頭のやわらかさを一緒に確認する。
②児の抱き方について、安楽な姿勢を保てるよう枕やタオルなどで調節する。
③効果的な吸着ができているか、母親と一緒に確認する。
④乳汁分泌促進に向けて：乳房の温罨法、背部マッサージなど
⑤強度な乳房緊満時：乳房の冷罨法、搾乳
⑥心身の疲労の増強時：一時的な児の預かり、休息できる環境調整など

EP
①乳房の状態に応じた授乳時の抱き方を提案する。
②乳頭・乳房の変化に応じた自己管理の方法を説明する。
③必要時搾乳方法を指導する。
④必要に応じて育児技術を指導する。

## ❸ 実施（産褥3日）

10：00
[Sデータ]
・「昨日の夕方から胸がはってきて、今日は胸を触ると痛いです」
・「夜間0時から3時頃まで、飲ませてもすぐ泣いてしまうのが続いて、看護師さんが声をかけてくださり、新生児室で朝まで預かってもらいました」「昨日は面会も多かったので疲れたのですが、預かってもらって少し眠れて、楽になりました」
・「昨日まで、あかちゃんが乳首をくわえてくれるまでに時間がかかっていたのだけれど、今日は少し上手になったみたい。でも、乳頭から外すのが難しいです」

[Oデータ]
・体温36.6℃、脈拍80/分、血圧110/66mmHg
・乳房緊満（＋）、熱感（＋）、発赤（－）、硬結（－）、本人の希望により乳房冷却ジェルによる冷罨法を実施
・授乳前の乳頭はやや硬め、左右の乳頭部の痂皮形成（＋）、乳頭痛は吸い始めのみ、亀裂（　）。授乳後に乳頭用のクリームをつけている。乳輪部の浮腫軽度あるため、助産師より授乳前に乳頭・乳輪部のマッサージを勧められた。また、児を乳頭から外す方法も説明された。
・乳管は左右5〜6本ずつ開通し、乳頭を圧するとぽたぽたと乳汁がたれる。
・母乳測定を試み、20分間で14g増加。
・交差抱きで授乳。乳輪部の圧抜き後、児の吸着良好。乳首の外し方を説明すると、行えていた。
・昨日の授乳回数12回、3時から6時まで、児は新生児室預かり。

> 母乳測定とは、母乳を飲ませる前後に、児の体重を測定し、前後の体重差で授乳量（直母量）を測ります。母乳測定をすることにより、母親が母乳分泌量に対して、神経質になる場合があります。児にミルクを足す必要性を判断しなければならないときや母乳を測定することで母親の励みとなるような時期を選んで測定することが望ましいです。

> 乳汁分泌の表現はさまざまですが、「にじむ」「たれる」「射乳○本」などと乳頭を指で圧した際の乳汁の出る様子を表す言葉が用いられたりします。

## ❹ 評価

乳房緊満が全体にみられ、左右5〜6本ずつ乳汁がぽたぽたとたれるほど分泌しており、乳汁産生量は増加してきている。母乳測定において、20分間で14g飲めており、乳汁分泌は良好である。

乳房緊満がみられているが、これは乳汁来朝の時期の生理的なものであり、冷罨法にて対処できている。また直母量が増えてきていることから、児が授乳することで乳房緊満は落ち着いてくると推測する。

左右の乳頭に痂皮形成があるが、痛みは吸い始めだけであり、児の吸着が深くできてきている。授乳は休まず、様子をみる。しかし、乳房緊満の影響により、授乳前の乳頭が硬く、乳輪部がむくんできている。このような乳頭・乳輪部の状態では、児は吸啜しづらく、浅飲みとなりやすい。児の浅飲みは、母親の乳頭が傷つく可能性がある。また児の口を乳頭から外す方法がわからないといっており、外し方によっては乳頭の傷を悪化させる可能性がある。乳頭・乳輪部のマッサージ方法や乳頭の外し方について、助産師より説明されたが、セルフケアできているか確認する必要がある。

面会や頻回授乳にて休息が上手く取れていない様子がある。疲労が蓄積しないよう環境調整し、育児への意欲に影響しないように注意していく。

> 経日的変化に応じた状態であるか判断します。産褥3日の母乳分泌量は1日140〜250mLとされており、単純計算しても14g×12回168gとなります。昨日の夕方から乳房緊満がみられ始め、乳管の開通もよいので、今後乳汁分泌量は増えていくことが予測でき、母乳分泌は良好であると判断できます。

> 乳頭亀裂、乳頭痛が強い場合は、直接授乳することを休むことがあります。その場合は、乳房の乳汁分泌状態に合わせて搾乳します。

---

●引用・参考文献
1) ドロセア E. オレム（小野寺杜紀訳）：オレム看護論──看護実践における基本概念、第4版、医学書院、2005.
2) 小西恵美子、太田勝正共訳：健康増進のためのウェルネス看護診断、南江堂、1977.
3) 太田操編：ウェルネス看護診断にもとづく母性看護過程、医歯薬出版、2009.
4) 森恵美ほか：母性看護学各論、第12版、系統看護学講座専門分野Ⅱ、母性看護学［2］、医学書院、2012
5) NPO法人日本ラクテーション・コンサルタント協会編：母乳育児支援スタンダード、医学書院、2012

# 第Ⅱ章 6 精神看護学
## 実習記録の書き方

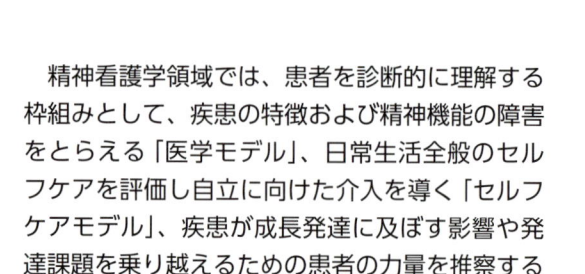

　精神看護学領域では、患者を診断的に理解する枠組みとして、疾患の特徴および精神機能の障害をとらえる「医学モデル」、日常生活全般のセルフケアを評価し自立に向けた介入を導く「セルフケアモデル」、疾患が成長発達に及ぼす影響や発達課題を乗り越えるための患者の力量を推察する「心理社会的発達モデル」が用いられる。

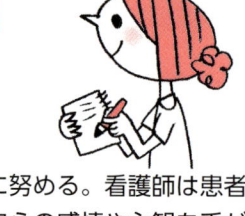

　実践では、「対人関係モデル」に基づき援助的な人間関係の構築と発展に努める。看護師は患者との関係のなかで生じる自らの感情や主観を手がかりにして患者に対する人間的な関心と理解を深め、相互作用をとおして患者の回復や成長を促していく。看護場面の相互作用を分析するための記録様式として、臨床や教育の場でプロセスレコードが活用される。

## 1 よく用いられるアセスメントの枠組み

### 1．対象理解のための枠組み

#### 1）医学モデルに基づく理解
**①診断と治療の経過**
　発症から現在に至る治療経過について、診断名、主訴、診断の根拠となった症状、入院に至るまでの経過、現在までに受けた治療と処遇、現在の病期の項目に沿って情報を整理する。

**②各精神機能の状態**
　意識、知覚、記憶、見当識、知能、思考、感情、意欲・行動（欲動）、自我意識の各精神機能について障害の有無や内容を把握する（表1）。疾患によって特徴的にみられる精神機能の障害が実際にどのように現れているか、患者の様子や診療録から把握する。障害の内容や程度に基づいて、働きかけ方や配慮すべきことをアセスメントする。

**③身体の状態**
　身長、体重、BMI、身体各部の状態、バイタルサインズ、各種検査所見の情報から、セルフケアの低下による健康問題（栄養状態の悪化、感染症など）はないか、身体疾患の合併症がある場合その自己管理状況はどうか、自傷行為による身体の損傷はないか、向精神薬の副作用による症状は出現していないかをアセスメントする。

#### 2）セルフケアモデルに基づく理解
　患者に必要な看護を見出すための枠組みとして、D.オレム－P.アンダーウッドによるセルフ

**表1　精神機能の障害**

| | |
|---|---|
| 意識 | 意識混濁、意識変容、意識狭窄 |
| 知覚 | 錯覚、幻覚（幻聴、幻視、幻嗅、幻触、体感幻覚） |
| 記憶 | 記銘力障害、保持障害、追想障害（記憶減退、健忘） |
| 見当識 | 見当識障害（時間的見当識の障害、場所的見当識の障害、人物見当識の障害） |
| 知能 | 精神遅滞、認知症 |
| 思考 | 思路障害（途絶、連合弛緩、支離滅裂思考、観念奔逸、思考制止など）、妄想、思考体験の異常 |
| 感情 | 気分の異常（抑うつ、爽快、多幸症）、感情の興奮性の異常（感情鈍麻、情動麻痺、易刺激性）、感情調節の異常（感情失禁）、感情体験の異常（離人症） |
| 意欲・行動 | 衝動行為、意志発動の障害（制止、昏迷、緊張病性興奮、緊張病性昏迷など）、欲動の量的障害（欲動減退、欲動亢進）、欲動の質的異常 |
| 自我意識 | 能動性の意識の障害（離人症、させられ／作為体験）、単一性の意識の障害（自己が分裂して2つある）、同一性の意識の障害（現在の自分は過去の自分ではない）、境界性の障害（離人症、自己と他人の区別が不明瞭となる） |

（野村総一郎他編：標準精神医学，第2版．医学書院，2001、大熊輝雄：現代臨床精神医学，改訂第9版増補．金原出版，2003をもとに作成）

表2　セルフケア要素とアセスメントのポイント

| 空気・水・食物 | 水分や食事（間食）の摂取量、頻度、摂取内容のバランスは適切か、食欲の低下や亢進はないか、自発的に摂取できるか、どこで誰と食事するか、飲酒や嗜好品摂取の習慣はあるか |
|---|---|
| 排泄 | 便や尿の量・性状、排泄の頻度、尿閉や便秘・失禁の有無、排泄の始末をできるか、排泄に関する不調を伝えることができるか、月経の有無と頻度、手当てできるか |
| 個人衛生 | 身体や衣類は清潔に保たれているか、身だしなみは整い衣類は季節や気温に合っているか、身辺の整理整頓はできているか、洗面・整髪・歯磨き・入浴の頻度、費やす時間や洗い方は適切か |
| 活動と休息（睡眠） | 1日の活動の量と内容、生活リズムは一定に保たれているか、昼夜逆転や日中の眠気はないか、1日の睡眠時間、入眠困難・中途覚醒・早朝覚醒はないか、熟眠感はあるか |
| 孤独と付き合い（社会的相互作用） | 自分にも相手にも無理のない適度な距離での関係が保てるか、集団へ入れるか、集団への入り方はどうか、1人で過ごせるか、敵意や好意をもつ相手はいるか、家族関係や友人関係はどうか、孤立していないか |
| 安全を保つ能力 | 身体的な安全：自傷行為、衝動行為、自殺念慮、自殺企図の有無、身体の不調を伝えられるか、身体疾患がある場合自己管理が行えるか、転倒の危険はないか<br>心理的な安全：自分の内面を相手や場を選ばずに不用意に表出することはないか、触れたくない話題を回避することができるか、自尊感情はどうか<br>社会的な安全：社会的な立場や役割を損なう行動、借金や財産を損なう行動、犯罪に巻き込まれる恐れのある人間関係はないか |

ケアモデルが広く用いられている。

セルフケアとは、健康にとって基本的かつ個人にとって必要なものであり、生命や健康、安寧を維持するため個人が自ら積極的に行う活動である。セルフケアモデルでは、人は自立欲求をもつという前提に立ち、看護の目的を「自立欲求をサポートすること、セルフケアに必要な自己決定能力を回復させること」としている。

表2に示す6つのセルフケア要素について、「全介助」「部分介助」「声かけ指導・一部代償」「教育指導支援」「セルフケア（自立）」の5段階で評価を行い、段階に応じた介入方法の具体化につなげていく。評価の際には、各セルフケア要素の状態を質的・量的な側面からとらえて自立の度合いをアセスメントするとよい。また、自立を妨げている要因が精神機能の障害なのか、身体機能の障害（治療薬の副作用を含む）なのか、行動制限によりやむなく制約が生じているのかを明確にしておく。

### 3）心理社会的発達モデルに基づく理解

心理社会的発達モデルは、人間の心理的な成長発達を、他者との相互作用、社会や文化の影響を受けるなかで生涯にわたって続く過程であるととらえる見方である。E.エリクソンは生涯を8段階に分け、それぞれの段階ごとに直面する心理的葛藤を発達課題として示し、それを乗り越えることで次の段階に移行するとした（表3）。患者は、発症に伴う社会的経験の中断や帰属する場の喪失によって年齢相応の発達段階に達していない場合や、病状によって退行している場合がある。ことに青年期の発達課題であるアイデンティティの確立は、発症の時期や精神症状、さらには精神障害に向けられる偏見があるために達成が困難であったり、損なわれている可能性がある。

以下の項目に基づき情報を整理してアセスメントすることにより、患者がこの先に進むための課題や潜在能力を見出していく。

①**生活史**

誕生から現在までの生活上のエピソードから、患者はこれまで発達課題をどのように乗り越えてきたか、現在の発達段階と患者の実像とにギャップがある場合はどの段階まで到達していたか（過去最高レベルはどの段階か）、現在はどの発達段階にとどまっているのかをアセスメントする。そこから、患者の発達段階に見合った目標設定と働きかけ方につないでいく。また、今後直面する可能性のある危機を予測し、回避したり乗り越えたりするための支援を導く。

②**家族背景**

家族構成（患者が生まれ育った家族、婚姻などにより患者自身が築いた家族）、家族関係の情報から、家庭環境が患者の発達課題に及ぼした影響や、家族のもつ患者を支える力をアセスメントする。

③**本人の認識**

疾患や治療についての理解、自己像、将来の展望（近い将来・遠い将来）から、疾患との向き合い方やアイデンティティの混乱はないかをアセスメントする。

**表3　心理社会的発達段階（エリクソン、E.H）**

| 発達段階 | 心理社会的な体験 | 発達課題 発達的危機 | 発達課題 獲得される精神的な力 |
|---|---|---|---|
| 乳児期 | ・養育者とのかかわりをとおして世界とつながる<br>・自分はこの世界に歓迎されている<br>・この世の中は安定しており生きる価値がある | 基本的信頼感　対　不信感 | 希望 |
| 幼児期（初期） | ・全身の運動をコントロールできる（立つ、歩く、排泄の自立）<br>・万能感を伴う自律の感覚が芽生える | 自律性　対　恥や疑惑 | 意思 |
| 遊戯期 | ・積極性が発達する<br>・自分のことは自分でしたい、すべて思いどおりにしたい<br>・母子の2者関係から、父が現実の存在として出現 | 自発性　対　罪悪感 | 目標 |
| 学童期 | ・組織的な学習が可能になる<br>・達成感をとおして忍耐強さや勤勉性を身につける | 勤勉　対　劣等感 | 自信 |
| 青年期 | ・第二次性徴の発現、自己の連続性や不変性が脅かされる<br>・親から仲間へと、生きる場や人間関係の重点を変える<br>・集団に帰属し、そこでの価値観や役割に応えようとする<br>・世の中での自分の存在価値を求める | アイデンティティの確立　対　拡散 | 集団への忠誠心 |
| 前成人期 | ・就職、結婚、生活様式など大人の社会における自分の位置を確立するための重要な選択をする<br>・男女の結びつきを始め、他者と親密な関係をつくる<br>・人間関係が広がる | 親密性　対　孤独 | 愛を感じる力 |
| 成人期 | ・他人や社会に貢献する力を実感する<br>・体力の衰えや体調の変化を実感する<br>・仕事における限界（頂点）をみる<br>・自分の余命を考える<br>・自分の生き方、在り方を問い直し、アイデンティティを再確立する | 生産性　対　停滞 | 世話する力 |
| 老年期 | ・能力の退行、老い、死に直面する<br>・退職、引退など社会的役割を喪失する<br>・配偶者、長年の友人を喪失する<br>・否定的な部分も受け入れ意義のある人生だったと振り返る | 統合性　対　絶望 | 英知 |

（鑢　幹八郎ほか編：特別企画アイデンティティ．こころの科学、53、日本評論社、1994、宮本真巳：感性を磨く技法2　「異和感」と援助者アイデンティティ．日本看護協会出版会、1995、エリクソン.E.H，仁科弥生訳：幼児期と社会Ⅰ．みすず書房、1977をもとに作成）

# 2. 患者−看護師関係の構築と発展のための枠組み：対人関係モデル

　対人関係モデルは、人間の成長や健康回復における援助者／治療者との相互作用に焦点を当てた理論であり、対人援助職全般に通じるものである。

　H.ペプロウは、看護を「治療的な対人的プロセスである」とし、その発展段階と看護師のさまざまな役割を示した（図1）。看護師が患者との関係がどの段階にあるかを理解していること、また、患者から受けている影響や自分の対人関係の傾向を自覚していることは、相互作用を患者の回復に役立てるうえで欠かせない。

　また、ペプロウは看護師が自らの患者−看護師関係を分析するための方法を開発、導入している。この記録様式はプロセスレコード／再構成法とよばれ、複数の理論家によっていくつかの様式が提示されている。いずれの様式も、看護の一場面でのやりとりや観察した内容の具体的な記述に基づき自己評価を行う。焦点を当てるのは患者の言動ではなく、両者の相互作用である。患者とかかわるなかで生じる看護師自身の内面、とくに感情に目を向けることによって、自分が患者の何に反応しているのかを意識化し、それを手掛かりにして患者へのさらなる関心と理解を深めていく。この作業は患者−看護師関係をよりよい方向に発展させていくと同時に、看護師の成長を促す。

　本書では、A.ウィーデンバックによる記録様式と自己評価について、次の事例に沿って紹介する。

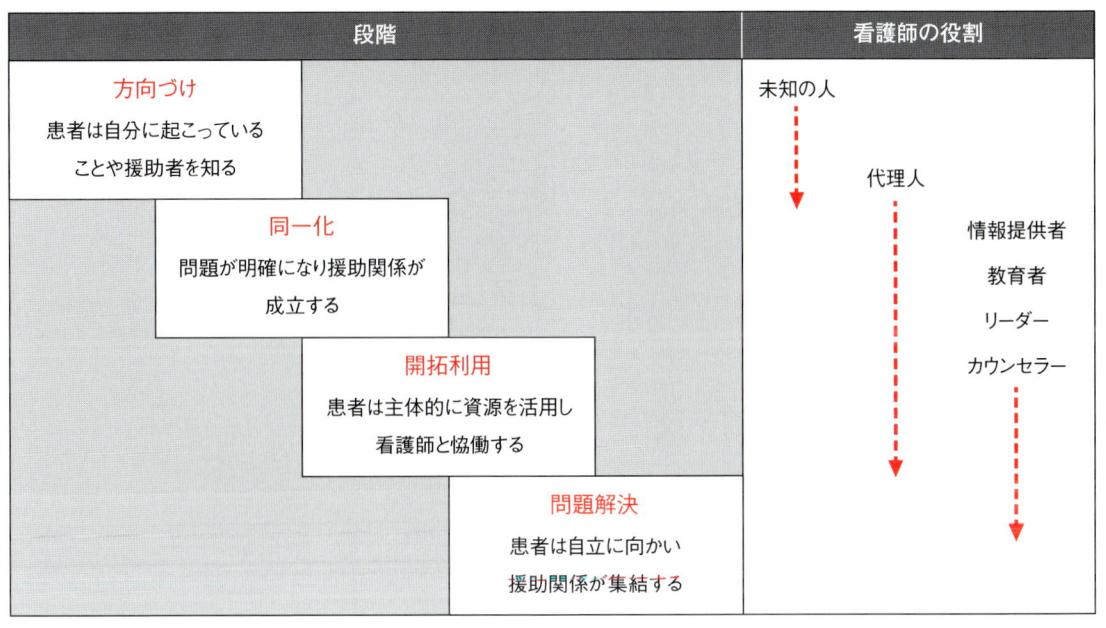

**図1　患者－看護師関係における諸段階と看護師の役割の変遷**

| 段階 | 看護師の役割 |
|---|---|
| **方向づけ**　患者は自分に起こっていることや援助者を知る | 未知の人 ↓ |
| **同一化**　問題が明確になり援助関係が成立する | 代理人 ↓ |
| **開拓利用**　患者は主体的に資源を活用し看護師と協働する | 情報提供者／教育者／リーダー／カウンセラー ↓ |
| **問題解決**　患者は自立に向かい援助関係が集結する | |

(H. E.Peplau、小林冨美栄他訳：ペプロウ人間関係の看護論. 医学書院、1973より一部改変)

## 2 患者－看護師関係の相互作用と看護過程の展開：統合失調症を再発した青年の事例

### 1. 場面：困っていることがあれば手伝いたいけど……

#### (1) 場面の紹介

看護学生Aさん（以下、学生）は、同性で年齢も近い男性患者Bさんの穏やかそうな様子に好印象を抱き、受け持つことを希望した。Bさんは、高校生のときに不登校と引きこもりの状態を経て統合失調症を発症し、今回は3度目の入院となる。現在、入院2か月を経て急性症状を脱し、日常生活は自立している。看護学生が受け持つことは事前に看護師長から説明を行い、同意を得ている。実習2日目の朝、学生は挨拶するためBさんのベッドサイドに出向いた。

→ それでは、この場面でのプロセスレコードをみて、看護計画を立案するための情報収集のポイント（気づきのポイント）を考えてみよう。

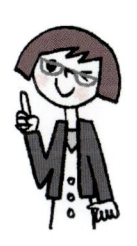

## ●プロセスレコード● 困っていることがあれば手伝いたいけど…

| 私の知覚したこと | 私の考えたこと、感じたこと | 私の言ったこと、行ったこと |
|---|---|---|
| ①訪室するとBさんはベッドサイドで洗面用具を片づけている。 | ②話しかけてもいいかな。 | ③Bさん、おはようございます。ちょっとよろしいでしょうか。 |
| ④はい（立ち上がり、こちらにきちんと身体を向けてくれる） | ⑤ありがとう、Bさん。緊張するな。 | ⑥昨日から実習に来ている看護学生のAです。Bさんを受け持たせていただくことになったので、よろしくお願いします（一礼する）。 |
| ⑦はい、よろしくお願いします（つられるように一礼してくれる）。 | ⑧やった、好感触。続けて実習の説明をしよう。 | ⑨実習は来週の金曜までで、朝の8時半から午後3時まで病棟に来ます。検温させてもらったり、Bさんの都合のいいときにお話しさせていただければと思ってます。 |
| ⑩話をするんですか？この間も学生さんが来ていろいろ聞かれました。 | ⑪え、実習は僕たちのグループが最初だけど、いつの学生の話だろう。 | ⑫前にも学生が来たんですか？いつ頃ですか？ |
| ⑬このまえの月曜だったかな？（後日に医学生のことだとわかる） | ⑭そうなんだ？学生と話すの、いやなのかな？ | ⑮学生と話すのは、あまり好きではないですか？ |
| ⑯担当の先生とも同じような話をしているけど、そういう感じでいいんでしょうか？ | ⑰どんな話？いやがってはいないようだけど、こちらに合わせてくれているみたい。 | ⑱同じような話って、どんな話ですか？ |
| ⑲薬の話とか、調子とか、イライラがあるかとか、そういう話です。 | ⑳自分も同じようなことを聞こうと思っていたよ。みんなに同じこと聞かれてもなあ。そればかりではないことを伝えたい。 | ㉑Bさんの困っていることがあれば、お手伝いしたいんです。Bさんのこと、よく知りたいので、困っていることとか、話したいことを聞かせてもらえれば…。 |
| ㉒いやあ、とくに困っていることはないですね。 | ㉓何もできることはないのかな。困った。 | ㉔そうですか（それ以上、何も言えなくなった）。 |

注釈：
- 言葉だけでなく、そのときの相手の表情や声のトーンにも注意を向けましょう。
- このような疑問が浮かんだのはなぜでしょう。
- 「患者さんが困っていないと、学生が困る」この本音は興味深いですね。

### 自己評価

1. あなたはなぜこの相互作用を選んだのか
   ➡ Bさんに受け持つことを伝える大事な場面であるが、自分を受け入れてもらえているのかどうか気になったから。

2. あなたはその人のニードを見きわめ、そのニードを満たすために、あなたの知覚、思考および感情をどのように活用したか
   ➡ 最初の段階では、Bさんのニードを知ろうという気持ちではかかわってはいなかった。逆に、Bさんのほうがこちらのニード（話を聞きたい）を察して応じてくれていることに気づいて（⑰）、気まずさや申し訳なさを感じた。

3. あなたはこの相互作用からどんな成果を得ようとしたか
   ➡ ㉑で、自分はBさんのニードを満たすために役立ちたいと思っていることを伝えようとしたが、空振りに終わった。

4. あなたが実際に得たような成果を得るために、とくにどんなことを行ったり言ったりしたか
   ➡ Bさんは㉒のように答え、成果は得られていない。

5. 振り返ってみることによって、あなたは自分のコミュニケーションのしかたについて、どのような洞察を得たか
   ➡ Bさんに受け入れてもらえるのかという自分の思いが先行して、受け入れてもらうことがやりとりの目的になってしまっていた。㉒が事実であればBさんにとってはよいことだろうし、そうでなければBさんには自分の課題がまだ見えていないと考えられる。しかし、そのときの自分は、かかわる理由を見失ったことにとらわれて、もっとBさんを知ろうと会話を続けることができなくなってしまった。また、自分自身のことも形式的なことしか伝えられていない。

## (2) この場面での気づきのポイント

- ペプロウの発展段階に照らしてみるとこの場面はどの段階であり、学生はどんな役割をもっているか。
- 看護学生が受け持つということを、患者はどのようにイメージしているか。
- 学生は、受け持ちとしての役割や責任について、どんな内容を伝えればよいだろうか。
- 患者はなぜ⑯や㉒のように答えているか、このときの状況を踏まえて想像してみよう。
- 今後、次の段階に移行するためには、どのようにはたらきかけていけばよいか。

## (3) 解説

受持ち患者との間で患者－看護師関係をつくる最初の場面であり、H.ペプロウの「方向づけ」の段階である。ただし患者はすでに入院から2か月を経ており、急性症状もなく落ち着いて生活できていることから、自分の置かれた状況を理解するための支援は、差し当たって必要なさそうである。

ここでは、「未知の人」である学生との関係の始まりに際し、「なんのために」「どのように」両者がかかわることになるのか、学生はきちんと説明する責任がある。この場面では、患者は医学生とかかわった経験をもとに、自分がなすべきことを察して学生に確かめている。学生を拒みもしないが、親しみをもって受け入れているということでもなく、役割として応じようとしている。そのやりとりのなかで、学生は自分が診断的な理解を得るためにかかわろうとしているわけではないことを自覚させられている。

臨床では「受け持ち」や「担当」という言葉が日常化しているためか、受け持つということが具体的にどのような行為を意味するものなのか、きちんと説明されないまま暗黙の了解となっていることが多い。援助的な人間関係では心理的な距離が縮まりやすく、親密な感情や葛藤、依存や退行を生みやすい。「方向づけ」の段階で、看護師／看護学生が自分が何者であり、どんな役割を担っているのか、できることとできないことは何か、かかわる期間などを伝えることには、心理的・物理的な枠組みを設定するという意味合いがある。

学生の説明に対して、患者は「困っていることはない」と答えているが、ここにはどんな意味があると解釈できるだろうか。患者は入院生活に支障がなく困ると実感することがないのかもしれないし、学生が推察しているように、まだ本質的な課題に直面していないのかもしれない。あるいは、なんらかの困っていることを抱えていても、それを伝える相手としてまだ学生を認めていないのかもしれない。

いずれにしても、この段階では問題点や困っていることを知ることを急がず、お互いに知り合うことにていねいに取り組んでいくべきであろう。

## 2. 場面：強くなって薬をやめたいBさん

### (1) 場面の紹介

学生は、診療録の情報からBさんが服薬の中断によって再発していることが気になっていた。疾患や服薬に対するBさんの受け止め方や理解について知りたいと思っていたところ、会話のなかでその話題が出た。

→ それでは、この場面でのプロセスレコードをみて、看護計画を立案するための情報収集のポイント（気づきのポイント）を考えてみよう。

## ●プロセスレコード● 強くなって薬をやめたいＢさん

| 私の知覚したこと | 私の考えたこと、感じたこと | 私の言ったこと、行ったこと |
|---|---|---|
| ①午前10時過ぎ。ホールで参考書とノートを広げて勉強しているＢさん | ②熱心だな。いま話しかけたら邪魔になるかな。10時に検温することは伝えてあるし、行ってみよう。 | ③Ｂさん、失礼します。検温させてもらっていいですか？（体温計を示す） |
| ④はい（バイタルサインの測定や、睡眠や排泄の状況、体調全般への質問に穏やかに応じてくれる） | ⑤この後、少し話せるといいな。 | ⑥何を勉強しているんですか？ |
| ⑦今日は英語です。あと数学もやってるんです（ノートには細かな字がびっしり書いてあるが、英文には見えなかった）。 | ⑧えらいなあ。でも、ノートに書かれていることには中身がないように見えてしまう。 | ⑨僕はどちらも苦手です。 |
| ⑩でも、Ａ君は大学に受かったじゃないですか。 | ⑪そうだけど…。なんだか居心地悪い。 | ⑫3年前ですし、もうあんなに頑張れませんよ。 |
| ⑬いまも勉強しているんでしょう？僕なんて、高校中退しちゃったからこれから大検ですよ。1人でするしかないんです。 | ⑭ああ、ずっと受験勉強していたとカルテに書いてあった。よっぽど大学に行きたいのだろうな。 | ⑮頑張っているんですね。大学ではどんな勉強をしたいんですか？ |
| ⑯わかりません。受かってからでないと決められないです（少しむっとしたように言う）。 | ⑰気を悪くさせてしまった？でも、やりたいことがあって進学先を選ぶよね？ | ⑱1日どれくらい勉強しているんですか？ |
| ⑲5時間はしないとだめなんですけれど、薬のせいで頭がすっきりしない。すぐ疲れてしまうんです。もっと自分が強くなって薬をやめられれば、もっと勉強できるんですよ。 | ⑳5時間も！薬を止めたら、またぶり返してしまうよ。Ｂさん、病気のことをどう考えているのだろう。まだあまり理解できていないのかな。強くなるってどういうことだろう。 | ㉑そうですか。先生には薬のことはなんて言われているんですか？ |
| ㉒薬の力を借りろって。自分が強ければ借りなくてもやっていけるんです。どうしたら自分が強いということをわかってもらえるのだろう。 | ㉓そんなふうに思っていたんだ！Ｂさんのことが初めてわかった気がする。 | ㉔（言葉が出なかった） |

＞ この感覚は興味深いですね。掘り下げてみましょう。

＞ いまだったら、どんなことを伝えてみたいと思いますか。

＞ Ｂさんの内面に迫る問いがいくつもわいていますね。これらの問いのなかでいちばん尋ねてみたいことはどれでしょうか。

### 自己評価

1. あなたはなぜこの相互作用を選んだのか
   ➡気になっていた薬の話が出たことと、1人で頑張っているＢさんの気持ちに初めて触れて印象に残ったため。
2. あなたはその人のニードを見きわめ、そのニードを満たすために、あなたの知覚、思考および感情をどのように活用したか
   ➡Ｂさんは思いどおりに勉強するために薬をやめたい、薬の力を借りなくてすむくらいに強くなりたいと望んでいるが、薬をやめれば再発してしまうだろう。それはＢさんの望むことではないはずだ。再発しないことも大事なニードであり、そのために薬の必要性をわかってほしいけれど、この場でその話はできない感じがした。
3. あなたはこの相互作用からどんな成果を得ようとしたか
   ➡Ｂさんが自分なりに努力していることを応援したいと思った。前向きな話につなげたいと考えた。
4. あなたが実際に得たような成果を得るために、とくにどんなことを行ったり言ったりしたか
   ➡頑張りをねぎらい、大学で勉強したいことを尋ねた。しかし、受からないと決められないという答えに戸惑ってしまった。成果は得られていない。

＞ 「その話はできない」という感覚は大事そうですね。その感覚に従ったことはごく自然でよかったと思います。なぜこの場では無理があったのか、深めてみましょう。

5．振り返ってみることによって、あなたは自分のコミュニケーションのしかたについて、どのような洞察を得たか
➡内心、Bさんの大学受験は現実的ではないように思えたが、そう思うことはBさんに失礼な気がして、打ち消すように⑨や⑫のような発言をしていた。しかしやっぱりかみ合わない。Bさんから予想もしない考え方や思いがけない言葉が出たときは、返す言葉が見つからず何も言えなくなってしまった。

## (2) この場面での気づきのポイント

- H.ペプロウの発展段階に照らし合わせるとこの場面はどの段階であり、学生はどんな役割をもっているか。
- ⑪の「居心地の悪さ」とは、具体的にどんな感覚だったか。
- ⑳の内容を、そのまま伝えられなかったのはなぜか。
- 自己評価の3にある、前向きな話につなげたいという考えはどこから生じたのか。
- 自己評価の4にある、「予想もしない考え方や思いがけない言葉」とは具体的にどのようなことか。
- もっとも印象に残っている部分はどこか。
- 振り返ってみて、㉔で返したい言葉があるとしたら、どんなことか。

## (3) 解説

学生が検温を行うことが患者の入院生活に組み込まれ、受持ち看護師としての一定の役割関係が成り立っている。学生は患者とのゆるやかな関係を維持することに配慮しつつ、患者がノートに書いているものに中身が伴っていないことに気づいたり、カルテからの情報と患者の言動を結びつけたり、薬をやめたいという言葉から患者の薬物療法への意識を推し量ったりするなど、客観的で診断的な観点から患者を見つめている。

一方の患者は、学生に対して、看護師というより大学生という個人的な属性に目を向けて応じている。学生の大学生としての自分を卑下するかのような言葉は、患者との立場の違いや優位性を意識させられたことで生じた、なんらかの感情が働いていたためかもしれない。また、患者の話や気持ちをポジティブな方向にもっていこうとするとき、それは患者のためというよりも自分自身の側に受け止めがたい感情が生じていたり、自分の価値観にとらわれていたりする場合があることも認識しておくべきだろう。

看護師が自分の感情や価値観にとらわれた状態では、患者をありのままに理解できなくなる。また、患者の率直な自己表現を妨げることにもなる。プロセスレコードには、できるだけそのときの自分の感情や主観を書き記しておくとよい。それだけ多くの気づきが得られるはずである。

⑲、⑳は、患者自身が認識する問題と医療従事者からみた患者の問題の双方が表れた部分であり、患者－看護師関係は「同一化」の段階にあるといえる。患者は服薬に伴う不快を訴えており、そこから学生は服薬中断による再発の可能性を察知し、患者の病気への理解が不足していることを案じている。

ここで学生のとる役割としては、患者に薬の有用性や副作用への対応を伝える「情報提供者」や、疾患への理解を促して服薬への動機づけを育むような「教育者」があるだろう。⑳にはそうした内容がみてとれるが、この場面では学生は踏み込んだ投げかけには至っていない。自分のとるべき役割を認識していても、それを発揮するにはそれなりの関係性の進展を待つ必要がある。伝えることに躊躇がある場合は無理に急ぐべきではないだろう。

㉑の質問のあと、患者は「強くなれば薬はやめられる」という服薬への構えを繰り返し、さらに「どうしたら自分が強いということをわかってもらえるのだろう」と訴えている。おそらくこの言葉は学生にとって最も響くものだったろう。まさに患者の実感そのものに触れた瞬間であり、学生は言葉を失った。患者は切実なニーズをストレー

トに伝えているが、それは即座に受けとめられるほど簡単なものではなさそうである。⑳の最後「強くなるってどういうことだろう」は、実存的な理解につながる疑問である。この問いを大事にもちながら患者にかかわり続けることで、関係は「治療的な対人的プロセス」となっていくものと思われる。

## 3．事例展開

### ❶ 得た情報の整理とアセスメント

基本情報　Bさん、男性、26歳、無職

| 情　報 |
| --- |
| **医学モデル：診断と治療の経過**<br>（診断名）統合失調症<br>（主訴）「家中の電線を通して勉強しても無駄だという声が伝わってくる」<br>（主症状）精神運動興奮、幻覚妄想状態<br>（入院に至るまでの経過）高校進学後間もなく不登校となり中退、引きこもり生活ののち18歳で発症、半年間入院する。23歳でアルバイトへの挑戦を契機に再発して2回目の入院（3か月）、3回目となる今回の入院は服薬中断と生活リズムの乱れを契機とする再発である。<br>（治療）薬物療法<br>　・オランザピン：15mg×1／日、眠前（第二世代抗精神病薬）<br>　・レボメプロマジン：5mg×1／日、眠前（第一世代抗精神病薬）<br>　・ニトラゼパム：5mg×1／日、眠前（睡眠薬）<br>（処遇）入院時から1週間隔離室を使用、その後は閉鎖処遇である。家族や医療従事者同伴での院内外出は許可されている。<br>（現在の病期）回復期 |
| **医学モデル：各精神機能の状態**<br>（意識）清明<br>（知覚）急性期には被害的な内容の幻聴があった。<br>（記憶）記憶障害はみられない。<br>（見当識）見当識障害はみられない。<br>（知能）精神遅滞は指摘されていない。受験勉強をしているが内容が伴わずはかどっていない様子。<br>（思考）急性期には他者に非難されているという被害妄想があった。<br>（感情）急性期には易刺激性があった。現在、情動は安定している。<br>（意欲・行動）急性期に精神運動興奮（不穏となり家中の電線を切る、家財を壊す）がみられたがいまはない。毎日勉強に取り組んでいる。<br>（自我意識）離人症、させられ体験、解離症状はみられない。 |
| **医学モデル：身体の状態**<br>（身長・体重）170cm、78kg（入院時から3kg増加）、BMI：25.9<br>（身体各部の状態）外見上異常は認めない。合併症はない。<br>（バイタルサインズ）体温36.5℃、脈拍64回／分、血圧112/80mmHg<br>（各種検査所見）異常所見は認めない。 |

- 医師が行動制限を必要と判断した理由、説明の内容とそのときの患者の反応を確認しておこう。

- 精神症状に関する情報は、いつ、誰が、どのように得ているのか、また、情報提供者は患者なのか家族なのかを確認しておこう。

- 抑うつ感はないか。回復期にはしばしばみられます。

- 統合失調症では、主に知覚、思考、意欲・行動、自我意識の各機能に障害がみられ、経過のなかで発現の有無や内容を把握しておく必要がある。しかし、内面で起こっている体験を言語化させることには慎重を要する。患者が語らないことを安易に尋ねることは避け、学生に伝えてきた場合の対応については、主治医や受持ち看護師に確認しておこう。

## アセスメント

(診断名) 思春期から青年期に発症することが多い。

> 疾患の特徴、現在考えられている発症機序の仮説、一般的な経過と予後について知識をまとめておくことは、患者の今後を大まかに予測するうえで役立つ。

(入院に至るまでの経過) 再発を2回繰り返している。再発を繰り返すことは予後に悪影響を及ぼすと言われているため、再発のきっかけとなったこと(アルバイトへの挑戦、服薬の中断、生活の乱れ)には今後注意を払う必要がある。

> 新しいことへの挑戦をどのように見守ればよいか考えてみよう。

(治療) 薬物療法
　オランザピン:錐体外路症状は起こりにくいが、糖代謝異常を起こしやすい。
　レボメプロマジン:口渇、かすみ目、便秘、尿閉、不整脈に注意する。
　ニトラゼパム:日中の眠気の持ち越しに注意する。
(処遇) 行動を制限されることは、治療の受け入れに影響していないだろうか。

(現在の病期) 退院に向けて準備を始める時期である。

(知覚) 幻聴が現在も続いているのか、確認しておく必要がある。

> 誰が、どのように?

(知能) 勉強が進まないのは知能障害というよりも、思考障害によるものと考えられる。
(思考) 被害妄想は現在もあるのか、確認しておく必要がある。

> 誰が、どのように?

(意欲・行動) 経過観察を要する。

(身長・体重) 肥満傾向あり、過食に注意する。
(身体各部の状態) 異常なし。錐体外路症状の出現に注意する。
(バイタルサインズ) 異常なし。
(各種検査所見) 薬物療法の副作用による肝機能障害、糖代謝異常に注意する。

| | 情 報 |
|---|---|
| 体重増加がみられるので、間食のタイミングや量、コーヒーに砂糖を使っているかを把握しておく必要があります。自宅での食生活はどうだったのでしょうか。 | **セルフケアモデル**<br>(空気・水・食物) 常食を全量摂取している。ときどきスナック菓子を間食している。1日3杯インスタントコーヒーを飲んでいる。<br>(排泄) 排泄機能や排泄行動に障害はない。<br>(個人衛生) 洗面や入浴は決められた時間に行っている。髭の剃り残し、頭髪の乱れがみられ、1日中スウェット上下で過ごしており、身だしなみへの配慮が不十分である。母親が面会に来たときに着替えの交換とベッド周囲の整理をしている。 |
| 自宅ではどんな生活状況だったのか。 | 〔活動と休息(睡眠)〕7時半に起床、午前中は2時間ほど自室やホールで勉強している。午後はベッドで横になっていることが多いが、眠ってはいないという。睡眠は、睡眠導入剤を服用、22時半~7時半まで9時間とれている。中途覚醒なし、熟眠感あり。 |
| | (孤独と付き合い) 高校中退後友人との付き合いは途絶え、自宅に閉居しており家族としか接していない。病棟ではホールで1人勉強していることが多い。他の患者とは挨拶を交わす程度。病棟のレクリエーション活動には参加しない。受持ちの学生とは自然に会話するが、複数の学生が寄ってくると立ち去ってしまう。「自分のことを噂していないか」と言う。 |
| | (安全を保つ能力) 自傷行為や衝動行為、希死念慮の訴えはない。日中夜間ともふらつきはみられない。自分の内面を他者に積極的に語ることはない。社会的な関係は乏しく、入院中であるため立場を損なう行動もない。 |
| アルバイトの動機、職種、仕事の見つけ方、失敗とはどのようなものだったか、詳しい情報を得ておく必要がある。そこから患者の社会的な能力や、ストレス耐性を推測することができる。 | **心理社会的発達モデル**<br>(生活史) 会社員の父、専業主婦の母のもと、第2子として誕生する。乳児期から学童期までの成育は順調であった。成績は中程度で引っ込み思案な子どもだった。高校受験では志望校に受からず第二希望校に進学したが、学校に馴染めず夏休み後から不登校となり中退した。その後は自宅に閉居している。18歳で発症し現在まで3回入院しており、社会経験が得られていない。23歳でアルバイトに挑戦しているが失敗し、これが2度目の再発の契機となっている。 |
| | (家族背景) 両親と3人暮らし。3つ上の姉がいるが、結婚して家庭をもっている。2~3日おきに母親が面会に来るが、父親は仕事が多忙でめったに来ない。両親ともに、主治医から疾患の説明を何度か聞いている。息子を「ニート」だと思っていたといい、30歳までに簡単な仕事ができるくらいになればよいという見とおしと期待をもっている。 |
| 疾患や服薬について、主治医からどのように説明されているのか、具体的に情報を得ておく必要がある。 | (本人の認識) 主治医からは薬の力を借りるようにと言われているが、「自分が強くなれば薬をやめられる」「どうしたら自分が強いとわかってもらえるのだろう」と言う。大学に入るという目標はあっても、何を勉強したいかは「入らないとわからない」と言っている。 |

## アセスメント

(空気・水・食物) レベル5：自立

(排泄) レベル5：自立

(個人衛生) レベル3：声かけ指導・一部代償。
- 身だしなみには声をかけていく必要がある。衣類の洗濯や身辺の整理整頓は母親が代行している。洗濯は自分で病棟の洗濯機を利用してみてはどうか。整理整頓を日課に組み込めないか。

〔活動と休息（睡眠）〕レベル5：自立
- 生活リズムは保たれており、睡眠障害もみられない。

(孤独と付き合い) レベル3～4：声かけ指導・一部代償～教育指導支援
- 付き合いの範囲が狭く、親密な人間関係がない。高校に馴染めなかったことから集団に加わることへの苦手意識や、孤立感、寂しさがあるかもしれない。
- 年齢相応の女性への関心があるのかどうかは不明。

(安全を保つ能力) レベル5：自立
- 身体的な安全、心理的な安全、社会的な安全とも、損なわれる可能性はみとめない。

(生活史) 実年齢での発達段階は前成人期であるが、高校中退以降は友人関係が途絶え、その後の引きこもり生活や発病、入院によって青年期の心理社会的な経験を得ておらず、この時期の発達課題が乗り越えられていないままの状態であると考えられる。大検受験のための勉強は継続できていることから、学童期の発達段階は乗り越えられていると考えられる。

(家族背景) 両親が疾患をどの程度理解し、患者の回復や自立をどのように支えられるのかがわからない。実習中に両親と会える機会がないため、主治医や受持ち看護師から両親についての情報を得ておく。本人からも両親との関係について聞く必要がある。

(本人の認識) 薬物療法の必要性を認識していないか、否定している様子がうかがえる。「薬の力が必要な自分」を肯定できず、周囲からも認められていないと感じており、自己肯定感は低いと思われる。また、将来の展望もはっきりせず、アイデンティティの確立途上である。現在の自分を肯定するためにも、疾患と服薬の必要性への理解を促す必要があると考える。患者にとって「強い」とはどういうことなのか、ていねいに聞いていく必要がある。

---

「空気・水・食物」「活動と休息（睡眠）」「安全を保つ能力」は、管理された生活環境にあるために、支障がないように見えているのかもしれない。自宅での生活に戻った後、セルフケアが維持できるのか、また難しいと予測される場合の対策を考えてみよう。

他者から向けられる関心に敏感になっている可能性があり、被害感に発展しないように配慮する必要がある。

アルバイトへの挑戦は、社会へ踏み出す意欲の表れであり、発達課題への挑戦であったとも言えそうだ。しかし、再発を招くほどのストレスにもなっていた。今後、新たな挑戦に気持ちが向いたとき、どのような支えや注意が必要か、考えてみよう。

疾患と服薬の必要性の理解は、自己肯定感につながるものだろうか。学生自身が自分を肯定したり、将来の目標を見出していくときにどのような経験がきっかけや支えとなったかを思い起こしてみよう。

## ❷ 全体像

　患者にとって望ましい状態とその理由を記述し、これを妨げている要因、望ましい方向へ導く方策を、それぞれアセスメント内容から書き出してみると、患者の状況の全体像が構造化できる。この全体像に基づき看護計画を立案する。問題点は、望ましい状態の対極の状態ということになる。

　事例であげられている望ましい状態「再発を繰り返さない」「社会的に孤立しない生活を送ることができる」を挙げた理由をみると、最終的にはどちらも患者の成長発達をめざす内容となっており、両者を統合することにより長期目標を設定することができる。

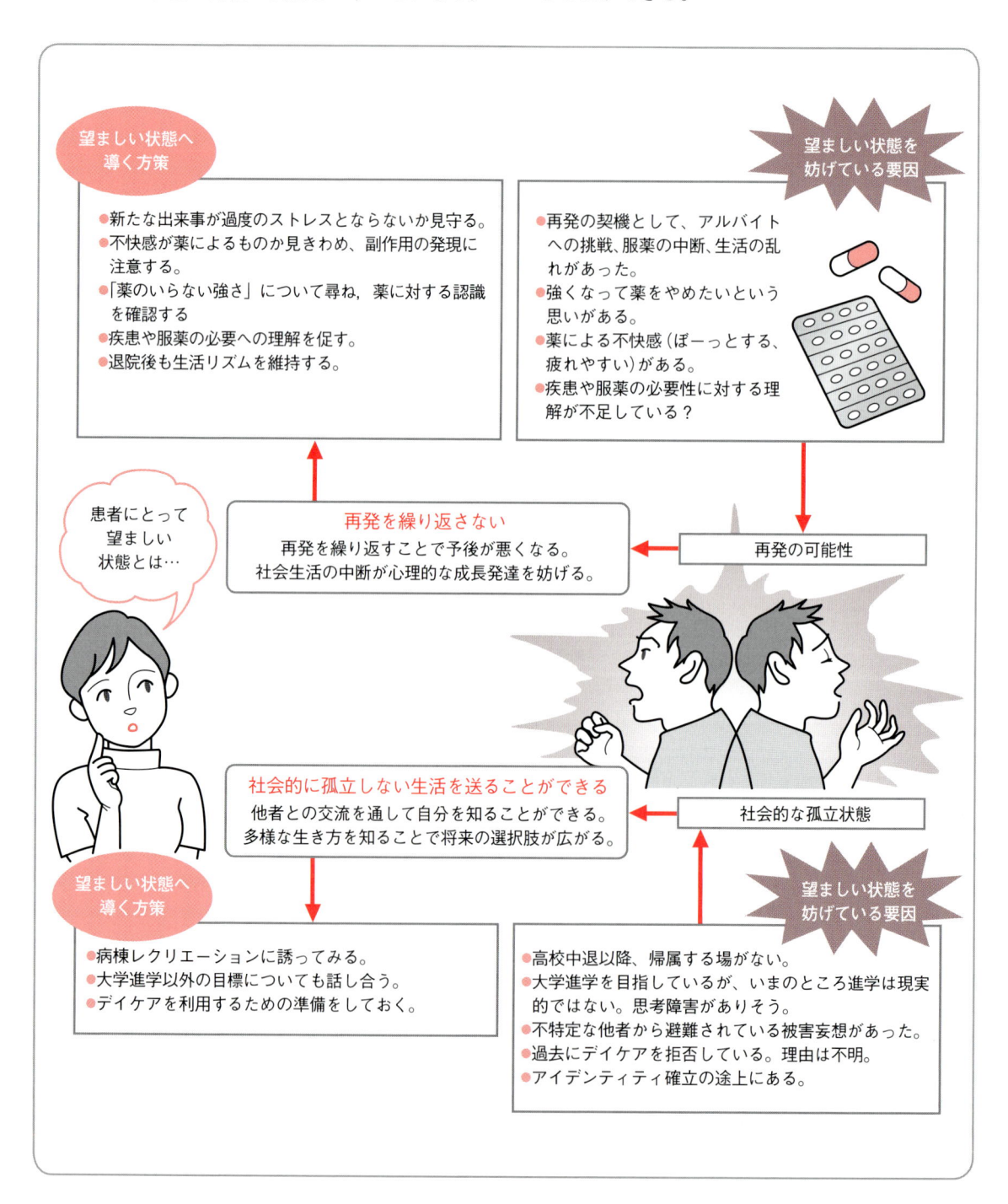

**望ましい状態へ導く方策**
- 新たな出来事が過度のストレスとならないか見守る。
- 不快感が薬によるものか見きわめ、副作用の発現に注意する。
- 「薬のいらない強さ」について尋ね、薬に対する認識を確認する
- 疾患や服薬の必要への理解を促す。
- 退院後も生活リズムを維持する。

**望ましい状態を妨げている要因**
- 再発の契機として、アルバイトへの挑戦、服薬の中断、生活の乱れがあった。
- 強くなって薬をやめたいという思いがある。
- 薬による不快感（ぼーっとする、疲れやすい）がある。
- 疾患や服薬の必要性に対する理解が不足している？

**患者にとって望ましい状態とは…**

**再発を繰り返さない**
再発を繰り返すことで予後が悪くなる。
社会生活の中断が心理的な成長発達を妨げる。

→ **再発の可能性**

**社会的に孤立しない生活を送ることができる**
他者との交流を通して自分を知ることができる。
多様な生き方を知ることで将来の選択肢が広がる。

→ **社会的な孤立状態**

**望ましい状態へ導く方策**
- 病棟レクリエーションに誘ってみる。
- 大学進学以外の目標についても話し合う。
- デイケアを利用するための準備をしておく。

**望ましい状態を妨げている要因**
- 高校中退以降、帰属する場がない。
- 大学進学を目指しているが、いまのところ進学は現実的ではない。思考障害がありそう。
- 不特定な他者から避難されている被害妄想があった。
- 過去にデイケアを拒否している。理由は不明。
- アイデンティティ確立の途上にある。

## ❸ 看護計画

### ◆問題点
1. 社会的な孤立状態
2. 再発の可能性

### ◆長期目標
デイケアなど無理なく他者と過ごせる場を利用しながら安定した生活を送ることができる。

### ◆短期目標
1. 病棟内で他者と親密な交流を体験できる。
2. 服薬を継続する動機づけを得る。
3. 日常生活のリズムを維持する。

> 数か月〜数年先に期待する患者像について、暮らし方や活動内容を含めて簡潔に記述してみよう。患者の希望を尋ね、現実に見合った目標を一緒に立てることも考えてみましょう。

> かかわる期間や退院までの期間に実現可能、または変化を確認できるような具体的な内容を設定します。

> 現在達成できていることでも問題点に関連して現状を保つことを重視する事柄はあげておきます。

### 看護計画

**「短期目標1：病棟内で他者と親密な交流を体験できる」に関して**

OP
　①交流がストレスになっていないか、表情、態度、緊張感の有無などを観察する。

TP
　①本人と相談し、1日のなかで学生と1対1で過ごす時間を設ける。
　②日常会話などを一緒に楽しむ。
　③大丈夫そうであれば、他の学生や近くにいる患者にも輪に加わってもらう。
　④一緒に病棟レクリエーションに参加することを提案する。
　⑤そのつど、過ごしてみての感想を尋ねる。

> 患者の言葉で評価してもらうことにより、患者自身が変化を実感する機会にもなります。

---

**「短期目標2．服薬を継続する動機づけを得る」に関して**

OP
　①副作用の出現の有無と程度

TP
　①服薬に対する知識について尋ねる。
　②自宅での服薬はどのようにしていたのかを確認する。
　③服薬に伴うよい変化、不快な変化について具体的に尋ねる。
　④「薬の力を借りない強さ」について話題にしてみる。
　⑤症状や疾患についてこちらからは持ち出さない。

EP
　①不快な症状の緩和方法を一緒に考える。
　②共有できた場合には、薬物療法について一緒に勉強することを提案する。

> 予測される副作用を具体的に明記しましょう。

> ①〜④は、いつ、どのように切り出すのか、あらかじめ考えておく必要があります。

> 患者に合った内容や方法はどんなものか、検討しておく必要があります。

（「短期目標3：日常生活のリズムを維持する」に関しては省略する）

## ❹ 実施

　実習3日目、1日のなかで学生と一緒に過ごす時間をもつことを提案したところ、Bさんは応じてくれた。まずは、Bさんとの間でどのような話題や楽しみを共有できるかを確かめてみた。

---

〈場面〉
学生「長時間勉強しているようなので、1日のなかで気分転換の時間をつくりませんか？」
Bさん「そうですね。どんなことをすればいいですか？」
学生「おしゃべりでも、なんでも」
Bさん「何を話せばいいでしょう？」
学生「（テーブルにあった新聞の折り込み広告を手に取る）Bさんは洋服とかどこで買うんですか？好きなショップとかあります？」
Bさん「ああ、○○（広告の店舗）は行きますね。このスウェットも○○のです」
　以降、広告の衣類や価格のことで話が弾む。

〈経過記録〉
S：どんなことをすればいいですか？　何を話せばいいでしょう？
O：学生が気分転換に一緒の時間を過ごすことを提案すると受け入れるが、「おしゃべりでも何でも」との提示に対して、先日、受け持ちの挨拶をしたときと同様、役割に自分を合わせるかのような構えをみせる。衣料品店の広告を糸口にすると服の趣味や買い物へと話が発展し、15分ほど続く。表情が和み、感想を問うと「こういうのもいいですね」と。
A：何もないまま漠然と向かい合う状態では緊張が生じてしまう。広告の助けを借りたところ話題が広がり肯定的な反応が得られた。
P：プラン続行。TP②を修正する。
　⇒日常会話のほか、雑誌やテレビを見る、音楽を聴くなど媒体を用いて一緒に楽しめることをする。

---

> 患者の言動はできるだけ要約や解釈をせずに実際のやりとりを具体的に記すことが望ましいが、冗長になると要点がぼやけてしまう。そこで、SとOは、患者の反応のなかでもとくに手ごたえを感じた反応、逆に期待や予測と異なる反応を取り上げるとよい。そうした反応は、看護師に働きかけの評価や見直しのきっかけを与えているからこそ、印象に残っているものである。看護師の言動は簡潔に記すが、記録に残す患者の反応を引き出した言動は、AやPに関連する場合もあるのでOに具体的に記載する場合もある。

　次は、2の具体策「服薬を継続する動機づけを得る」を実施した場面の経過記録である。実習5日目、Bさんが検温時に薬の強さを訴えた。ある程度1対1でまとまった会話ができるようになったため、学生がこのタイミングをとらえて服薬に関する認識を尋ねたところ、Bさんからは思わぬ言葉が返ってきて、計画を見直すこととなった。

---

〈経過記録〉
S：今日は眠気がとれないです。なんだかふらふらするし。薬が強すぎるんですよね。
O：体温36.5℃、脈拍64回/分、血圧112/80mmHg、中途覚醒や早朝覚醒はないが眠気があり表情もさえない。「強くて困ると感じることもあるかもしれませんが、薬を飲んでよくなったところはありませんか？」と問うたところ
　S：余計なお世話ですよ！　そういう話は先生や看護師さんとしているからいいんです！　A君、一人前じゃないでしょう！
O：この後、受け持ち看護師に「薬が強すぎる、いつになったら自分は一人前に扱ってもらえるのか」と訴えていたという。
A：Bさんは一人前ではないという自己イメージをもっており、同じイメージを学生にも重ねている。自分と同じ立場であるはずの学生から医師や看護師と同様の投げかけを受けたことでBさんの自尊心が傷つき、怒り

の表出となってしまった。
P：不快な気持ちにさせたことを詫びる。具体策2の妥当性を再検討する。

## ❺ 評価

**短期目標1：病棟内で他者と親密な交流を体験できる**
実習3日目
S：A君と話していると、中学のときの親友を思い出すよ。
O：学校生活の話になると生き生きと自分のことを話し、学生にも質問を投げかける。話し方もだいぶ砕けてきた。

実習4日目
S：（ほかの学生は？との問いに対して）病棟レクは子どもっぽくてちょっと……。歳が近くて話の合う人がいなくて。女の子はあまり話したことがなくて自信がありません。話も合うかどうか。
O：レクリエーションに一緒に出ようと誘うが乗らない。受け持ち学生との関係では会話を楽しめており内容も充実しているが、病棟内での他者との関係は広がらない。

実習最終日
S：友だちみたいにいろいろ話せて楽しかったです。A君とはわかり合えました。病院でもこういう出会いがあるんですね。
O：学生からBさんに期待することとして「いろんな人と出会う場所は学校以外にもたくさんあると思うので、きっかけがあれば新しい場所にも出向いてみてほしい」と伝えたところ、上記のように答える。
A：<mark>学生との関係は、高校中退や発病によって途絶えてしまった経験を取り戻す意味があり、有益だったと評価できる</mark>。病棟での対人関係は広がらなかったが、青年期の発達課題は同世代のなかで取り組まれるものであり、年齢的なギャップのある病棟の患者集団に馴染めなかったのも無理のないことだと理解できる。今後、患者が発達課題を乗り越えていく第一歩として、Bさんと共通点が多く世代の近い利用者が集うデイケアや社会復帰施設、当事者グループへの参加が望ましいと考える。
P：目標を「デイケアなどの利用について具体的、肯定的に考えられる」に再設定し、新たに具体策を立てる。

> 友人のような関係が患者にもたらす意義が明確になっていることで、治療的な対人関係が成立し、この先の展望が引き出されています。

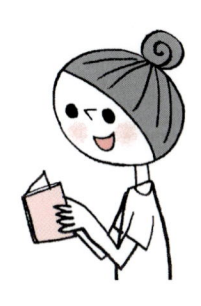

**短期目標2：服薬を継続する動機づけを得る**
実習2日目
S：薬のせいで頭がすっきりしない。すぐ疲れてしまうんです。（主治医は）薬の力を借りろって。自分が強ければ薬の力を借りなくてもやっていけるんです。
O：今回の再発は服薬中断が契機だった。

実習5日目
S：余計なお世話ですよ！そういう話は担当の先生や看護師さんとしているからいいんです！A君、一人前じゃないでしょう！
O：語気が強い。怒りをストレートに表出する。看護師に対しては一人前に扱ってもらえていないことをぶつけていたという。
A：服薬することでの不快感がある。また、強くなれば薬は不要だと述べており、服薬の必要性に関する知識が不足しているか、納得できていないと考えられた。服薬中断による再発を繰り返さないために目標2をあげ、関係が深まった頃に服薬について話題にしたところ強い反発があった。目標1に沿ってかかわることで友人のような存在（「代理人」の役割：ペプロウ）となっていた学生が、医師や看護師と同じ「教育者」としての役割でかかわろうとすることは、Bさんにとって受け入れ難いことだったのだろう。受け持ち看護師の助言により、目標2とその具体策は妥当だが、いまの段階で学生が双方の役割を担うことは効果的ではないと判断した。「自分が強ければ」とは「一人前になる」ということに通じるのではないか。学生のことも自分と同様に「一人前ではない」と見ているのであれば、学生との良好な関係を維持することは自己イメージの肯定につながっていくかもしれない。
P：目標2は継続とするが、現段階では学生が担うことには無理があり、学生が実施することは控える。

> 患者の強い情緒的反応を直接受けることは、看護師を大きく揺るがすものであります。看護師が気持ちを立て直して相互作用を客観的に評価するためには、プロセスレコードの活用が有効となるでしょう。

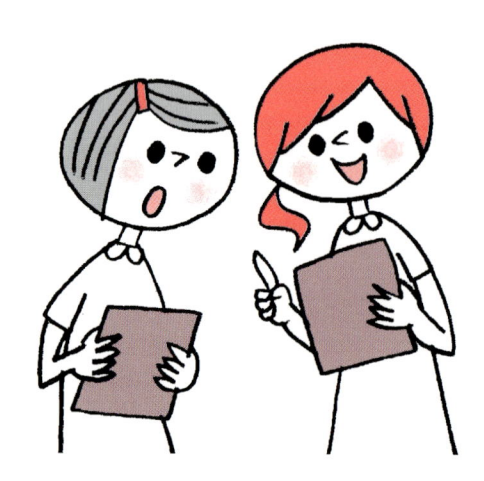

## ❻ サマリー

Bさん、男性、26歳、無職、平成○年○月○日入院（○病日）
**診断名**：統合失調症
**主訴**：「家中の電線を通して勉強しても無駄だという声が伝わってくる」
**主症状**：精神運動興奮、幻覚妄想状態
**入院に至るまでの経過**：高校進学後間もなく不登校となり中退、引きこもり生活ののち18歳で発症、半年間入院する。23歳でアルバイトへの挑戦を契機に再発して2回目の入院（3か月）、今回の入院は服薬中断と生活リズムの乱れを契機とする再発である。

**治療**：薬物療法（オランザピン15mg×1／日、レボメプロマジン5mg×1／日、ニトラゼパム5mg×1／日）
**看護上の問題点**：1．社会的な孤立状態、2．再発の可能性
**長期目標**：デイケアなど無理なく他者と過ごせる場を利用しながら安定した生活を送ることができる
**短期目標1**：病棟内で他者と親密な交流を体験できる
**短期目標2**：服薬を継続する動機づけを得る

〈看護の経過〉

「短期目標1：病棟内で他者と親密な交流を体験できる」について

1日のなかで学生と過ごす時間を設け、主に会話を楽しんだ。徐々に交流の範囲を広げていくことを意図したが、学生との1対1の関係をとおして過去に経験できなかった友人関係を取り戻すことに意味があると判断して個別でのかかわりを継続した。青年期の発達段階にとどまっている患者にとって、この経験は新たな対人関係に進むときの足掛かりになると考える。Bさんは大学進学を望んでいるが現時点では難しい。今後は、社会的な人間関係を取り戻す第一歩として、デイケアや社会復帰施設、自助グループなどへの参加が望ましい。その際には、Bさんとの共通点があり年齢の近い利用者が多くいることを条件として考慮する。

「短期目標2：服薬を継続する動機づけを得る」について

Bさんは服薬することでの不快感や、強くなれば薬をやめられるとの考えをもっており、疾患や服薬することの必要性を理解していないか、否認している様子があった。服薬への動機づけをもてるようにはたらきかけたが、これは短期目標1での働きかけとは異なるものであったためBさんの反発をまねくこととなり、1人の学生が両方担うことには限界があること、学生との間で成立していた関係性は短期目標2の役割を担うには適さないことが明らかになった。そのため、短期目標2の実施を学生が行うことは控えることとした。

---

●引用・参考文献
1）野村総一郎他編：標準精神医学．第2版，医学書院，2001．
2）大熊輝雄：現代臨床精神医学．改訂第9版増補，金原出版，2003．
3）南裕子他監：セルフケア概念と看護実践．へるす出版，1987．
4）Hildegard E.Peplau、小林冨美栄他訳：ペプロウ 人間関係の看護論．医学書院，1973．
5）Howerd Simpson、髙﨑絹子他訳：看護モデルを使う② ペプロウの発達モデル．医学書院，1994．
6）Ernestine Wiedenbach,Caroline E.Falls、池田明子訳：コミュニケーション 効果的な看護を展開する鍵．日本看護協会出版会，1979．
7）鑪幹八郎他編：特別企画アイデンティティ．こころの科学，53，1994．
8）宮本真巳：感性を磨く技法2「異和感」と援助者アイデンティティ．日本看護協会出版会，1995．
9）エリクソン.E.H、仁科弥生訳：幼児期と社会Ⅰ．みすず書房，1977．

# 第Ⅱ章 7 在宅看護学
## 実習記録の書き方

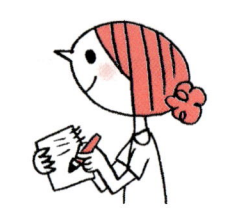

　在宅看護は、看護が実施される場が療養者とその家族の居宅などである。在宅療養者の家を訪問して、療養者やその家族に対して看護を提供し、生活の質（QOL）を高め、在宅での生活を支えるという看護方法の1つである。そして療養者を中心に訪問看護師、ケアマネジャー、主治医などによって在宅ケアチームをつくり、療養者の生活を支えていく。そのため、さまざまな職種や関係機関と連携し、各種社会保障や制度の活用、医療機関および行政機関などの各種関係機関などの社会資源を活用して成立するものである。

## 1 よく用いられるアセスメントの枠組み

### 1）情報収集の内容

　在宅看護は平成21年（2009年）のカリキュラム改正により、看護基礎教育のなかにおいて「統合分野」という位置づけとなった。これは成人看護や小児看護などの各専門領域の知識を統合することである。また、在宅看護では医療機関で使用されているヘンダーソンやゴードン、オレムなどの定まった看護のアセスメント枠組みは用いられていない。しかし、在宅看護の看護過程も「情報収集」「分析」「アセスメント」「実施」「評価」のプロセスは、医療機関で行われる看護過程と同じである。

　在宅看護の特徴は医療機関での24時間の看護とは違い、週に1回程度、1回30～90分の訪問時に情報収集を行うと同時に必要な看護を提供し、今後予測される課題に対し予防や早期発見するための家族指導を含めた看護を実施することである。

　在宅看護における情報収集する内容は、療養者の心身の健康状態のみならず、家族の介護力や健康状態、経済状況、家庭環境、療養者と家族のいままでの生き方や考え方、そして在宅療養への意向などである。それらの情報はその家庭ごとと家族構成員一人ひとり異なり、それぞれが複雑に関与しあっており、同時に提供する看護の内容にも影響を及ぼす。とくに、在宅療養を療養者とその家族がどのようにとらえ、どのような療養生活を送りたいと考えているかという情報は、療養者とその家族のQOLの向上をめざす在宅看護の目標を設定するうえで、とても重要な情報である。

　それらの情報から、最初に疾患・障害、医療処置、ADL（日常生活動作）やIADL（手段的日常生活動作）などの状況をアセスメントする。そして、療養者と家族の考え、家族の状況をアセスメントする。それらの情報を合わせてその家庭に必要な援助内容を考え、看護計画を立案する。そして、療養者と家族とともに援助内容を確認し、決定し実施していく。

#### ADLの代表的な指標

　ADLにはバーセル・インデックス（Barthel Index）を代表としたさまざまな指標がある。在宅看護においては本人と介護者の介護力の関係が重要であるため、バーセル・インデックスの運動機能面と認知機能面の両方からのADLの状況とその介護度を考慮した機能的自立度評価法（FIM：Functional Independence Measure）の使用が適切と考えられる（表1）。

#### IADLの代表的な指標

　ADL同様さまざまな指標がある。IADLは日常生活のより具他的な動作をはかる指標であり、代表としてLowton, M.P.らによる手段的日常生活動作（IADL）尺度（表2）や老研式活動能力指標（表3）がある。内容としては、家事や食事の支度、洗濯、外出の状況、金銭管理などさまざまな側面から生活に関する動作を測定する。

　本稿では、情報分析からアセスメント、そして全体関連図（全体図）を作成し全体像を明らかにするまでの過程を述べる。

## 表1 機能的自立度評価法（FIM）

**運動項目**

**セルフケア**

|  |  |
|---|---|
| 食事 | 咀嚼、嚥下を含めた食事動作 |
| 整容 | 口腔ケア、整髪、手洗い、洗顔など |
| 入浴 | 風呂、シャワーなどで首から下（背中以外）を洗う |
| 更衣（上半身） | 腰より上の更衣および義肢装具の装着 |
| 更衣（下半身） | 腰より下の更衣および義肢装具の装着 |
| トイレ動作 | 衣服の着脱、排泄後の清潔 |

**排泄コントロール**

|  |  |
|---|---|
| 排尿 | 排尿コントロール、器具や薬剤の使用を含む |
| 排便 | 排便コントロール、器具や薬剤の使用を含む |

**移乗**

|  |  |
|---|---|
| ベッド、いす、車いす | それぞれの間の移乗、起立動作を含む |
| トイレ | 便器への移乗、便器からの移乗 |
| 浴槽、シャワー | 浴槽、シャワー室への移乗 |

**移動**

|  |  |
|---|---|
| 歩行、車いす | 屋内での歩行、または車いす移動 |
| 階段 | 12〜14段の階段昇降 |

**認知項目**

**コミュニケーション**

|  |  |
|---|---|
| 理解 | 聴覚または視覚によるコミュニケーションの理解 |
| 表出 | 言語的または非言語的表現 |

**社会的認知**

|  |  |
|---|---|
| 社会的交流 | ほかの患者、スタッフなどとの交流、社会的状況への順応 |
| 問題解決 | 日常生活上での問題解決、適切な判断能力 |
| 記憶 | 日常生活に必要な情報の記憶 |

**評価**

**自立**

|  |  |  |
|---|---|---|
| 7点 | 完全自立 | 時間、安全性を含めて |
| 6点 | 修正自立 | 補装具などを使用 |

**部分介助**

|  |  |  |
|---|---|---|
| 5点 | 監視または準備 | |
| 4点 | 最小介助 | 患者自身で75％以上 |
| 3点 | 中等度介助 | 患者自身で50％以上 |

**完全介助**

|  |  |  |
|---|---|---|
| 2点 | 最大介助 | 患者自身で25％以上 |
| 1点 | 全介助 | 患者自身で25％未満 |

（千野直一監訳：FIM；医学的リハビリテーションのための統一データセット利用の手引き、第3版、慶應義塾大学医学部リハビリテーション科、1991より改変）

## 表3 老研式活動能力指標

毎日の生活についてうかがいます。以下の質問のそれぞれについて、「はい」「いいえ」のいずれかに○をつけて、お答えください。質問が多くなっていますが、ご面倒でも全部の質問にお答えください。

|  |  |
|---|---|
| ①バスや電車を使って1人で外出できますか | 1.はい 2.いいえ |
| ②日用品の買い物ができますか | 1.はい 2.いいえ |
| ③自分で食事の用意ができますか | 1.はい 2.いいえ |
| ④請求書の支払いができますか | 1.はい 2.いいえ |
| ⑤銀行預金・郵便貯金の出し入れが自分でできますか | 1.はい 2.いいえ |
| ⑥年金などの書類が書けますか | 1.はい 2.いいえ |
| ⑦新聞を読んでいますか | 1.はい 2.いいえ |
| ⑧本や雑誌を読んでいますか | 1.はい 2.いいえ |
| ⑨健康についての記事や番組に関心がありますか | 1.はい 2.いいえ |
| ⑩友だちの家を訪ねることがありますか | 1.はい 2.いいえ |
| ⑪家族や友だちの相談にのることがありますか | 1.はい 2.いいえ |
| ⑫病人を見舞うことができますか | 1.はい 2.いいえ |
| ⑬若い人に自分から話しかけることがありますか | 1.はい 2.いいえ |

（古谷野亘、柴田博、中野克治ほか：地域老人における活動能力の測定、日公衛誌、34：09〜114、1987）

## 表2 手段的日常生活動作（IADL）尺度

| 項目 | 得点 男性 女性 |
|---|---|

**A．電話を使用する能力**

| 項目 | 男性 | 女性 |
|---|---|---|
| 1．自分から電話をかける（電話帳を調べたり、ダイアル番号を回すなど） | 1 | 1 |
| 2．2、3のよく知っている番号をかける | 1 | 1 |
| 3．電話に出るが自分からかけることはない | 1 | 1 |
| 4．全く電話を使用しない | 0 | 0 |

**B．買い物**

| 項目 | 男性 | 女性 |
|---|---|---|
| 1．すべての買い物は自分で行う | 1 | 1 |
| 2．小額の買い物は自分で行える | 0 | 0 |
| 3．買い物に行くときはいつも付き添いが必要 | 0 | 0 |
| 4．全く買い物はできない | 0 | 0 |

**C．食事の準備**

| 項目 | 女性 |
|---|---|
| 1．適切な食事を自分で計画し準備し給仕する | 1 |
| 2．材料が供与されれば適切な食事を準備する | 0 |
| 3．準備された食事を温めて給仕する、あるいは食事を準備するが適切な食事内容を維持しない | 0 |
| 4．食事の準備と給仕をしてもらう必要がある | 0 |

**D．家事**

| 項目 | 女性 |
|---|---|
| 1．家事を1人でこなす、あるいは時に手助けを要する（例：重労働など） | 1 |
| 2．皿洗いやベッドの支度などの日常的仕事はできる | 1 |
| 3．簡単な日常的仕事はできるが、妥当な清潔さの基準を保てない | 1 |
| 4．すべての家事に手助けを必要とする | 1 |
| 5．すべての家事にかかわらない | 0 |

**E．洗濯**

| 項目 | 女性 |
|---|---|
| 1．自分の洗濯は完全に行う | 1 |
| 2．靴下のゆすぎなど簡単な洗濯をする | 1 |
| 3．すべて他人にしてもらわなければならない | 0 |

**F．移送の形式**

| 項目 | 男性 | 女性 |
|---|---|---|
| 1．自分で公的機関を利用して旅行したり自家用車を運転する | 1 | 1 |
| 2．タクシーを利用して旅行するが、その他の公的輸送機関は利用しない | 1 | 1 |
| 3．付き添いがいたり皆と一緒なら公的輸送機関で旅行する | 1 | 1 |
| 4．付き添いか皆と一緒で、タクシーか自家用車に限り旅行する | 0 | 0 |
| 5．まったく旅行しない | 0 | 0 |

**G．自分の服薬管理**

| 項目 | 男性 | 女性 |
|---|---|---|
| 1．正しいときに正しい量の薬を飲むことに責任が持てる | 1 | 1 |
| 2．あらかじめ薬が分けて準備されていれば飲むことができる | 0 | 0 |
| 3．自分の薬を管理できない | 0 | 0 |

**H．財産取り扱い能力**

| 項目 | 男性 | 女性 |
|---|---|---|
| 1．経済的問題を自分で管理して（予算、小切手書き、掛金支払い、銀行へ行く）一連の収入を得て、維持する | 1 | 1 |
| 2．日々の小銭は管理するが、預金や大金などでは手助けを必要とする | 1 | 1 |
| 3．金銭の取り扱いができない | 0 | 0 |

採点法は各項目ごとに該当する右端の数値を合計する（男性0〜5、女性0〜8点）

(Lawton, M.P & Brody, E.M. Assessment of older people：Self Maintaining and instrumental activities of daily living. Geroulologist. 9：179 168, 1969より)

第Ⅱ章 7 在宅看護学

### 2）情報分析の枠組み

情報分析のための枠組みは、従来からさまざまな看護学領域で用いられるV.ヘンダーソンの枠組みを軸とし、家族アセスメントの項目を参考にし、筆者らが独自に作成した枠組みを用いた。

項目は身体面、心理・精神面と社会面の3つの大項目を設ける。

- **身体面**：呼吸、循環、体温、食事、排泄、日常生活動作(移動、体位)、睡眠・休息、清潔など
- **心理・精神面**：認知、知覚、コミュニケーション、信念、学習など
- **社会面**：環境(社会資源や住環境など)、社会的役割、レクリエーション、家族関係など

### 3）全体図（全体関連図）の作成

大項目の括りのなかでアセスメントを行い、まず全体図を作成する。

全体図は、療養者の健康課題のみならず、療養者と家族の関係性および社会資源の活用の状況を明記することが特徴である。療養者と家族の生活全体を把握することを容易にするため、筆者らによって独自に作成したフォーマット「全体関連図」を使用する。そこに示される療養者と家族の関係性および関係機関との関連については、法橋が提唱する家族システムユニット[1]の考え方を用いた。そして、家族構成や家族の発達段階、家族の強みや弱みなどの状況を把握するために全体関連図のなかにエコマップとして記す。

また、家族関係図（神戸式）[2]を参考にし、家族員同士、家族員と福祉サービスを提供する家族外部環境システムとの関係性を質的・量的側面から把握できるように全体関連図に追加した。家族関係図（神戸式）のエコマップを応用して活用することで、療養者と家族を支える関係機関との関係性についても表記することができ、連携の状況を明確に把握することができると考える。

\*

療養者は医療機関で治療を受けるための入院や、疾患や障害をもちながら外来で通院治療などにより、継続した生活を維持している。そのためには、病棟から外来、外来から在宅といった看看連携はもちろん、在宅での療養生活を支えるために、医療機関、福祉サービス提供機関などの保健・福祉・医療を一体としたチームでの支援が必要である。

#### 「健康問題」と「健康課題」

看護過程においては、健康問題や看護問題とよばれるように「問題」という言葉を用いることが多い。これは、病態や治療から考えられる患者さんの状態に改善を要する箇所に焦点を当てたり、看護を行ううえで「未充足」の部分に着目しているためである。ここでの「問題」は「problem」としての意味合いが主であり、「困ったこと、健康を阻害するもの」である。

しかし、地域看護や在宅看護では、療養者の病態や治療だけに着目するのではなく、現在の状態を受け入れて生活を継続させることや家族を含めたQOLの向上をめざしているため、いまできている部分、よりよくしたい部分といった「充足、健康の維持増進」の部分をも含めて考える必要がある。

たとえば、慢性疾患をもつ療養者の場合、セルフケアの充実や継続の支援を行うことでQOLの高い生活を送れることや、脳血管疾患による麻痺が残る療養者でも、いま残っている能力を最大限に発揮することで機能の維持だけでなく、改善につながるということである。

また、がんの末期の療養者では、疼痛のコントロールだけを考えたのならば、入院加療によるほうが効果的であるが、最期まで愛する家族とともに過ごすことに療養者と家族が価値を置いた場合には、疼痛のコントロールは十分でなくても療養者が自分の力で自分の生き方（死に方）を選ぶといったことを支えるための看護の見方である。そのため「問題」ではなく、「snbject」「theme」といった意味合いの強い「課題」を用いることが適切と考える。

## 2 脳梗塞で左半身麻痺があるケースの退院から地域の社会資源を活用して生活する経過に沿った看護過程の展開

### 1．退院カンファレンスの場面

#### (1) 場面の紹介

　A氏、72歳の男性。妻（70歳）と2人暮らし。3か月前に自宅付近を散歩中に頭痛と嘔気に見舞われ、何とか自宅に帰るが、そのまま玄関で倒れてしまった。近所の救急病院に搬送され、脳梗塞と診断された。

　入院時は痛み刺激と呼びかけでやっと目を開ける状況であった。救急病院で1か月治療を行い、左半身麻痺があるため、リハビリテーションを目的にリハビリテーション病院に転院した。発症後3か月が経過し、リハビリテーションが一段落したため、左半身に麻痺が残っているが、在宅療養を開始することになり、退院カンファレンスが開かれた。

　カンファレンスの参加者は、A氏、A氏の妻と長男、主治医、退院調整看護師、病棟の受持ち看護師、ケアマネジャー、訪問看護ステーションの看護師である。

➡ それでは、この場面のイラストをみて、看護計画を立案するための情報収集のポイント（気づきのポイント）を考えてみよう。

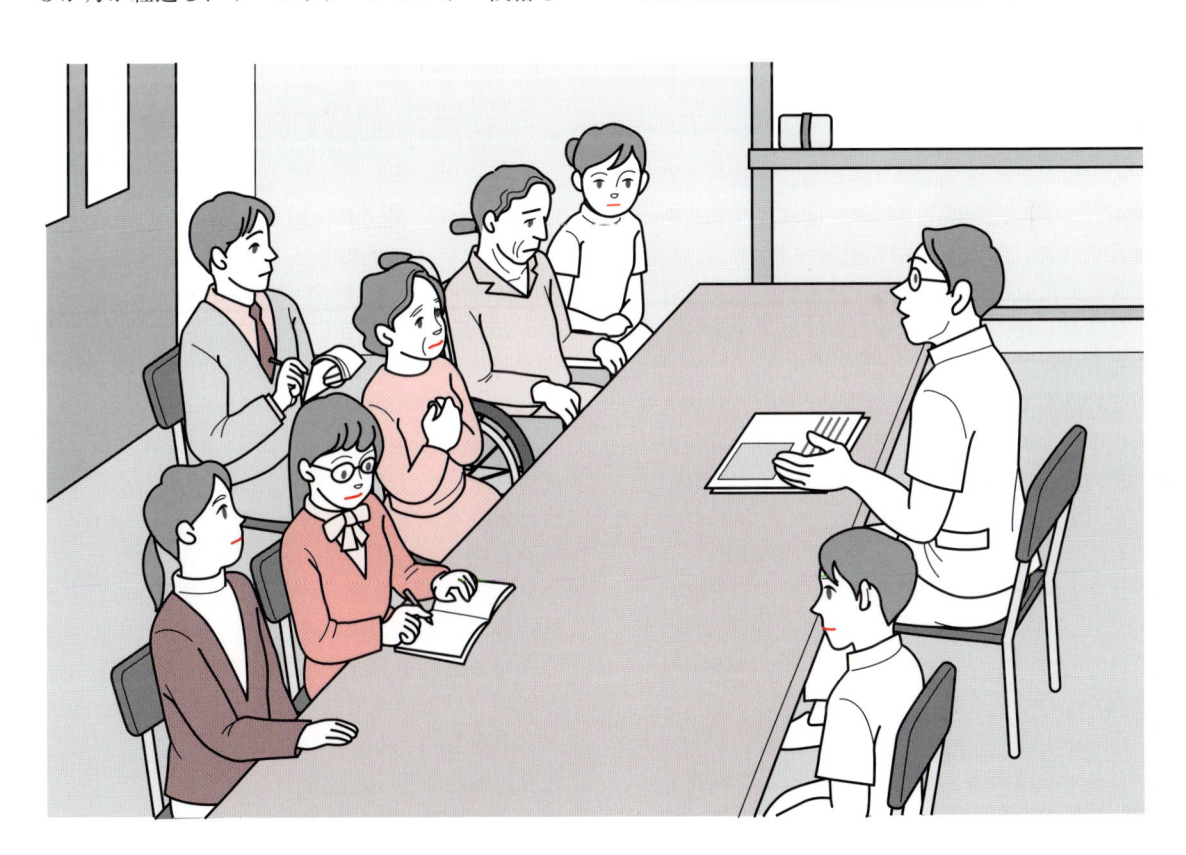

## (2) この場面での気づきのポイント

- 医師はどのように病状を説明し、A氏や妻は病気をどのように受け止めているのだろうか。
- A氏や妻は在宅療養が開始されるにあたり、どのような点が不安と感じているのだろうか。
- A氏は左麻痺が残っているが、ADL（日常生活動作）やIADL（手段的日常生活動作）はどの程度可能だろうか。
- 受持ち看護師から訪問看護師、ケアマネジャーにどのような申し送りがあるのだろうか。
- 訪問看護師やケアマネジャーはどのような情報をほしいと思っているのか。
- 妻とケアマネジャーは事前にどのような話し合いをしているのだろうか。
- 長男夫婦を含んだ家族関係はどうなのか。
- A氏のセルフケア能力はどうなのか。
- 妻の介護力はどうなのか。
- 退院調整看護師はどのようにアセスメントを行い、この退院カンファレンスの場を設けたのだろうか。

## (3) 実際の事例展開

### ❶ 解説

近年、在宅看護が提供される場は療養者の自宅にかぎらず、医療機関の外来や介護保険施設なども含まれる。療養の場が施設から自宅に変わり、看護の提供者が変わっても、療養者にかかわる情報を共有し統一された援助方針で看護を継続することが必要である。

この場面では、病院から在宅へと療養の場が変わっても、必要な看護が切れ目なく行われる継続看護の重要性について学習を深めることが目的である。

退院カンファレンスの場面をとおして、医師、受持ち看護師、退院調整看護師、訪問看護師、ケアマネジャーが一堂に会し、どのようなことがなされるのか、それぞれの職種の専門性、役割分担、連携について考える。

A氏はすでに介護保険の認定を受け、ケアマネジャーと訪問看護ステーションが決まっている。退院調整看護師は病棟の受持ち看護師とA氏の退院に向け、介護保険制度の利用の必要性を考え、A氏と妻の了承のもと、ケアマネジャーと訪問看護ステーションを決定し、退院後の生活の調整をはかったところである。

退院カンファレンス開催の時点で、療養者と家族は、在宅療養が可能な状態であることを認識できていなかったり、退院後は障害によって、いままでと違った日常生活を送ることになるが、それらがイメージできていないこともある。

さらに、障害によるADLの低下や人工呼吸器や各種チューブ類の挿入などの医療処置によって、療養者と家族は「自宅に帰っても大丈夫なのか」「自分たちでできるのか」「このまま病院で医師や看護師にみてもらうことはできないのか」といった心配や不安な気持ちを抱くことが多い。

本事例の場合も、70歳を超えた夫婦が2人で健康に生活をしてきたところに、3か月前に夫が突然脳梗塞を発症し、現在では車いすを使用する状態となってしまった。そして病院でのリハビリテーションが一段落したため、1週間後に在宅療養を開始することになり、A氏、妻はともに不安な表情で退院カンファレンスに臨んでいるところである。また、別世帯の長男も退院カンファレンスに同席している。

在宅療養の中心は療養者とその家族である。そのため、A氏と妻、長男が退院をどのように受け止め、退院後の生活をイメージできているかどうか、退院後の生活にどのような不安をもっているかなどを受持ち看護師、退院調整看護師、訪問看護師、ケアマネジャーは確認する必要がある。そして確認した情報をもとに、病棟の受持ち看護師と退院調整看護師は、A氏と家族を対象とした退

院指導を要する内容の追加修正を行い、また、その指導方法を考えるために退院計画を立案する必要がある。

　それと同時に病棟で行われた退院指導の内容を、訪問看護師とケアマネジャーに伝え、指導内容が継続されるように調整をはかる必要がある。そして訪問看護師とケアマネジャーは病院で指導を受けた内容が継続できるように、A氏と家族の意向を確認しながら、自宅での生活をイメージして指導を追加し、不十分な点を補うようにする。

　このように退院カンファレンスで関係者が一堂に会すことで、今後の援助方針の統一がはかられる。そして何よりも、A氏と家族がいままで信頼していた病棟の受持ち看護師から、退院後にかかわる訪問看護師に直接情報を提供するのを目の当たりにすること、また訪問看護師と直接会うことで、在宅療養に対する不安を軽減させ、安心して在宅療養を開始することができるようになる。

　医療機関から看護を引き継ぐ訪問看護師とケアマネジャーは、療養者の現在までの疾患・治療の経過、今後の方向性について把握する必要がある。療養者のADLとIADLの状況を確認し、病院内での自立の度合いと介助の状況についても確認する。また、家族構成や家族関係、住環境、経済状況、現在までの社会資源の利用状況についても確認する。さらに療養者・家族がどのような在宅生活を望んでいるのか、訪問看護師にどのような役割を求めているのかを確認する。

　これらの情報から、退院後の生活に必要な療養者への身体的・精神的なケアと家族の不安や介護負担の軽減に向けた援助計画を優先順位に従って立案する。計画立案の際、在宅看護特有の「看護職のいない時間」をどのように療養者と家族が過ごしているかに着目し、家族の関係性や介護力（A氏の場合は妻と長男夫婦）を十分に把握し、アセスメントする必要がある。また、在宅は病院と違いすべての必要な物品や看護に理想的な環境が整えられているわけではない。そこで、在宅療養に必要な退院直後から使用する優先順位の高い物品や制度の利用などを検討していく必要がある。

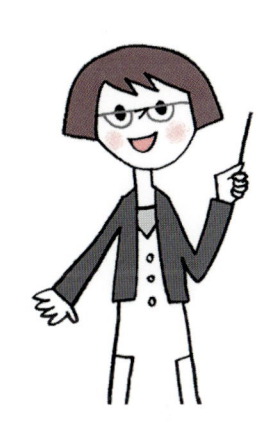

## ❷ 得た情報の整理とアセスメント

| 身体面 | 情報 |
|---|---|
| 療養者 | (食事)普通食を摂取しているが、水分を摂取する際にむせることもある。<br>(排泄)排便は2日に1回<br>(日常生活動作)起き上がりは右手でベッド柵につかまり、ギャッチアップし起き上がることができる。立位は30秒ほど保てる。車いすへの移動、便座への移動は介助を要する。車いすの操作は、右手と左足で操作し移動ができる。車いすや便座への移動介助の方法は、受持ち看護師から指導を受け、妻が1人でできるようになっている。<br>(清潔)病院での入浴は手すりと入浴ボードを使い、受持ち看護師の介助で週2回入浴している。カンファレンスの日は清拭をしていた。<br>(衣類の着脱)一部介助を要する。<br>(内服)・サアミオン(15mg)1回1錠、1日3回<br>　　　・バイアスピリン(100mg)1日1回(朝)　を継続する。<br>(病状悪化時の対応)退院後の主治医の連絡先について確認する。<br>(退院後の介護)要介護3と認定されている。車いすや便座への移動介助の方法は、受持ち看護師から指導を受け、妻が1人でできるようになっている。自宅に退院してからの食事の世話などは妻が行う予定である。自宅に退院してからの入浴、排泄方法については、Aさんも妻も考えられていない。 |
| **心理・精神面** | |
| 療養者 | (病気に対する受け止め方)医師や看護師の話を真剣に聞いていた。とくに質問することはなかった。訪問看護師やケアマネジャーにこれからよろしくと挨拶をしていた。<br>(性格)人あたりがよく温厚。ストレスは自分のなかに溜めてしまう。<br>(認知)入院中、他の患者とはトラブルはなかった。物忘れはない。コミュニケーションは問題ない。 |
| 妻 | (病気に対する受け止め方)医師に「麻痺の状況について今後は改善されるのか」と確認していた。医師は「リハビリテーションの継続状況にもよるが、もう少し改善すると思う。しかし、以前とまったく同じようにはできないだろう」と話していた。不安はあるが、自宅での介護を頑張っていきたいと考えている。 |
| **社会面** | |
| 療養者 | (家族との関係)医師や訪問看護師の話をA氏は黙って聞いている。息子も黙って聞いており、途中で携帯電話が鳴り2回中座する。長男は「妻も仕事をしているし、子どもの学校のことで忙しいが、いままでよりは多く家に帰って手伝いをするから……」と両親に声をかけていた。両親は「無理しなくていいよ」と答えていた。<br>(役割)現在は退職している。自治会の役員をしていたが、入院し役目が果たせなくなってしまい申し訳ないと思っている。 |

---

**退院直後の療養者の生活のイメージ化**

現在の左不全麻痺の状態、身体状況、治療内容、入院中の移動状況やケア状況、退院後の主治医の連絡先、妻への介護指導内容、自宅での療養生活に関するイメージがついていない部分などが情報収集されています。しかし、生活面に及ぼす情報、たとえば食事はどのような形態でも1人で摂取できるか、排泄時に寝衣はどの程度介助を要するのかなど、もう少し詳しく情報収集できるとよいと思います。そして、その会話をとおして、その会話をとおして、A氏と妻が自宅での生活をより具体的にイメージすることに役立ちます。

**療養者・家族の退院後の生活の受け止め方**

A氏と妻の病気に対する受け止め方がよく情報収集されています。心理・精神面は会話だけでなく表情や態度にも表現される場合が多いので、A氏と妻の観察が重要です。また、長男の病気に対する受け止め方も情報収集する必要があります。

| アセスメント | |
|---|---|
| （生活全般）脳梗塞の左不全麻痺の状態は、リハビリテーションの継続が必要な段階であり、生活全般（排泄、入浴、食事など）に一部介助の状況である。 | **身体状況が生活に及ぼす状況をアセスメントする**<br>現疾患から現れている障害、その障害がADL、IADLに及ぼす状況をアセスメントします。とくに自宅での療養生活を開始した際に、すぐ必要となる生活動作である食事や排泄の方法については、必ず確認する必要があります。 |
| （日常生活動作）病院内の移動方法は確立されているが、病院と自宅では環境が違うため、その移動方法が活用できるかどうか確認する必要がある。 | **入院中の移動方法を確認し、自宅での療養生活を予測する**<br>病院は障害がある場合も生活しやすい環境で専門職が看護していますが、自宅は健康な人が生活しやすい環境で一般の人が介護を行います。そのため、病院での移動方法がそのまま自宅で同じようにできるとはかぎりません。このことを理解し、環境の違い、介護力の情報収集を行うことが大切です。 |
| （退院後の介護）生活全般（排泄、入浴、食事など）の一部介助の部分をいままでは看護師が行っていた。自宅療養では妻が介護を行うことになるが、介助をする部分が多いため、妻の介護負担が大きいことが予測される。 | **妻の介護負担を予測する**<br>介護に関連する負担には身体的負担、精神的負担、経済的負担、社会的負担がある。介護者の豊かな生活の継続のため、さまざまな角度から介護負担をアセスメントし、負担を軽減できるようケア計画を立案していく必要がある。 |
| 病院側は在宅生活のことを考え、事前に指導をしているが、自宅での生活を開始すると具体的に不安な点や不便な点が出てくることが予測される。そのため、ケアマネジャーと連絡を密にとる必要がある。 | **地域の在宅ケアチームとの連携を検討する**<br>退院カンファレンスに参加しているケアマネジャーは、豊かな在宅療養を継続していくうえで要になるため、とくに密な連携をとっていく必要があります。 |
| （家族との関係）医師に積極的に質問している様子や座る位置からキーパーソンは妻であると考える。夫婦と長男の会話から3人の関係は良好な印象がある。しかし、長男夫婦との関係はまだわかっていない。長男夫婦は互いに仕事をもっており、子どもも小さいため、定期的な介護への支援は難しいことが予測される。 | **家族員の座る位置、会話内容にもヒントがある**<br>A氏の妻や長男の座る位置、医師への質問の様子から、妻が前面に立ち責任をもって介護していこうとする意気込みが伝わってくる。また、長男は両親を気遣い、両親は息子を気遣う様子があり、家族関係は良好な印象がある。しかしこの場面だけでは家族関係のアセスメントは不十分であるため、引き続き家族関係とそれが介護に及ぼす影響をアセスメントする必要がある。 |

| 社会面 | 情報 |
|---|---|
| 妻 | 入院中は毎日面会に来ていて、リハビリテーションに一緒に行き、理学療法士から指導を受けていた。妻が医師や訪問看護師と話す。 |
| 長男 | 医師や訪問看護師の話を黙って聞いており、途中で携帯電話が鳴り2回中座する。最後には、「妻も仕事をしているし、子どもの学校のことで忙しいが、いままでよりは多く家に帰って手伝いをするから……」と両親に声をかけていた。 |
| 生活状況 | （経済状況）年金で生活している。訪問看護などの費用を出すことに支障はない。<br>（家屋状況）10階建マンションの8階に住んでいる。室内は洗面所や浴室、トイレに10cm程度、玄関には3cm程度の段差がある。その他はバリアフリーである。玄関や廊下の幅は95cmある。洗面所の入り口、トイレの入り口の幅は67cmである。 |
| 病院看護師 | 受持ち看護師は、退院後の必要物品のリストを退院調整看護師と協働して作成したものを妻に渡していた。 |
| 訪問看護 | 退院後は週1回60分の訪問を予定している。訪問看護は、病状の観察、食事、排泄の生活指導、再発防止、生活に即したリハビリテーション、介護指導、介護負担の軽減などの目的で実施。 |

**退院時に注目すべき点**
入院中はみえにくいA氏の社会的側面、妻や長男の状況、経済状況、家屋状況などが情報収集されています。この部分は、入院中は把握しにくい部分ですが、よく情報収集されています。

## ❸ 全体像と全体関連図（全体図）

### 退院カンファレンス期の全体像

　A氏は左上下肢不全麻痺があるものの、その他の身体的な状態は落ち着き、また家族も在宅療養に向けて協力的であるため、在宅療養開始となる予定である。そのため、妻は受持ち看護師から移動介助の方法などの指導を受けている。しかし、面倒をみると心に誓っていながらも、在宅での生活がいままでとは違うことを予測しており不安を抱えている。そこで病院看護師は、退院前から介護保険制度の利用に向けてケアマネジャーと連絡をとり、訪問看護の導入を支援した。

　退院後の訪問看護は、週1回60分の訪問を予定している。いままでの自宅での生活の様子や、現在の麻痺の程度とADL・IADLに関する情報、A氏と妻の病状の受け止め方、在宅療養開始にあたっての不安な点に関する具体的な内容、家族関係と介護力などについての情報収集を行い、問題解決の優先順位を決めていく必要がある。

**看護問題**

#1　左上下肢不全麻痺がある状態で過ごす在宅生活のイメージができず、本人・家族に不安がある

## アセスメント

夫婦と長男の会話から、介護が必要な状態で生活するイメージが十分でないことが推察される。そのため、具体的な生活状況や協力してほしい内容を伝えることが必要である。

> **同居していない家族の協力体制を模索する**
> 同居していない家族は退院後の生活のイメージがつきにくく、心配はしていてもどのような協力をすればよいのかを考えられない場合もあります。そのため、できるだけ具体的な療養生活の様子や支援内容を話していくことで、イメージ化ができ、協力もしやすくなります。

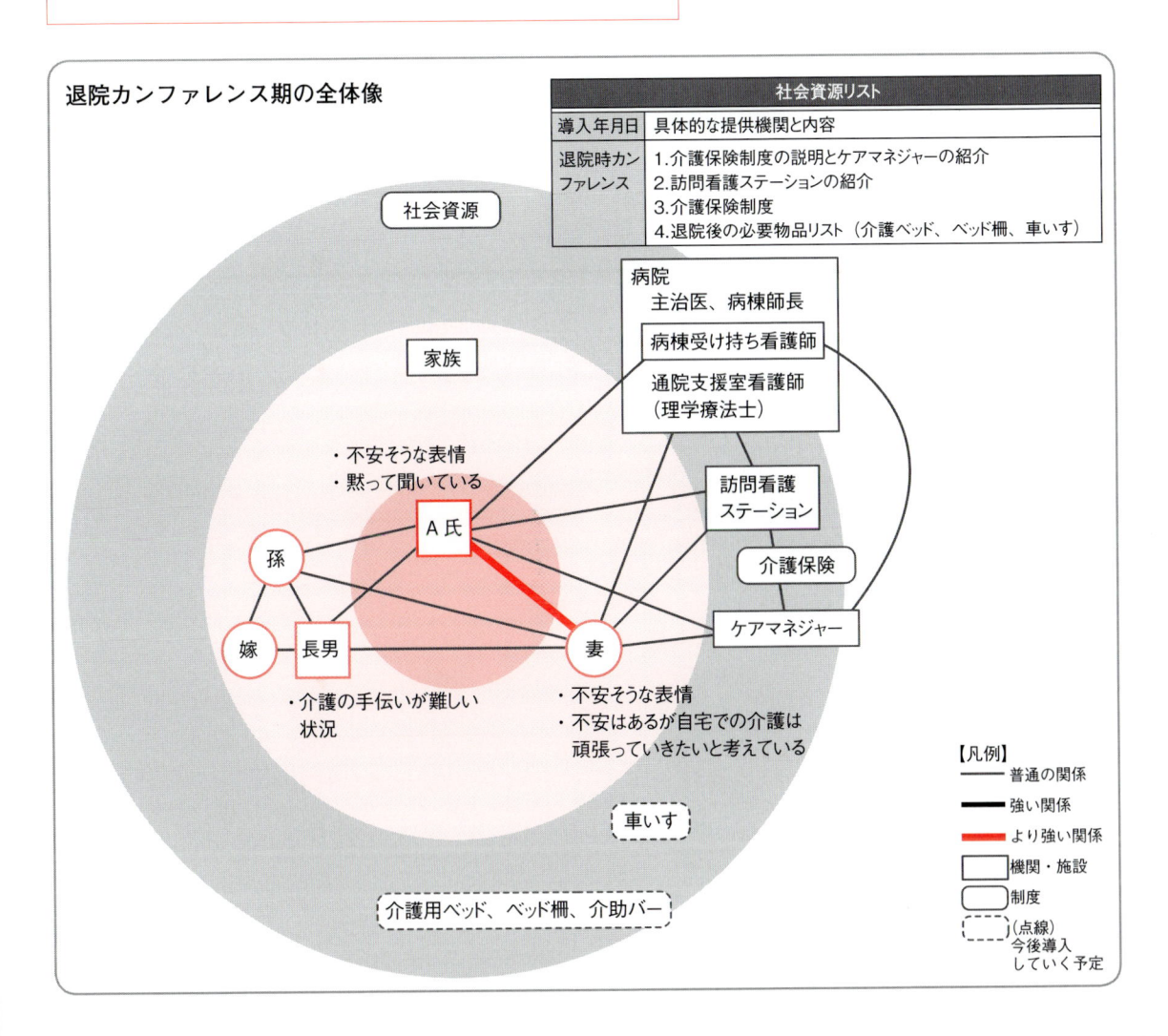

第Ⅱ章 7 在宅看護学

### 退院カンファレンス期の全体像

**社会資源リスト**

| 導入年月日 | 具体的な提供機関と内容 |
|---|---|
| 退院時カンファレンス | 1. 介護保険制度の説明とケアマネジャーの紹介<br>2. 訪問看護ステーションの紹介<br>3. 介護保険制度<br>4. 退院後の必要物品リスト（介護ベッド、ベッド柵、車いす） |

社会資源

病院
　主治医、病棟師長
　病棟受け持ち看護師
　通院支援室看護師
　（理学療法士）

訪問看護ステーション

介護保険

ケアマネジャー

家族

A氏
・不安そうな表情
・黙って聞いている

孫

嫁　長男
・介護の手伝いが難しい状況

妻
・不安そうな表情
・不安はあるが自宅での介護は頑張っていきたいと考えている

車いす

介護用ベッド、ベッド柵、介助バー

【凡例】
　―――― 普通の関係
　━━━━ 強い関係
　━━━━ より強い関係
　□ 機関・施設
　○ 制度
　(点線) 今後導入していく予定

## ❹ 看護計画

### ♯1 左上下肢不全麻痺の状態で過ごす在宅生活のイメージができないことによる、療養者・家族に不安がある

◆**看護目標**
1. 退院後の在宅生活のイメージが具体的にでき、困難な点や不安な点を表出できる。

### 看護計画

**OP**
① 療養者や家族が不安に思っていることを確認
② 排泄時や入浴時の移動状況
③ 家屋状況：トイレの入り口の段差や幅、便座の向き、浴室などの入り口の段差や幅、浴槽の位置など
④ 療養者や家族の療養生活に対する思い
⑤ 訪問看護師に対する要望の把握

**TP**
① 家屋状況、介護状況に合わせた移動方法を検討する。
② 受持ち看護師に家屋状況を報告し、移動方法をともに検討する。
③ ケアマネジャーと連携し、必要物品の準備などを行う。
④ 訪問看護師に対する要望と実施できる内容のすり合わせを行う。
⑤ 療養者や家族の療養生活に対する思いを傾聴する。

**EP**
① A氏と妻に病院内と自宅での環境の違いにより、日常生活で困難に感じる点が出てくることを説明する。
② A氏と妻に訪問看護師が実施できる看護ケアについて説明する。
③ A氏と妻にケアマネジャーや訪問看護師と連携をとる必要性を説明する。

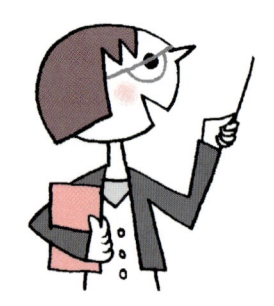

## ❺ 実施

＃1は在宅療養を始める誰もが抱く漠然とした不安と、具体的な心配事が入り交ざった心情である。困難な点や不安な点が明らかになっていない場合、まず療養者・家族の不安な気持ちを受けとめるため話をよく聞いてみよう。

次に療養者・家族が在宅での生活をできるかぎり具体的にイメージできるように、日常生活動作（排泄・食事など）について1つずつ確認する。具体的にイメージし、心配なことを本人や家族とどうしていったらよいか一緒に考え、対応方法を検討する。また、訪問看護師に対する要望を確認し、訪問看護師が実施できる看護内容とのすり合わせを行う。その際、在宅ケアチームと連携をとりながら支援することが重要である。療養者・家族が気づいていない、困難が予測できない生活上の課題については、訪問看護師から指導・提案・情報提供を行い、場合によってはケアマネジャーと連携し、社会資源を導入し問題の解決をはかることもある。

〈場面〉

| A氏 | 妻 | 長男 | 訪問看護師 | 受持ち看護師 | ケアマネジャー |
|---|---|---|---|---|---|
| 「自宅に帰っても大丈夫なのかな？妻は介護に関しては素人だから、やっぱり心配だ……」 | 「私がやれることはやっていこうと思うけど、でも介護なんてやったことがないから不安です。おトイレの手伝いも病院ではやってみましたが、自信はありません。いろいろ心配ですが、でも私がやらないとね」 | （黙って両親と看護師の話を聞く） | 「ご心配な気持ちはわかりますよ」 |  | 「いま、家に帰った後、いちばん心配に思っていることはなんですか？」 |
|  |  |  | 「トイレの移動方法は指導を受けたのですね。しかし、自宅と病院とでは便座の向き、ドアの位置、段差が違うので同じようにできない場合もあります。退院後に訪問した際、一緒に移動してみましょう」 | 「トイレの移動方法は指導しました」 |  |
|  | 「そういえば、病院のトイレと家のトイレの便座とドアの位置が違います。移動をどうしたらいいか後で教えてください」 |  |  |  |  |
| 「やっぱり、いままでどおりの生活という感じじゃなくなるんだね……。でも、困ったときは、ケアマネジャーさんと訪問看護師さんに相談すればいいんだよね」 |  |  | 「ほかにも病院と違って困ることもあると思いますので、入院中に自宅での生活をイメージしてみてくださいね。退院後は週に1回訪問をしますので、そのときになんでも相談してください」 | 「そうですね。病院とは違うと思うので、家の環境を確認して再指導しますね」 | 「介護用品や手すりなどの住宅改修が必要な場合は介護保険で対応できますので」 |

〈経過記録〉
上記の内容を経過記録にすると❻評価のように記述できる。このとき、留意するポイントは、療養者と妻の不安はどのようなものか、訪問看護師がアドバイスすることで不安な点や困難な点が具体的になり、解決の方向に進むことができたのかどうかを記載する。

## ❻ 評価

S：療養者「自宅に帰っても大丈夫なのかな？妻は介護に関しては素人だから、やっぱり心配だ……。でも、困ったときは、ケアマネジャーさんと訪問看護師さんに相談すればいいんだよね」
妻「私がやれることはやっていこうと思うけど、でも介護なんてやったことがないから不安です。おトイレの手伝いも病院ではやってみましたが、自信はありません。いろいろ心配ですが、でも私がやらないとね」

O：療養者、妻とも不安そうな表情であり、声はやや曇っていた。妻は病院内でのトイレへの移動方法を病棟看護師から指導を受けていたが、自信はないと話していた。トイレへの移動に関しては、訪問看護師が病院と自宅の環境の違いをアドバイスすることで、病院とは便座の向きやドアの位置が違うことを思い出し、病棟看護師から再指導を受けることになった。また、ケアマネジャーから介護保険で利用できるものの説明があった。

A：療養者・妻は退院後の生活に対し、漠然とした不安を抱いていると同時に、妻は自分が介護を行うと覚悟を決めている様子がうかがえる。在宅療養のイメージが乏しく、不安な点、困難な課題が具体的に考えられていなかったが、訪問看護師がアドバイスすることでより具体的にイメージができ、解決する方向に導くことができた。

P：プランすべて続行

---

療養者、妻の不安に思っていることとして表現されたものを、ありのままの言葉で書くことが重要です。よく書かれています。

療養者、妻の現在の不安を理解すると同時に、具体的な不安を少しでも軽減するような取り組みの経過記録です。そのため、心境が伝わる表情や声のトーンなどの記載が重要です。また、受持ち看護師からの指導内容を確認し、在宅療養を行うに当たって具体的にイメージするための訪問看護師の支援内容が記載されている必要ですが、具体的によく書かれています。さらにケアマネジャーとの連携が記載されていると、連携の実際を理解するうえで役に立つものとなります。

療養者、妻の現在の不安がどのようなものであるかアセスメントすることが重要です。そしてそれに対し、少しでも不安を軽減させるために訪問看護師が行ったことは適切であったと思われます。しかし、この看護ケアのみですべての不安が解決されたことにはならないことを、アセスメントに加える必要があります。

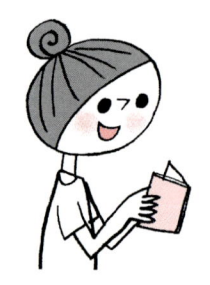

## 2．退院直後の初回訪問の場面

### (1) 場面の紹介

　退院した翌日、訪問看護師の初回訪問。訪問看護師は、これから病状の観察を行おうとしている。

→ それでは、この場面のイラストをみて、看護計画を立案するための情報収集のポイント（気づきのポイント）を考えてみよう。

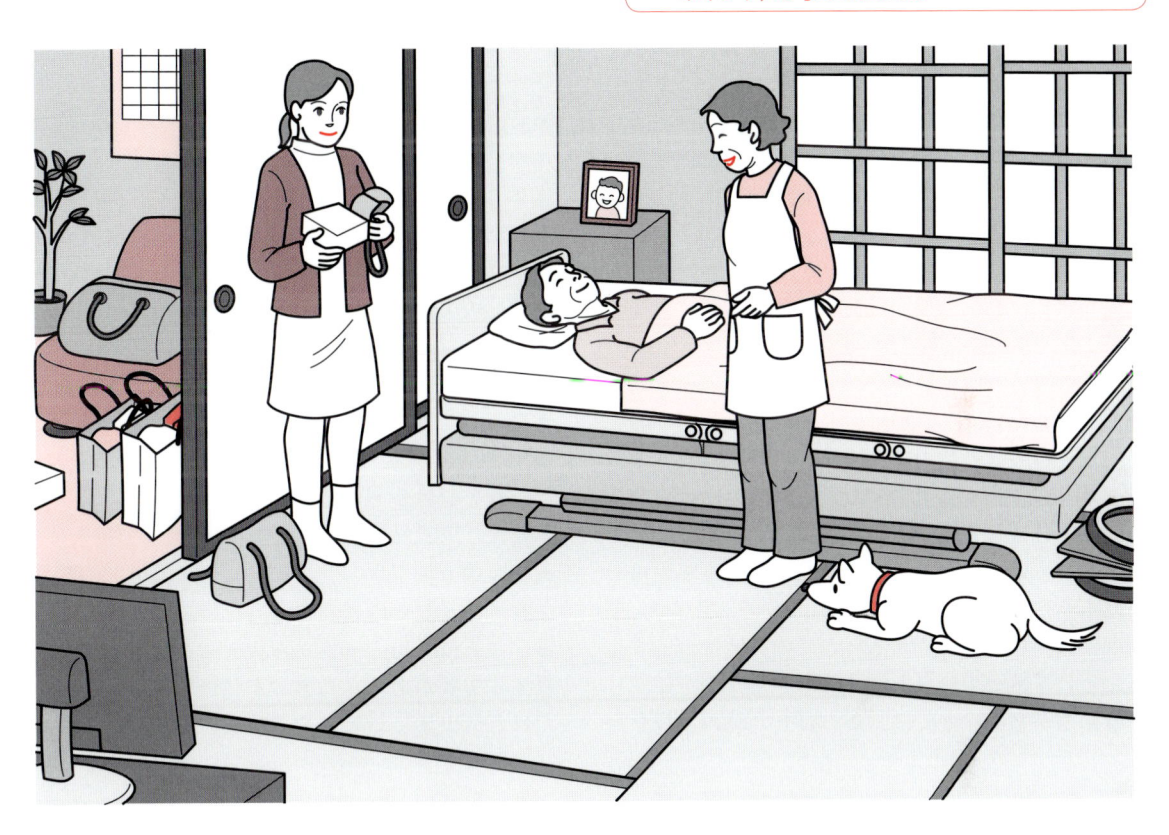

### (2) この場面での気づきのポイント

- A氏の体調はどうか。
- A氏や妻の表情から自宅に帰ったことをどう受け止めているか。
- 病院と同じようなベッドや車いすはどのように用意したのだろうか。
- ケアマネジャーから他の介護サービスの利用について提案はなかったのだろうか。
- ベッドのギャッチアップや車いすは使用しているのか。
- もともとの寝室を利用しているのか。
- 着替えのパジャマや下着の用意はあるのはなぜか。
- 病院から持ち帰ったと思われる荷物の山は、いつ、誰が片づけるのだろうか。
- 排泄はトイレを使用しているのだろうか。
- 妻の健康状態はどうか。

## (3) 実施の事例展開

### ❶ 解説

この場面においては、退院直後のA氏、妻の表情や言動から、退院し自宅療養を開始した時点での感情を推察する。A氏や妻が退院前に抱いていた不安はどうなったであろうか、その表情や言動から自宅に帰ったことをどう受け止めているかが重要なポイントである。

在宅看護においては、療養者と家族の意向を重視することが大切である。その意向を叶えるために、具体的にどのような療養生活を希望しているか、その実現を妨げている療養者と家族の身体的・精神的・社会的要因は何かについて、十分な観察とアセスメントを行う必要がある。

A氏の場合も退院時のカンファレンスのときに不安を抱えていた。自宅に戻り在宅生活に対する不安は少なくなったのだろうか。また、カンファレンス時には不十分であった退院後の生活の変化や介護の仕方について、具体的にイメージできたのであろうか。介護に必要な物品はそろっているのだろうか。妻の介護方法はどうであるのかなど、病院とは異なる環境である自宅での生活に適応するための準備が十分なされているかどうかを確認する必要がある。とくに、妻の行う介護の手技を含めた介護方法は、妻自身の身体的な面と心理・精神面の両面に無理なく行える方法になっているかどうかを、訪問看護師が見きわめ、支えていくことがA氏の今後の療養生活を支える重要なポイントである。

さらに、療養生活を始めるにあたって、家族関係がどうであるかという情報を得ることは重要である。本事例の場合、ベッドが置いてある環境などから療養者が少しでも過ごしやすいようにと考えられた環境であることがわかり、家族関係が良好であることが予測できる。A氏夫婦は2人の意向が「在宅で過ごす」ということであり、A氏の妻は「私が介護していく」と在宅療養に向けて前向きであり、両者とも同じ方針であるため、その意向が継続できるように支援していくことが基本となる。しかし、両者の関係が良好でない場合や在宅生活の送り方の考えに齟齬が生じる場合は、その調整をはかる必要がある。

また、A氏の場合は夫婦の関係だけではなく、退院時のカンファレンスに同席した長男との関係や長男およびその家族の考えを確認する必要がある。さらに長男の家族とA氏夫婦との関係にも着目する必要がある。長男および長男の家族がどれだけA氏夫婦に対して介護支援が行えるか、精神

### ❷ 得た情報の整理とアセスメント

| 身体面 | 情 報 |
|---|---|
| 療養者 | (病状)体温36.5℃、脈拍66回／分、呼吸18回／分、血圧130／70mmHg、頭痛や嘔気はない。左半身の痛みやしびれはない。<br>(内服)・サアミオン(15mg) 1回1錠、1日3回<br>　　　・バイアスピリン(100mg) 1日1回(朝)　を継続する。<br>　療養者がベッドの横において管理する予定である。妻は飲み忘れがないように確認する予定である。<br>(食事)普通食を食べている。日本食が好きで味噌汁や漬物を好んで食べている。お茶やみそ汁を飲んだときに2～3日に1回むせることもある。<br>(飲酒)20歳のときから毎晩の晩酌(ビール1本、お酒1本)は欠かせない生活であった。退院後は飲んでいないが、「飲んでもいいかな？」と訪問看護師に確認している。<br>(喫煙)なし |

**在宅看護における信頼関係の重要性**
現在の左不全麻痺の状態、身体状況、セルフケア状況、自宅での移動状況やケア状況、食事の嗜好、妻の健康状態、退院後の心境などが情報収集されています。初回訪問で自宅に始めてお邪魔するので、情報収集も必要です。ここでA氏との関係が始まります。そのため、まずは両者の信頼関係を築くことを最優先して考えることが重要です。

的援助は行えるか、その他の援助の協力ができるかどうかも、A氏の在宅生活を支える重要なポイントである。そして、A氏を取り巻くさまざまな関係機関や職種との関係（家族外部環境システム）についても確認や調整をはかり、在宅療養生活がスムーズに開始できるようにすることが大切である。

また訪問看護の導入時には、訪問看護師にどのようなことを望んでいるのか、その意向を確認していくことが必要である。A氏の場合、着替えのパジャマや下着が近くに用意してあることから、訪問看護師への要望（清拭を行い着替えをしてもらいたい）が垣間見える。訪問看護に対する要望は、療養者や家族から伝えられる場合とケアマネジャーを介して伝えられる場合と2通りある。どちらの場合も要望を具体的な看護ケアとして置き換え、ケアマネジャーの立案するケアプランとの整合性を確認することが必要である。その際、他職種との役割分担を検討することがある。

在宅療養者にとって自宅は療養の場だけでなく生活の場でもある。そのため、生活環境にも着目する必要がある。先にあげた「介護に必要な物品がそろっているかどうか」という点もその1つである。A氏の場合、病院と同じようなベッドや車いすが準備されている。それらはどのように用意したのだろうか。実際の利用状況はどうであろうか、などの情報収集を行うことで、介護保険の活用状況を把握することができる。

この場面では訪問看護師の訪問時に、病院から持ち帰ったと思われる荷物の山の片づけがまだなされていない。荷物を片づけることは訪問看護師の役割外であるが、自宅を訪れる回数が多い訪問看護師は生活環境を観察し、それが療養生活に及ぼす影響を考えながら看護を行うことは重要な役割である。そして、訪問看護師が訪問時に得た情報をケアマネジャーに伝えることで、家事援助などの介護サービスの導入を検討するきっかけとなることがある。

このように、訪問看護師は生活の場にうかがうことから、療養者の身体的・精神的な看護問題に着目するのみでなく、介護者の状況や生活状況、家族関係とさまざまな関係機関との関係（家族外部環境システム）を広く捉えることができる。そして、今後の療養支援と家族関係の支援、社会資源の有効活用につなげることができる。とくに退院直後は不慣れな状況のなか、さまざまな不備や不具合が生じる。療養者とその家族が療養をしながらも生活が成り立つように、療養者や家族とともに考え調整することが訪問看護師に求められる。

---

**アセスメント**

（症状）病状は安定しているが、再発防止のため内服薬の確認、血圧のコントロール、塩分制限、排便コントロールなどに注意することが大切であるので、療養者と妻に説明する必要がある。
（内服）物忘れなどはないと考えるが、内服薬を確実に飲むことが大切である。療養者のみで確実に内服管理ができるかどうか、妻からの促しや確認があれば管理可能かなどの情報収集を行い、その結果に応じて療養者と妻と2人で管理する方法を考えるように提案していく必要がある。

**セルフケア能力のアセスメントをする**
現在の状態を判断するだけでなく、療養者と妻がどの程度セルフケアができるのか確認していくことが重要です。今回は初回訪問なので、再発防止のために気をつけることや確認ポイントを説明しましょう。

**病院の治療が継続できる方法を検討する**
内服薬の管理を確実に行うことはとても重要です。療養者と妻が、内服を継続することが重要であることに気づき、日常生活のなかに組み込めるように、2人で協力していくことが求められます。そのため、2人で内服方法を考えてもらうことが有効です。

| 身体面 | 情報 |
|---|---|
| 療養者 | （排泄）退院の日の朝（昨日）に便が出たのが最終である。排尿は1日6回あり。排尿はベッド上にて尿器で行っている。できるかぎりトイレでの排泄を希望している。<br>（睡眠）昨夜は2回ほど目が覚めた。<br>（日常生活動作）退院のときは車いすに乗って退院した。そのあとは、車いすには乗っていない。ベッドのギャッチアップ操作は病院と同じなので、食事のときやテレビを見るときに使用している。<br>（清潔）朝は顔を拭いた。病院では看護師が清拭をしていたので、訪問看護師に清拭をしてもらおうと思って、妻が着替えのパジャマや下着を用意しておいた。 |
| 妻 | （健康状態）血圧が高く内服薬を飲んでいる。月1回の受診。<br>アポプロン（0.2mg）1回1錠、1日1回。 |

| 心理・精神面 | |
|---|---|
| 療養者 | 家に帰れてよかった。妻と一緒にリハビリを頑張って、また歩いて犬の散歩に行きたいし孫の写真も撮りたい。 |
| 妻 | 退院することができてよかったとほっとしている。しかし、今後は自分1人で頑張らないといけないので不安である。退院のときに長男夫婦が手伝ってくれたが、自宅に着くと子どもから電話があり、すぐ帰ってしまった。荷物は今日片づける予定。息子や嫁もときどき来て手伝ってくれると話していた。嫁には子どもの世話や仕事も忙しいので無理はしないようにと言った。 |

| 社会面 | |
|---|---|
| 療養者 | （環境、必要物品）もともとの寝室は奥の部屋だった。居間の隣は和室だが、介護者である妻の動線を考えケアマネジャーからアドバイスがあり、この部屋にベッドをおいてもらった。退院後の必要物品のリストに合わせて、介護用ベッド、ベッド柵、介助バー、車いすは介護保険でレンタルをした。<br>（社会資源の導入に向けた意向）ケアマネジャーより、介護保険で利用できる介護サービス（通所介護、通所リハビリなど）の説明があったが、家の生活が落ち着いてから考えたいと、療養者と妻は答えていた。<br>（役割）自治会の役員をしていたが、入院し役目が果たせなくなってしまったことを、自治会の人に謝りたいと思っている。体調がよくなったら自治会の集まりに出かけたい。 |

**観察と考察の相互の重要性**
実際の生活状況から情報収集することは重要なことです。この生活状況には身体状況・家族状況が関係していることを考えながら情報収集を再度行い、追加していく必要があります。

## アセスメント

（排泄）病院内と自宅での環境の違いから、病院内では可能であったトイレでの排泄ができなくなってしまい、ADLが低下してしまう恐れがある。A氏はトイレでの排泄を希望しているため、残存機能を生かした排泄方法を検討する必要がある。また、清潔方法についても併せて検討する必要がある。

**環境の変化によりADLが変化していないかをアセスメントし、今後の生活を予測する**
病院は障害がある人も移動がしやすい環境に整えられている。しかし自宅の多くは障害がある人には生活しにくい環境である。そして、それぞれの自宅の環境は異なる。そのため、退院直後のADL（とくに食事や排泄方法）を確認し、アセスメントすることが重要である。環境の違いによりADLが低下している場合は、ただちにADLの低下防止のための対策を検討しなければならない。

・A氏は家に帰ることができて喜んでいる。犬の散歩に行きたい、孫の写真を撮りたい、自治会へ参加したいという意向が、リハビリテーションへの積極的な気持ちと考えられる。

**療養者の表情や言動から、リハビリテーションの意欲を維持し、ADLの低下を予防する**
療養者の言動や表情から自宅に帰れた喜びと今後の目標が語られています。退院直後のため、このような状態であると思われるので、今後は身近な具体的な目標設定やそれを達成するための具体策を、療養者とともに検討することが重要です。これらのことが、運動機能の維持向上、生活の質の向上につながります。

・訪問看護や福祉用具以外の介護サービスの導入には慎重な様子をみせている。社会資源の導入は、家での生活が落ち着いたときに少しずつ話を進める必要がある。
・妻は家に帰ることができてほっとしていると同時に、今後の介護に不安を感じ緊張感ももっている。介護は1人で行うものではないこと、長男夫婦の協力を得ること、訪問看護以外の社会資源の活用をすることで、介護負担が軽減されることなどを少しずつ話していく必要がある。

**今後の療養生活を支えるための社会資源の導入について模索する**
提案されたケアマネジャーからの介護サービスの導入がすぐ受け入れられないこと、目標を達成するための具体策が述べられていません。退院直後のため、このような状態であると思われるので、A氏と妻に必要な具体策および社会資源をみきわめ、適宜、情報提供を行っていきましょう。

**妻の表情や言動から、今後の療養生活の方向性を模索する**
妻の言動や表情から退院できたことに安堵していると同時に、今後の不安や重責、長男夫婦への気遣いが語られている。しかし、その不安や重責を軽減するために提案されたケアマネジャーからの介護サービスの導入がすぐ受け入れられないこと、妻自身の対応策が述べられていないことから、漠然とした不安や重責であることが推察される。退院直後のため、このような状態であると思うが、介護者が1人ですべてを担ってしまう場合も多いので注意が必要である。今後は、不安を一つひとつ解決していくこと、解決方法の1つに社会資源の活用や長男夫婦の介護への参加も含まれることを説明していくことが重要である。また、長男夫婦も介護に参加したい、両親の役に立ちたいという思いもあることを代弁者として伝えていくことも重要である。

## ❸ 全体像と全体関連図（全体図）

### 転院時のA氏の全体像

　無事に退院することができ、A氏と妻は笑顔で落ち着いた様子である。現在、A氏の身体状況は落ち着いているが、今後は再発防止に十分気をつける必要がある。病院内では介助で車いすに移動し、トイレにて排泄できていたが、退院後は尿器を使用しての排泄になっている。これが環境の変化によるものなのか、環境を考慮しながらも残存機能の維持・向上がはかれる援助方法について観察・検討していく必要がある。A氏のリハビリテーションへの積極的な意欲はうかがえるため、ADL低下予防につながるA氏の希望に沿ったリハビリテーションの実施を検討する必要がある。

　一方、介護などのその他のサービスの導入を望んでいない。また妻は、長男夫婦には仕事や子どものことがあるので迷惑をかけたくないと思っている。今後の在宅療養を継続させるためには妻の介護負担を減らす必要があることから、社会資源の導入に慎重である理由について情報収集する必要がある。

### 看護問題

#2　病院との環境の違いと介護方法への戸惑いによる、日常生活動作低下の可能性

#3　脳梗塞の再発防止のため、セルフケアの必要性

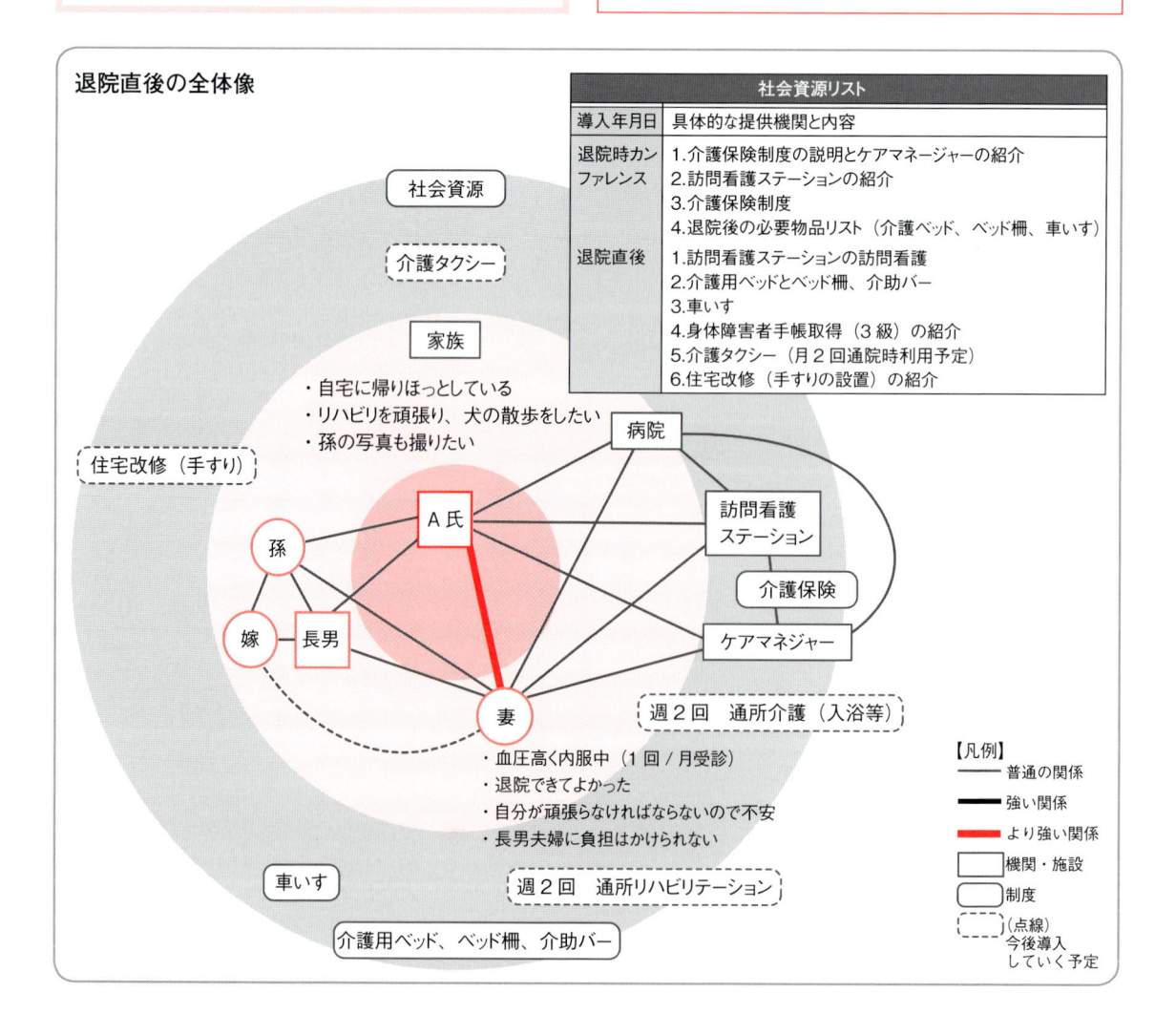

---

### 退院直後の全体像

**社会資源リスト**

| 導入年月日 | 具体的な提供機関と内容 |
|---|---|
| 退院時カンファレンス | 1.介護保険制度の説明とケアマネージャーの紹介<br>2.訪問看護ステーションの紹介<br>3.介護保険制度<br>4.退院後の必要物品リスト（介護ベッド、ベッド柵、車いす） |
| 退院直後 | 1.訪問看護ステーションの訪問看護<br>2.介護用ベッドとベッド柵、介助バー<br>3.車いす<br>4.身体障害者手帳取得（3級）の紹介<br>5.介護タクシー（月2回通院時利用予定）<br>6.住宅改修（手すりの設置）の紹介 |

**社会資源**：介護タクシー、住宅改修（手すり）、病院、訪問看護ステーション、介護保険、ケアマネジャー、週2回 通所介護（入浴等）、週2回 通所リハビリテーション、車いす、介護用ベッド、ベッド柵、介助バー

**家族**（孫、嫁、長男、妻）
- 自宅に帰りほっとしている
- リハビリを頑張り、犬の散歩をしたい
- 孫の写真も撮りたい

**妻**
- 血圧高く内服中（1回／月受診）
- 退院できてよかった
- 自分が頑張らなければならないので不安
- 長男夫婦に負担はかけられない

【凡例】
── 普通の関係
── 強い関係
── より強い関係
□ 機関・施設
○ 制度
┌┄┐（点線）今後導入していく予定

## ❹ 看護計画

### #2 病院との環境の違いと介護方法への戸惑いによる、日常生活動作低下の可能性

◆**看護目標**
自宅の環境に合わせた介護方法が確立し、日常生活動作の維持向上がはかれる。

#### 看護計画

OP
① トイレまでの移動動作などの日常生活動作
② 日常の移動範囲における病院と自宅の環境の違い
③ 左上下肢不完全麻痺の状況　④ 福祉用具の活用状況
⑤ リハビリテーションの状況　⑥ 外出の方法や頻度
⑦ 妻の介護方法および負担な点　⑧ 妻の健康状態

TP
① 自宅の環境に合わせたトイレまでの移動方法を検討する。
② 自宅の環境（トイレなど）に合わせた福祉用具の活用を検討する。
③ 妻によるリハビリテーション（ROM訓練や筋力アップ訓練など）を実施する。
④ 訪問看護師によるリハビリテーション（ROM訓練・筋力アップ訓練・立位やバランスの訓練など）を実施する。
⑤ 通所リハビリテーションなどの社会資源の導入について、ケアマネジャーと検討する。

EP
① A氏と妻に現在の日常生活動作を維持することの重要性を説明する。
② A氏と妻に日常生活での行動やリハビリテーションの継続が、現在の状態を維持向上させることにつながることを説明する。

### #3 脳梗塞の再発防止のため、セルフケアの必要性

◆**看護目標**
再発防止のためのセルフケアが行える。

#### 看護計画

OP
① バイタルサイン　② 服薬状況　③ 食事の摂取状況や食事内容
④ 塩分制限の状況　⑤ 水分の摂取状況　⑥ 排便の状態
⑦ 腹部の張り感の有無　⑧ 療養者と家族のセルフケアに対する考え

TP
① 排便が2日以上ないときは、腹部マッサージと温罨法を実施する。
② 排便が3日以上ないときは、摘便や浣腸を検討する。

EP
① A氏と妻に服薬の重要性について説明する。
② A氏と妻に塩分制限の重要性および調理方法の工夫について説明する。
③ A氏と妻に水分の十分な摂取について説明する。
④ 血圧が140/90mmHg以上であった場合、妻が臨時で血圧測定を行うように指導する。
⑤ 妻に体調、排便、食事などをノートに記載することを指導する。

⑥A氏と妻に体調などを記載したノートを見て、生活を振り返ることが重要であることを説明する。
⑦A氏と妻に血圧の急激な変動を避けるような体動の方法、室温の管理などについて説明する。

## ❺実施

### #2に対して

　住み慣れた自宅であるが、障害を抱えたまま生活を行うと、病院との違いによる不便なことや行えないことが出現する。それと同時にリハビリテーションを自主的に継続することの困難さに直面する。まず、現在の移動方法などの確認を行う。

　次に自宅で不便に感じることや行えなくなったこと、リハビリテーションの実施状況の確認をする。そして、自宅の環境に合わせた移動方法の検討、リハビリテーションの実施方法の検討を療養者・家族とともに行う。福祉用具の活用が必要な場合は、ケアマネジャーと連携をとる。

### #3に対して

　病院では専門職がすべてを管理していたが、自宅で生活をすると食事や服薬などの管理を療養者や家族が実施しなくてはならない。まず現在の病状を観察し、服薬状況や食事内容の確認をする。

　次に療養者と家族のセルフケアに対する考えをよく聞き受け止める。そして、セルフケアが十分にできている部分は認め、不十分なところを指導する。なお、指導する際は療養者・家族の生活習慣や価値観を考慮し、セルフケアが継続できるような方法を療養者・家族とともに検討する。

〈場面〉

| A氏 | 妻 | 訪問看護師 |
|---|---|---|
| 「とくにないよ」 | 「昨日の午後に帰ってきたので、丸1日経ちますが、排便のためにトイレに連れていきましたが、とっても大変でした」 | 「無事に退院できてよかったですね。病院と環境が違って不便に感じたり、困っていることはありませんか」 |
| | 「病院で教わったとおり、ベッドを少し上げて、手すりにつかまって起き上がり、車いすに移ってもらいましたが、ふらふらして危なかったので、私も必死に支えました。車いすでトイレに行きましたが、部屋と廊下の少しの段差でも車いすで乗り越えるのは大変ですね。高い所から下がる分にはできますが、帰りの上がるときは大変でした。トイレの中は狭いので、車いすは入れませんでした。今日はタオル掛けや棚につかまってやっと便座に座りました。私も支えようとしても狭いのでトイレの中に十分に入れません。出るときも同じようでした。終わってベッドに戻ったときは2人とも汗だくでした。でも、便は出なかったです」 | 「どのように介助しましたか。詳しくお話を聞かせてください」 |
| | | 「それは大変でしたね。排尿はどうしていますか」 |
| 「排尿はベッドの所でしているよ。妻がしびんでとってくれるから……。毎回トイレに行くのも面倒だし……」 | 「排尿はしびんで行っています。1日に何回もあるので、毎回トイレまで行くことは……とても……。1日に何回もこんなことをしていたら腰が痛くなってしまいます」 | 「トイレはどちらですか。一度見せていただいてもよろしいですか」 |
| | 「看護師さんのように車いすに移動するときはベッド柵につかまってもらえばいいですね。少しの高さは車いすの下の棒を足で踏めば前輪が上がって段差を越えやすいですね。次回は頑張ってみます。ケアマネジャーさんに手すりの件を相談してみますね」 | 「廊下から部屋に上がるときの簡単な方法、車いすへの移動のポイントもお教えします。トイレの中は手すりがあったほうがいいですね。ケアマネジャーに相談してみてはどうですか。このような日常の移動が自然とリハビリにつながるのですよ。昼間だけでもトイレで排泄ができるといいと思うので、少しずつ頑張りましょうね」 |

196

〈経過記録〉
前述の内容を経過記録に残すと⑥評価のように記述できる。このときの留意するポイントは、病院と家の環境や介護力の違いでADLが低下していないか、環境で整える部分はあるか、介護方法が不十分な部分はないかを明らかにし、訪問看護師が環境へのアドバイスをすること、実際の介護方法を実演することで、ADLの低下を防ぐことができることにつながったかどうかを記載する。

## ❻ 評価

#2　脳梗塞の再発防止のため、セルフケアの必要性

S：療養者「排尿はベッドの所でしているよ。妻がしびんでとってくれるから。毎回トイレに行くのも面倒だし」
妻「病院で教わったとおり、車いすに移動しましたが、部屋と廊下の段差が大変でした。トイレはいろいろなところにつかまってやっと入れました」「排尿はしびんです。毎回トイレまで行くことは難しいです」

O：病院では排泄のたびに車いすでトイレに行っていたが、自宅に戻ってから排尿はベッド上でしびんを使用し、排便のときのみ車いすでトイレまで行っている。しかし、車いすへ移動時に療養者をベッド柵につかまらせなかったことでふらつきが強くなっていたので、必ずつかんでもらうように指導し、実際に療養者とともに行った。車いすでの段差の移動方法についても指導した。トイレ内に手すりがないため、便座への移動を困難にしている。この件に関しては、ケアマネジャーと連絡をとることをアドバイスする。

A：入院中には毎回のトイレの移動ができていたが、環境の違い、介護方法の不十分な点から、排便のみのトイレ使用となっていた。このままではADLが低下してしまう恐れがあったため、介護方法の指導を行い、トイレの手すりを設置したほうがよいと考えた。このことで、介護負担が軽減され、ADLの低下が回避された。

P：プランすべて続行
追加　EP-②日常生活の行動がリハビリテーションにつながることを説明する。

> 療養者の言葉はありのまま書かれています。しかし、妻の介護で具体的に大変だと語られている部分が抜けています。もう少し詳しく書かれるとよりわかりやすくなります。

> 病院と退院後のADLの違い、それに対する訪問看護師の指導内容の経過が記載されるものです。今回、病院と退院後の排泄動作の違いをよく記載しています。そして、その違いを詳しく確認し、ADLの低下を回避するために訪問看護師が行った指導内容も具体的に記載されています。

> 病院と退院後のADLの違いについて、その原因をアセスメントすることが重要です。それに対し、ADLの低下を防ぐため訪問看護師が行ったことは適切であったと思われます。しかし、本人の「面倒である」という気持ちへのアセスメントが不足しています。本人の気持ちも考慮しながら看護を行うことはとても重要です。

> EPには今後どんな教育が必要か追加されています。

## 3. 自宅での生活に落ち着き、社会資源の利用が拡大される場面

### (1) 場面の紹介

在宅療養が開始され1か月が経過した。訪問看護の時間に合わせてケアマネジャーが来訪した。生活に即したリハビリテーションの実施、社会生活の拡大、妻の介護負担軽減、入浴のため、通所介護の利用を勧めている。

➡ それでは、この場面のイラストをみて、看護計画を立案するための情報収集のポイント（気づきのポイント）を考えてみよう。

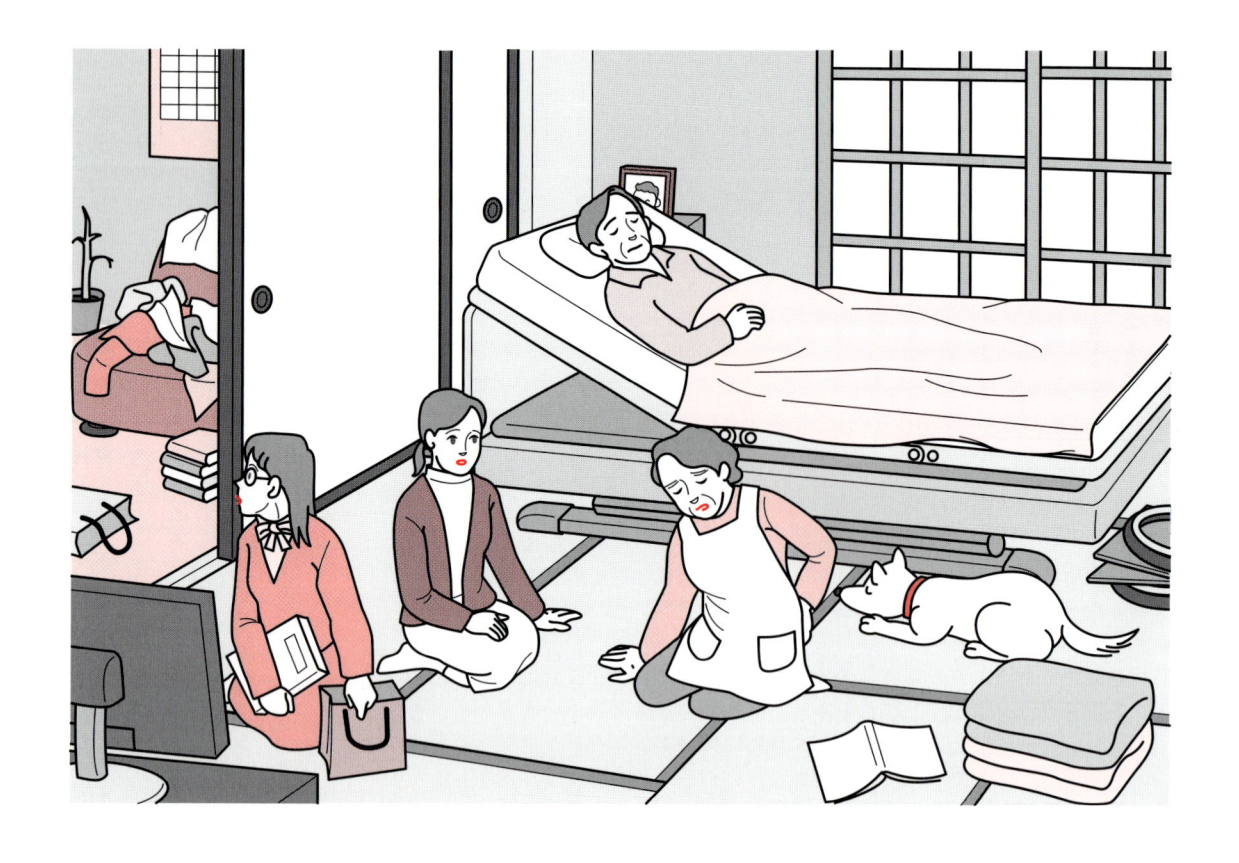

## (2) この場面での気づきのポイント

- 妻の介護疲れはどうか。
- A氏や妻の表情から現在の療養生活の状況はどうか。
- A氏や妻の表情から訪問看護師やケアマネジャーからの提案をどう受け止めているのだろうか。
- 妻の表情、たたんでいない洗濯物の山、家の中の埃などから、現在の生活の様子はどのようだろうか。
- 車いす、ベッドの使用状況はどうか。
- ベッドの横に孫の写真が飾ってあることから、孫の存在をどう感じているか。
- 日常生活はどの部分ができてどの部分ができないか。妻が介助している部分はどこか。
- A氏や妻が今後どうしていきたいと考えているか。

## (3) 実施の事例展開

### ❶ 解説

　退院当初は緊張感や不安感などにより慎重に自宅での生活を送るが、在宅療養を開始し1か月が経過した頃には、生活の仕方そのものに慣れてくる。その頃から、療養者は入院前とは違う生活に慣れると同時に、以前とは違う自分の現在の状態を痛感するようになる。また、退院時に受けたリハビリテーションや療養上の指導を実施しても思うような変化がみられないことへの焦りや不安が生じる頃でもある。

　ときには、入院中には落ち着いていたさまざま

な症状が退院後の生活（食事や日常の動作、医療上の管理の仕方など）による影響を受けて顕在化してくる可能性もある。A氏の場合も退院後は自分の思いどおりにならないことへの焦りや怒り、あきらめがある。ときに現在与えられているもので満足しそれ以上を望まない、新しいことを始めることへの戸惑い、費用のかかることが増えることに対しての抵抗感など、さまざまな思いを抱いている。

妻はA氏の介護を自分の責任として考えている。A氏はその妻に対して何でもわがままが言え、妻がかなえてくれるため、自分から積極的に身体を動かすことが少なくなってきていると考えられる。そのため、退院時には不安を抱えながらも積極的であったリハビリテーションへの意欲はA氏の自分の城である「自宅」という環境による甘えにより減退し、ADLの低下をまねいている可能性が考えられる。

しかしその一方で、孫との外出を希望しており、現実と理想のジレンマが生じていると考えられる。このままでは今後ますますA氏のADLの低下が起こることが予想されるが、それを防ぐためにA氏にはどのような支援が必要であろうか。

また在宅療養を開始し1か月が経過すると、同時に介護者にも身体的・心理的な疲労が現れてくる。A氏の妻も退院当初は「自分が行わなければ」という使命感と責任感で療養上の世話と日常生活を支えてきていた。しかし、毎日少しずつ疲労が積み重なり、1か月程経過した現在、腰痛が出現するなど、かなりの疲労が蓄積されてきている。介護者の疲労は、毎日の介護に要する体力や気力、不慣れなため神経を使う医療的な処置、療養者への気遣い、いつまでこの生活が続くのかという漠然とした不安感、通常の日常生活を送るための家事、介護と家事をこなすための自分の時間の不足や睡眠不足などによって引き起こされる。

療養者を自宅で24時間支えるのは介護者である。そのため、介護者を支える家族や社会資源は何があるかを考えることが必要である。A氏の妻を支える社会資源をみてみると、福祉用具と週1回60分の訪問看護師と随時支援を行うケアマネジャー、買い物などを手伝ってくれたり、A氏の妻の体調を気遣ってくれる長男の嫁の存在がある。しかし、家の中の状況をみるかぎり、A氏の妻が家事を十分にこなせる状況にないことがわかる。妻の身体的な状況や介護が十分にできないことに対する支援として、どのようなサービスを提案する必要があるだろうか。

また、介護者の疲労は介護者の身体状況、精神状況への影響のみならず、療養者の在宅療養継続や回復に向けてのリハビリテーションの意欲を減退することに影響する可能性もある。そして、療養者と介護者の両者の関係性への影響も考えられ双方に負の方向に作用し合い、負の循環に陥ることがある。

療養者と家族が共倒れにならないようにするため、上手に社会資源を活用していくことが重要である。A氏の場合は、療養者のADL低下を防止し、孫との外出を実現させるために、やはりリハビリテーションの実施が必要である。A氏に適した社会資源としてのリハビリテーションとは何であろうか。また、A氏の妻の介護負担を軽減させる社会資源は何であろうか。A氏のリハビリテーションを進めると同時に妻の介護負担を軽減する最適な方法は何か。そして、社会資源はフォーマルなものだけではなく、インフォーマルなものもある。またサービス提供機関や各種制度以外に、人材も社会資源である。これらのことから考えられるA氏と妻を支えるための社会資源には、どのようなものがあるだろうか。

もちろん、訪問看護師の役割は社会資源導入の是非をみきわめるだけではない。在宅における看護の専門家として、療養者・家族へ適切な看護を実践によって提供する必要がある。いまの時点でA氏と妻に必要な看護の実践とは何であろうか。そして、在宅看護においては、看護師が行う看護実践の延長上に療養者とその家族のニーズがあり、看護師が行えないこと（看護の限界）を私たち看護職は知っている。だからこそ、ケアマネジャーを中心とした在宅ケアチームが一丸となって、各専門家がそれぞれの役割と専門性を発揮して療養者とその家族を支えていくのである。

## ❷ 得た情報の整理とアセスメント

| 身体面 | 情報 |
|---|---|
| 療養者 | （病状）体温36.6℃、脈拍66回/分、呼吸18回/分、血圧128/60mmHg、頭痛や嘔気はない。左半身の痛みやしびれはない。<br>（内服）・サアミオン（15mg）1回1錠、1日3回<br>・バイアスピリン（100mg）1日1回（朝）　を継続する。<br>療養者がベッドの横において管理していたが、飲み忘れがあり、妻が1回ごとに飲ませているため、最近は、飲み忘れはない。<br>（食事）普通食を食べている。むせることはほとんどなくなった。塩分制限は心がけている。また、排便のことも考え、繊維が多いものも食べるように心がけている。食事の準備や片づけは妻が行っている。<br>（飲酒）退院後は週1回、ビールをコップに1杯程度飲んでいる。<br>（喫煙）なし<br>（排泄）トイレにて排便は2日に1回みられている。排尿は1日6回であり、日中はベッド上で尿器を使っていることが多い。夜間はベッド上で尿器を使っている。<br>（睡眠）夜間は2回ほど目が覚め、排尿している。<br>（清潔）訪問看護師と妻が清拭をしている。退院後、入浴は行っていない。自宅の浴室の構造上、介助が困難な状況である。 |
| 妻 | （健康状態）顔色が悪かった。腰をさすりながら座っている。夫の介護で忙しく自分の血圧は測定していない。 |
| **心理・精神面** | |
| 療養者 | 妻がいろいろやってくれるので、家で療養できて満足している。ジョン（愛犬）はかわいいが1人では散歩に連れて行くことができないので、時間を持て余すことあり、ジョンにも申し訳ない。妻と一緒にリハビリテーションを行うこともあるが、入院していたときのようにはできない。身体もよくなっていないので、自分から出かけることはしたくない。孫に会うのを楽しみにしているが、長男や孫は会社や学校が忙しくて来てもすぐ帰ってしまう。新しく始めることに抵抗があるため、通所介護は行きたくないとうつむいた姿勢で話す。 |
| 妻 | 車いすへの移動などの介護でとても疲れている。自宅では入浴させることができないし、私1人では外出させることもできない、腰が痛いと話すが、声に活気がない。<br>通所介護を利用して入浴やリハビリテーションをとおして友人づくりをしてもらいたい。嫁は買い物の手伝いをしてくれている。私の体調も気遣ってくれると話す。 |

**在宅療養開始後の改め情報収集と課題などへの対応**
現在の左不全麻痺の状態、身体状況、セルフケア状況、自宅での移動状況やケア状況、食事の嗜好、妻の健康状態、退院後の心境などが情報収集されています。退院して1か月が経過した時点では、このように身体状況やセルフケア状況などがどのように変化しているのかを情報収集し、新たな課題などに対応することが重要です。

**信頼関係の構築による成果**
社会資源導入に向けた心理・精神状況についてよく情報収集を行っています。退院して1か月が経過し、A氏・妻の心理・精神面の真意をどの程度情報収集できるかは、これまでの信頼関係をどのように築けたかで差が出る部分です。

## アセスメント

（症状）病状は安定している。再発防止のため、内服薬の確認、血圧のコントロール、塩分制限、排便コントロールなどに注意しながら生活できている。しかし、療養者だけでは難しい面も多く、妻の支援が重要となっている。

（清潔）自宅での入浴ができないため、通所サービスでの入浴が望ましいと考える。

- リハビリテーションは少しずつ行っているが、妻や訪問看護師とだけでは継続は難しいと考える。
- 長男や孫との交流はあるが短時間のようだ。友人が訪れる様子はなく、自ら外出することはできず社会との交流は少ない状況である。
- A氏は自宅での生活で社会との交流が少ないことや入浴できないことへの不満はあるが、それなりに満足して生活している。
- ケアマネジャーから通所介護の利用を勧められたが、A氏は新しいことを始めることには抵抗がある。家から外に出ることで不安な気持ちもある。
- 嫁は買い物の手伝いを行い、妻の体調を気遣っている。直接の介護は行っていないが、介護者の支援を行っており、妻も支援を自覚している。今後も関係性を確認し、必要があれば家族関係への支援を行っていく必要がある。

---

**家族全体のセルフケア能力をアセスメントする**
現在の状態と併せて個人のセルフケア能力、家族全体のセルフケア能力を確認していくことが重要である。この事例の場合、病状は安定している。そして妻が食事の管理や薬の管理を行っているが、A氏は薬の飲み忘れがあることや妻任せの発言から、家族全体でセルフケアを行うことが求められる。

**自宅で入浴ができない理由、社会資源を活用することを検討する**
自宅で入浴ができない原因は、障害の状況、環境、介護力などが考えられる。アセスメントする必要がある。自宅での入浴が困難な場合、社会資源を活用することを検討する。

**リハビリテーションの状況と今後の継続についてアセスメントする**
ADLを維持向上していくこと、介護負担の軽減のためにもリハビリテーションの実施は重要である。

**社会的交流についてアセスメントする**
社会の一員として地域で生活しているA氏は、同居家族以外の人とのかかわりをもつことも重要である。

**療養者の表情や言動から、今後の療養生活の方向性を模索する**
A氏は不満を抱えながらも満足した生活を送っている。

**ケアマネジャーからの提案への反応をアセスメントする**
当然のことながら、新しいことを始めることには不安がある。どのようにケアマネジャーからの提案を受け入れるか引き続き確認することが重要である。

**長男夫婦の支援内容を明らかにし、関係をアセスメントする**
同居はしていませんが、長男夫婦の協力は介護負担の軽減に大いに役立つことが考えられる。長男夫婦との関係を良好に保つことが必要と思われる。場合によっては、家族関係に介入が必要な場合もある。

| 社会面 | 情　報 |
|---|---|
| 療養者 | 友人も訪ねて来ない。<br>自治会へ出かけることはない。<br>(通院方法)妻が付き添い、介護タクシーで月2回、通院している。 |
| 生活状況 | (経済状況)年金で生活している。家のローンはない。現在の生活を継続しながら介護サービスの費用を捻出することは可能であり、あと月1万円くらいの出費は可能である。<br>(ケアマネジャー)生活に即したリハビリテーションの実施、友人や自治会とのかかわりなどの社会生活の拡大、妻の介護負担軽減、入浴のため、週2回程度の通所介護や通所リハビリテーションの利用を勧めている。また、介護負担の軽減のために、訪問介護、短期入所の利用を勧めている。リハビリテーションに対しては、訪問リハビリテーションの利用を勧めている。<br>(家屋状況)洗面所奥の浴室への移動は、洗面所の入り口の扉の幅が狭く段差もあるため、車いすで入ることができない状況である。 |

**療養者の社会生活の拡大と生活の調整**
社会とのかかわり、経済・生活状況やケアマネジャーの意向などのさまざまな側面から情報収集を行っています。A氏は療養生活をしているということを忘れず、情報収集を継続し、調整をはかっていくことが必要です。

## ❸ 全体像と全体関連図（全体図）

### 社会資源の利用拡大期の全体像

　退院から1か月経過したが、A氏の身体的な状態は安定している。また、在宅療養生活にも慣れてきた。しかし、日常生活ではベッド上で過ごすことが多いこと、リハビリテーションをあまり行えていないことからADLは低下してきている。退院後の時間経過に伴い、療養者の身体介護や家事の負担などから、妻の腰痛が発症し介護負担が増強している。療養者のリハビリテーションの継続、社会生活の拡大、妻の介護負担を軽減するためにも、訪問看護以外の通所サービス、訪問介護などの社会資源の活用が必要な時期に来ている。そのため、ケアマネジャーから社会資源の導入に関して提案が行われているが、療養者の新しいことを始めることへの抵抗から、同意が得られていない状況である。また今後は、長男家族の協力が得られる可能性について検討していく必要がある。

**看護問題**

#4　A氏が日常生活に介助が必要な状態であり、妻の腰痛、介護協力者がいないことによる妻の介護負担の増加

## アセスメント

- 長男夫婦の介護の協力はあるが、妻は毎日の食事、排泄、移動介助等の介護で休む時間がとれず、疲労が蓄積してきている。
- 経済的に可能であれば、介護負担の軽減のために休む時間や気分転換の時間を確保するため、介護サービスの導入を検討する必要がある。
- 妻の介助だけでは外出は困難な状況である
- 嫁は買い物の手伝いを行い、妻の体調を気遣っている。直接の介護は行っていないが、介護者の支援を行っており、妻も支援を自覚している。今後も関係性を確認し、必要があれば家族関係への支援を行っていく必要がある。

**日常生活で介助が必要な部分、介護を負担に考える部分は何かを明らかにし、社会資源導入に向けて検討する**
妻は排泄のための移動や介助を負担に感じている。経済状況を確認し新たなサービスの導入に向けて早急に検討することが必要である。新たなサービスの導入で、入浴による清潔の保持、リハビリテーションの継続、他者との交流、介護負担の軽減の効果が期待できると考える。

**長男夫婦の支援内容を明らかにし、関係をアセスメントする**
同居していませんが、長男夫婦の協力は介護負担の軽減におおいに役立つことが考えられる。長男夫婦との関係を良好に保つことが必要と思われる。場合によっては家族関係に介入が必要な場合もある。

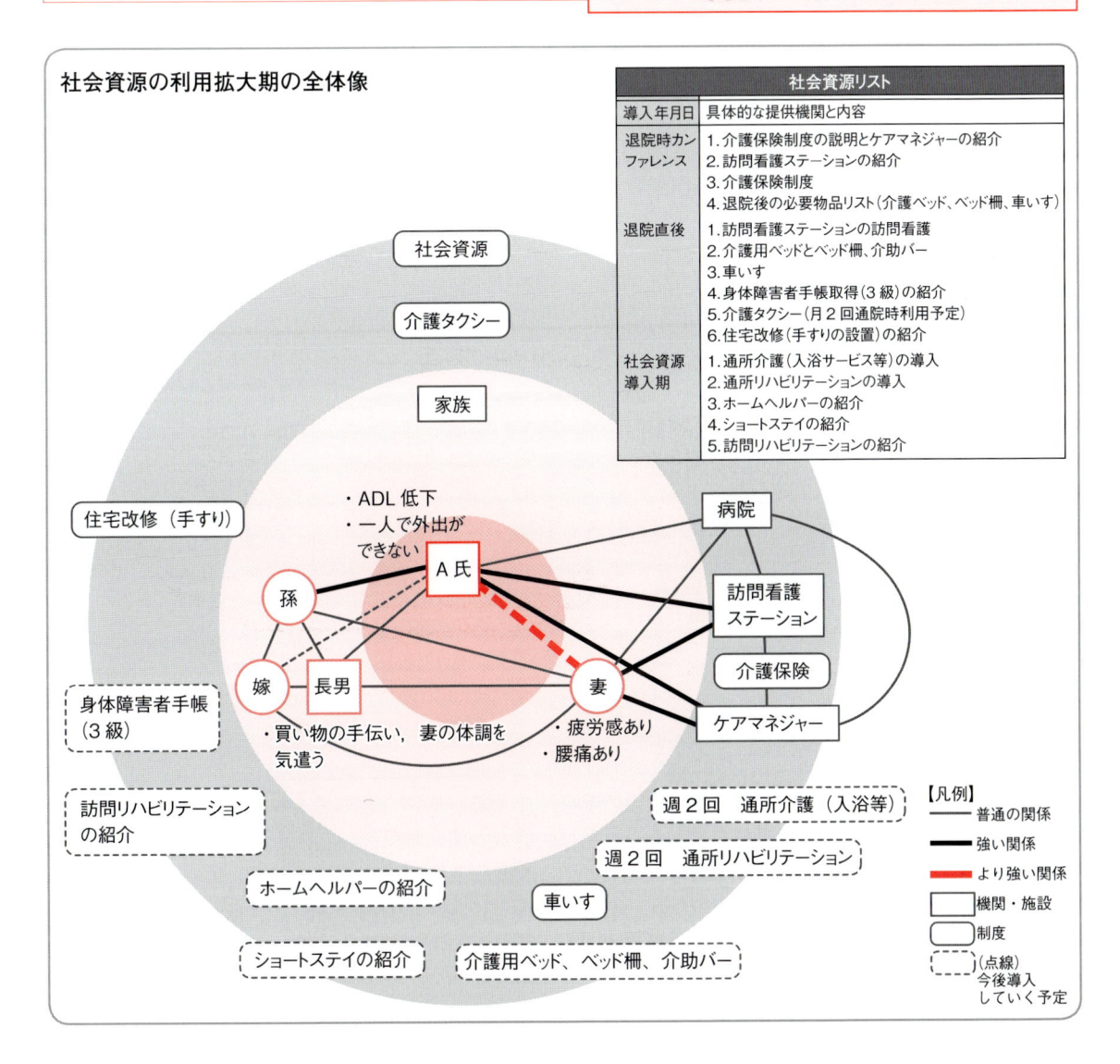

## 社会資源の利用拡大期の全体像

### 社会資源リスト

| 導入年月日 | 具体的な提供機関と内容 |
|---|---|
| 退院時カンファレンス | 1. 介護保険制度の説明とケアマネジャーの紹介<br>2. 訪問看護ステーションの紹介<br>3. 介護保険制度<br>4. 退院後の必要物品リスト(介護ベッド、ベッド柵、車いす) |
| 退院直後 | 1. 訪問看護ステーションの訪問看護<br>2. 介護用ベッドとベッド柵、介助バー<br>3. 車いす<br>4. 身体障害者手帳取得(3級)の紹介<br>5. 介護タクシー(月2回通院時利用予定)<br>6. 住宅改修(手すりの設置)の紹介 |
| 社会資源導入期 | 1. 通所介護(入浴サービス等)の導入<br>2. 通所リハビリテーションの導入<br>3. ホームヘルパーの紹介<br>4. ショートステイの紹介<br>5. 訪問リハビリテーションの紹介 |

**A氏**: ADL低下、一人で外出ができない
**妻**: 疲労感あり、腰痛あり
**嫁・長男**: 買い物の手伝い、妻の体調を気遣う

社会資源: 介護タクシー、家族、住宅改修(手すり)、身体障害者手帳(3級)、訪問リハビリテーションの紹介、ホームヘルパーの紹介、ショートステイの紹介、介護用ベッド、ベッド柵、介助バー、車いす、週2回 通所リハビリテーション、週2回 通所介護(入浴等)

関連機関: 孫、嫁、長男、妻、病院、訪問看護ステーション、介護保険、ケアマネジャー

【凡例】
― 普通の関係
― 強い関係
― より強い関係
□ 機関・施設
○ 制度
(点線) 今後導入していく予定

## ❹ 看護計画

> #4　A氏が日常生活に介助が必要な状態であり、妻の腰痛、介護協力者がいないことによる妻の介護負担の増加
>
> ◆**解決目標**
> 介護負担の軽減をはかる。
>
> **看護計画**
>
> OP
> 　①日常生活の確認および介助を要する部分の確認
> 　②妻の健康状態
> 　③妻の疲労の状況
> 　④立位や移動動作
> 　⑤介護協力者の状況
> 　⑥排泄動作に関するA氏の意向を確認する。
>
> TP
> 　①妻の精神的支援として、訴えを傾聴し介護の労をねぎらう。
> 　②妻の介護状況を把握し、負担を軽減する方法を介護者や療養者とともに考える。
> 　③日中はポータブルトイレを使用することを検討する。
> 　④ポータブルトイレへの移動動作の自立をはかるために、移動動作のリハビリテーションを実施する。
> 　⑤長男夫婦を含めた役割分担の調整を支援する。
> 　⑥通所サービスでの介護とリハビリテーションの実施に向け、ケアマネジャーなどとの連携をはかる。
> 　⑦清潔援助などを妻の替わりに行い、妻の休息できる時間をつくる。
> 　⑧介護サービスへの補足説明を行う。
>
> EP
> 　①A氏にリハビリテーションの重要性を再指導する。
> 　②A氏に日常生活動作の方法を再指導する。
> 　③妻の介助方法を再指導する。
> 　④長男夫婦を含めた介護指導を行う。

## ❺ 実施

　在宅療養が開始され1〜2か月は自宅に帰れた喜びと緊張した日々であるが、それを過ぎると介護者にとっては介護疲労が蓄積されはじめるころである。まず介護者の介護への取り組み状況、具体的な介護負担の内容についてよく話を聞いてみよう。次に現在の介護に対する考え、今後はどうしていきたいか、介護者の気持ちをよく聞き受け止める。次に介護の労をねぎらい、1人で介護を背負わず、療養者、訪問看護師、ケアマネジャー、福祉用具の担当者のすべてで、介護が困難な部分をどのようにしたらよいかを検討し、介護者を支援していく方針を伝える。そして、具体的な介護負担について検討を開始する。また、同居していない家族の支援の協力も得るように働きかける。

〈場面〉

| A氏 | 妻 | ケアマネジャー | 訪問看護師 |
|---|---|---|---|
| (トイレに行っていて不在である) | 顔色がやや悪い。腰をさすっている。洗濯物を片づけていない。家の中は埃が目立つ。<br><br>「家に帰って1か月が過ぎましたが、いろいろ大変です。予測はしていましたが、こんなに大変とは……。夫のことを考えるとこのまま家で看ていくことがいちばんよいので頑張りたいと思いますが……」<br><br>「そうなんです。できれば家で看ていきたいと思っています。私が頑張らないといけないのですが、トイレの介助がとても大変で腰が痛いです。もう少ししっかりと立つことができればよいと思うのですが……、リハビリも2人ではほとんどできないし……。お風呂に入れてもあげられないし……」<br><br>「ありがとうございます。そう言っていただけると1人で頑張らなくていいと思えます」<br><br>「私からも以前に通所サービスの利用を勧めましたが、夫は嫌がっています。料金はそんなに高くないので出せますが、無理に勧めるのもかわいそうだし……。新しいものを利用するときはとても勇気がいるので……」と黙り込む。<br><br>「私が楽になるだけではなんとなく気が引けましたが、本人に効果があるのであればもう一度相談してみます。息子たちからも勧めてもらえるか聞いてみます」 | 訪問看護師から、ADLが低下していること、自宅では入浴できていなこと、妻の介護負担が大きくなっていることの情報を得ていた。訪問看護師と介護サービスの導入に向けて事前に話し合いが行われた。介護者にとって身近な存在である訪問看護師から介護サービスの導入を勧めてもらうことが効果的であると判断したこと、自宅での介護状況を把握することを目的に、訪問看護の時間に合わせて訪問した。<br><br>「よく頑張っていますよね」<br><br>「介護負担軽減の目的で通所サービス、訪問介護、ショートスティを利用されてはいかがですか？料金は○○円くらいですが……」<br><br>その後、療養者と家族の同意が得られ、通所サービスがケアプランに組み込まれることとなった。 | 「よく頑張っていますよね。できれば自宅で介護を続けていきたいのですね」<br><br>「昼間だけとはいえ、何回もトイレに介助をするのは大変ですよね。奥様1人で頑張ろうとするのではなく、私たちみんなで自宅での介護が継続できるように考えましょう」<br><br>「介護の状況を聞かせていただくと、少し奥様も休む時間があったほうがいいですね。介護サービスの導入を検討されてはいかがですか」<br><br>「入浴は障害の状態、浴室の環境、介護状況を考えると、自宅での入浴は厳しいと思います。リハビリも奥さまと2人では難しいので、専門の方にアドバイスをいただきながら継続することがよいと思います。ケアマネジャーさんが勧めるように通所サービスの1つである通所リハビリや通所介護を利用されてはどうですか」<br><br>「無理には勧められないですよね。それに新しいものを開始するのはご本人も奥さまも不安が大きいですよね」<br><br>「通所サービスは同じような障害をもった方が多く利用しています。入浴やリハビリの継続を目的に通所サービスを利用することで、身体の状態の維持改善につながり、在宅での生活が安全に継続できるとお話されてはいかがですか。その結果、奥さまも休む時間がつくれますし、リハビリを継続することで移動の介助も少し楽になることもありますので……。息子さんたちから勧めてもらうのも1つの方法ですよ」 |

〈経過記録〉

上記の内容を経過記録に残すと⑥評価のように記述できる。このときに留意するポイントは、妻の介護に関する考え、具体的な介護負担内容、ケアマネジャーの言動、訪問看護師のどのようなアドバイスから、社会資源の導入につながる方向に進むことができたかどうかを記載する。

## ❻ 評価

S：妻「介護はいろいろ大変です。このまま家で看ていくことがいいと思うので頑張りたいと思います」「トイレの介助がとても大変で、腰が痛いです。リハビリはほとんどできないし、お風呂にも入れてあげられません」「私も以前に通所サービスの利用を勧めましたが、夫は嫌がっていました。料金は出せますが、無理に勧めるのもかわいそうで、新しいものを利用するときは勇気がいると思います」「私が楽になるだけでは気が引けましたが、本人に効果があるのであればもう一度相談してみます。息子たちからも勧めてもらえるか聞いてみます」

O：家の中が片づけられておらず、顔色が悪く、腰をさすっていた。介護について話をうかがったところ、自宅での介護を継続する意向であること、夫の意向を大切に考えていることなどが語られた。また、訪問看護師やケアマネジャーは介護に対するねぎらいの言葉をかけていた。
ケアマネジャーからの通所サービス利用の提案に対し考え込む様子があったが、訪問看護師から通所サービスの効果を聞き、介護負担の軽減目的だけで利用するのではないことがわかり、もう一度勧めてみることにした。また、息子夫婦の協力も得る予定である。

A：介護者の様子から、介護負担が身体的負担として出現している。ねぎらいの言葉をかけることや、かかわっているすべての人たちで在宅療養の継続を考えていくことで、精神的負担は軽減されたと考える。また妻は、介護者だけの負担を軽減する目的で社会資源の導入が決定されることは望んでおらず、療養者の療養生活の質を向上させるものにつながることがわかり、導入に前向きになったと考えられる。

P：すべて続行

---

妻の介護に関する考え、具体的な不安、アドバイス後の対応がていねいに記載されていて、とてもわかりやすいものになっています。

介護者の考え、具体的な不安、今後の方向性が決まるまでの経過記録です。今回、A氏はトイレを使用中で不在であったことが記載されていません。療養者が一緒に話に加わっているのか、一緒にいても黙って聞いているのか、不在のときに話をしているのかは、今後のかかわりに影響してくることが考えられる重要な情報です。また、どのような働きかけが社会資源の導入のきっかけになったか振り返る必要があるので、経過を詳しく記載します。このことは今後の社会資源の導入の際にも役に立つはずです。今回は本人の意向が確認されていません。改めて本人の意向を確認する必要があります。

どのような介護負担になっているか、社会資源導入に関するアセスメントをする必要があります。また追加として、夫婦の関係や息子夫婦との家族関係についてもアセスメントをすることで、家族介入の際の一助となることができます。

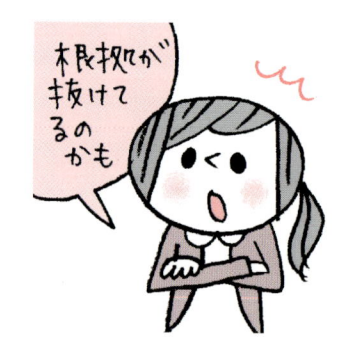

（根拠が抜けてるのかも）

# ３ サマリー

## サマリー記録

実習施設名＿＿＿＿＿＿＿＿＿＿＿＿＿　学籍番号＿＿＿＿＿＿＿＿　氏名＿＿＿＿＿＿＿＿＿＿＿＿

| 対象者略称 | 性別 | 年齢 | 訪問の種類 |
|---|---|---|---|
| A氏 | ㊚・女 | 72歳 | 介護保険・医療保険・その他（　　　　　　　　　） |

| 診断名 | 介護認定　㊲（介護度：要介護3）・無・申請中 |
|---|---|
|  | 身体障害者手帳　㊲（等級：　　　　　）・無・申請中 |
|  | 公費負担医療（　　　　　　　　　　　　　　） |

### 現病歴および現在の状態
3か月前に自宅付近を散歩中に頭痛を嘔気に見舞われ、何とか自宅に帰るが、そのまま玄関で倒れてしまった。近所の救急病院に搬送され、脳梗塞と診断された。入院時は痛み刺激と呼びかけでやっと目を開ける状況であった。救急病院で1か月治療を行い、左半身の麻痺があるため、リハビリテーションを目的にリハビリテーション病院に転院した。その後、順調に回復し在宅療法をすることになった。

### 治療状況や在宅における医療処置
1) ニセルゴリン（15mg）1回3錠、1日3回
2) アスピリン（100mg）1回1回、朝

入院中は看護師が管理していた。退院後は、薬をベッドの横において、A氏が管理していたが、飲み忘れがあったため、現在は妻が1回ごとに飲ませているため、飲み忘れはない。

### 既往歴
48歳：高血圧、脂質異常症
68歳：一過性脳虚血

### 訪問看護の導入経緯、目的
発症後3か月が経過し、リハビリテーションが一段落したため、左半身に麻痺が残っているが、在宅療養を開始することになった。週1回60分、病状の観察、食事、排泄、清潔などの生活指導および再発防止、生活に即したリハビリテーション、介護指導、介護負担の軽減などを目的とする。

### 本人の1日のスケジュール

| 7:00 起床 |  | 12:00 |  | 21:30 就寝 |  |
|---|---|---|---|---|---|
|  | 朝食 テレビを見る | 12:30 昼食 テレビを見て過ごす | 18:30 夕食 | 夜中2回トイレにて排尿 |  |
|  |  | 11:00〜 訪問看護 | 昼寝 |  |  |

※訪問看護 週1回60分　病状の観察、食事、排泄、清潔等の生活指導及び再発防止、生活に即したリハビリテーション、介護指導、介護負担の軽減、精神的支援

### 1週間の介護計画（ケアプラン）

| 曜日 | 月 | 火 | 水 | 木 | 金 | 土 | 日 |
|---|---|---|---|---|---|---|---|
| 午前 | 訪問看護（60分） |  | 病院受診（隔週） |  |  |  | 長男夫婦が遊びに来る |
| 午後 |  |  |  |  |  |  |  |

※月2回の受診時に介護タクシーを利用

### 家族構成（性別、年齢、同居別居の有無、主介護者など）

本人 72歳　□　その他 愛犬1匹　○　妻 70歳

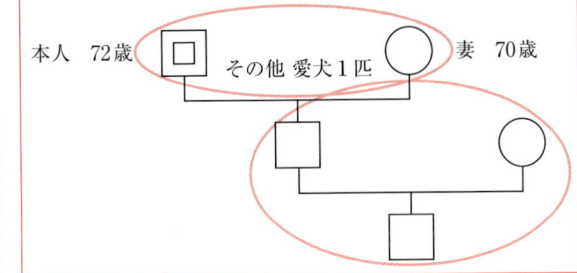

### 住居環境（地域の環境も含む）
家屋状況：10階建てマンションの8階に住んでいる。室内は洗面所、浴室、トイレに10cm程度、玄関は3cm程度の段差がある。その他はバリアフリーである。玄関や廊下の幅は95cmある。洗面所の入り口には段差がある。また、トイレの扉と洗面所の入り口が狭い（67cm）ため、車いすが入らない。

### 経済状況
㊲年金　㊲貯蓄　収入あり（　　　　　　　　　）

### 退院時カンファレンスから現在までの状況（経過）

　脳梗塞で左半身麻痺となり、治療やリハビリテーションが一段落し、本人と家族が「自宅で療養したい」と希望したため退院することになった。移動や日常生活に介助が必要な状態であったため、退院に向け介護保険の認定を受け、ケアマネジャーや訪問看護師の導入がはかられた。

　退院に関して、本人と家族は漠然とした不安を抱えていた。そのため、退院1週間前にA氏・妻・長男・医師・受持ち看護師・退院調整看護師・訪問看護師・ケアマネジャーが一同に介して退院カンファレンスが行われた。

　退院カンファレンスでは、医療機関から訪問看護師とケアマネジャーへの引き継ぎが行われた。そして病院と在宅での環境の違いや妻の介護などが課題として考えられ、自宅での生活を具体的にイメージしながら話し合いが行われた。このことでA氏と家族の不安は軽減し、退院を迎えることができた。

　退院直後はA氏の病状は安定しており、A氏・妻ともに自宅に戻ることができて「ほっとした」様子であった。生活状況の確認を行ったが、病院との住環境の違いからトイレへの移動が困難となっており、ベッド上の排泄が多くなっていた。移動の介護方法の指導を行い、トイレ内の手すりの設置の提案を行った。手すりの設置に関しては、妻をとおしてケアマネジャーと連携をとった。このことでA氏の移動が安全かつ容易になり、介護負担も軽減された。

　退院後1か月を経過し、A氏の病状は安定し、それなりに満足した在宅療養生活が過ごせていた。A氏は、移動が困難なこと、妻の介護の負担が大きいことから、ベッド上での排泄が多くなり、自宅での入浴が困難な状態であった。そのため訪問看護師は、通所サービスの導入が必要と考え、ケアマネジャーと事前に相談・連携し、同じ時間に訪問した。妻の介護に対する考えや要望について確認後、妻の介護の労をねぎらい、ケアマネジャーや訪問看護師などのさまざまな介護サービスすべてで支えていくことを話した。A氏は新しい社会資源の導入に消極的であるため、妻に対してADLの維持拡大、介護負担の軽減の目的で、通所サービスの導入に関しての提案を行った。この提案が受け入れられれば、ADLの維持拡大、介護負担が軽減されることにつながると考える。

### 今後の援助方針

　退院後1か月を経過し、今後はA氏および家族のQOLの向上をはかりながら、在宅療養が安全に継続できることに重点を置いた支援が必要と考える。そのため、ADLの維持拡大、セルフケア能力の向上、介護負担の軽減、社会生活の充実などを目標に、訪問看護師の支援だけでなく、他職種との連携を充実させていくとが重要と考える。また、介護者は妻1人であるため、同居していない長男夫婦のさらなる協力を得ていくことも求められる

---

● 参考文献

1）法橋尚宏・本田順子：家族機能の測定用具―家族機能尺度を用いた家族機能の量的分析とその臨地応用．家族看護、7(2)：119-125、2009.
2）法橋尚宏編著：新しい家族看護学―理論・実践・研究―．メヂカルフレンド社、2010.

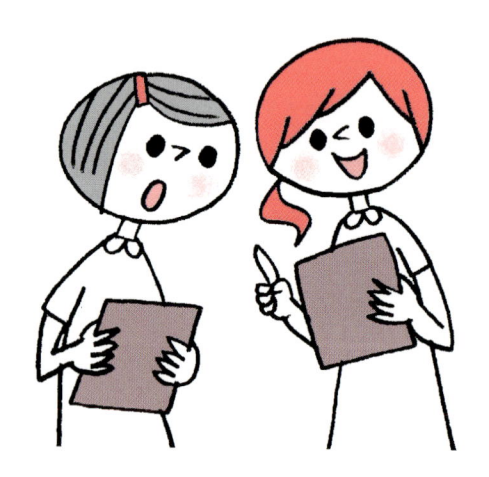

# さくいん

## 欧文

| | |
|---|---|
| ADL | 176、180、199 |
| BBB | 101 |
| C-P | 15 |
| E-P | 15 |
| FIM | 176 |
| IADL | 176、180 |
| NANDA | 36 |
| O-P | 15 |
| POS | 18 |
| T-P | 15 |

## 和文

### あ行

| | |
|---|---|
| 愛着理論 | 91、92 |
| アイデンティティ | 91 |
| アセスメント | 9、11 |
| ——の視点 | 11 |
| ——のステップ | 12 |
| ——の統合 | 12 |
| アンダーウッド | 158 |
| ウィーデンバック | 160 |
| ウェルネス看護診断 | 146 |
| 栄養−代謝パターン | 37 |
| Sデータ | 9 |
| エピソード記憶 | 125 |
| エリクソン | 91、124、160 |
| Oデータ | 9 |
| オレム | 146、158 |
| 悪露 | 150 |

### か行

| | |
|---|---|
| 介護サービス | 189 |
| 学童期 | 90 |
| 家族関係図 | 178 |
| 家族システムユニット | 178 |
| 価値−信念パターン | 37 |
| 活動−運動パターン | 37 |
| カルペニート | 36 |
| 加齢 | 124 |
| 感覚運動期 | 91 |
| 看護介入 | 14 |
| 看護過程 | 9 |
| 看護計画立案 | 14 |

| | |
|---|---|
| 看護目標 | 14 |
| 観察計画 | 15 |
| 感染予防 | 112 |
| 関連図 | 13 |
| 機能的健康パターン | 37 |
| 機能的自立度評価法 | 176 |
| 機能的発達 | 90 |
| 基本的看護の構成要素 | 20 |
| 基本的ニード | 20 |
| 客観的情報 | 9 |
| 教育計画 | 15 |
| 具体的操作段階 | 91 |
| ケア計画 | 15 |
| ケアマネジャー | 176、181、198、191 |
| 形式的操作段階 | 91 |
| 経時記録 | 18 |
| 形態的成長 | 90 |
| 結晶性知能 | 125 |
| 健康課題 | 178 |
| 健康知覚−健康管理パターン | 37 |
| 健康問題 | 9、178 |
| 検査データ | 22 |
| 高齢者の日常生活の自立度の把握 | 126 |
| ゴードン | 36 |
| コーピング−ストレス耐性パターン | 37 |
| 骨髄検査 | 101 |
| 骨髄抑制 | 111 |
| 子どもの急変時の対応 | 103 |

### さ行

| | |
|---|---|
| 再構成法 | 160 |
| サマリー | 16 |
| 自我発達理論 | 91 |
| 子宮復古の変化 | 150 |
| 自己知覚−自己概念パターン | 37 |
| 思春期 | 91 |
| 支持療法 | 111、112 |
| 社会資源 | 199 |
| 社会資源 | 202 |
| 周産期における看護 | 146 |
| 14の基本的ニード | 20 |
| 授乳行動 | 153 |
| 主観的情報 | 9 |
| 手段的日常生活動作 | 176、177、180 |
| 授乳状況 | 151 |
| 常在条件 | 20 |

209

情報収集 9
情報収集の方法 10
進行性変化 151
心理社会的発達モデル 159
髄腔内投与 101
睡眠−休息パターン 37
スタンダードプリコーション 112
精神機能の障害 158
成長・発達の定義 90
セクシュアリティ−生殖パターン 37
セデーション 103
セルフケア 146
セルフケアモデル 158
前操作段階 91
全体像 13

### た 行
退院カンファレンス 180
退院調整看護師 179、180、184、208
退行性変化 150
対人関係モデル 158、160
治療計画 15
治療的な対人的プロセス 160、166
通所サービス 202
データベース 36
　　　──アセスメント 11
　　　──シート 18
電子カルテ 22、36
統合分野 176

### な 行
日常生活動作 42、59、73、127、136、140、142、176、178、180、187、192、194
乳児期 90
乳汁 152
認知−知覚パターン 37
認知発達理論 91

### は 行
バーセル・インデックス 176
排泄パターン 37
発達課題 93
母親役割獲得過程 155
ピアジェ 91、93
フォーカスアセスメント 11
プレパレーション 103

フローシート 18
　　　──の見方 23
プロセスレコード 158、160
ペプロウ 160、163
ヘンダーソン 20、178
訪問看護師 176、180
ボウルビィ 91、92
母子分離 92
母体の健康状態 149
母乳栄養 151

### ま 行
マタニティブルーズ 149
マルク 101
問題思考型診療記録システム 18

### や 行
役割−関係パターン 37
ユング 124
幼児期 90
幼児期後期 91
幼児期前期 91
腰椎穿刺 101

### ら 行
ライフタスク 93
ラッチオン 153
リプロダクティブ・ヘルス／ライツ 146
流動性知能 125
ルンバール 101
老化 124
　　　──に伴う身体的変化 125
　　　──の基本的特徴 124
老研式活動能力指標 176
老年期の発達課題 124
ロジャーズ 124

## 看護学生のための
## 実習記録の書き方

| 編著者 | 福田美和子 |
|---|---|
| 発行人 | 中村雅彦 |
| 発行所 | 株式会社サイオ出版 |
| | 〒101-0054 |
| | 東京都千代田区神田錦町3-6　錦町スクウェアビル7階 |
| | TEL 03-3518-9434　FAX 03-3518-9435 |
| カバーデザイン | Anjelico |
| カバーイラスト | たはらともみ |
| DTP | マウスワークス |
| 本文イラスト | 株式会社日本グラフィックス、たはらともみ |
| 印刷・製本 | 株式会社朝陽会 |

2015年 4月25日　第1版第1刷発行　　ISBN 978-4-907176-16-7　　Ⓒ Miwako Fukuda
2016年12月25日　第1版第3刷発行
　　　　　　　　　　　　　　　　　　●ショメイ：カンゴガクセイノタメノジッシュウキロクノカキカタ
　　　　　　　　　　　　　　　　　　乱丁本、落丁本はお取り替えします。

本書の無断転載、複製、頒布、公衆送信、翻訳、翻案などを禁じます。本書に掲載する著者物の複製権、翻訳権、上映権、譲渡権、公衆送信権、通信可能化権は、株式会社サイオ出版が管理します。本書を代行業者など第三者に依頼し、スキャニングやデジタル化することは、個人や家庭内利用であっても、著作権上、認められておりません。

JCOPY　<(社)出版者著作権管理機構 委託出版物>
本書の無断複写は著作権法上での例外を除き禁じられています。複写される場合は、そのつど事前に、(社)出版者著作権管理機構(電話 03-3513-6969、FAX 03-3513-6979、e-mail: info@jcopy.or.jp)の許諾を得てください。